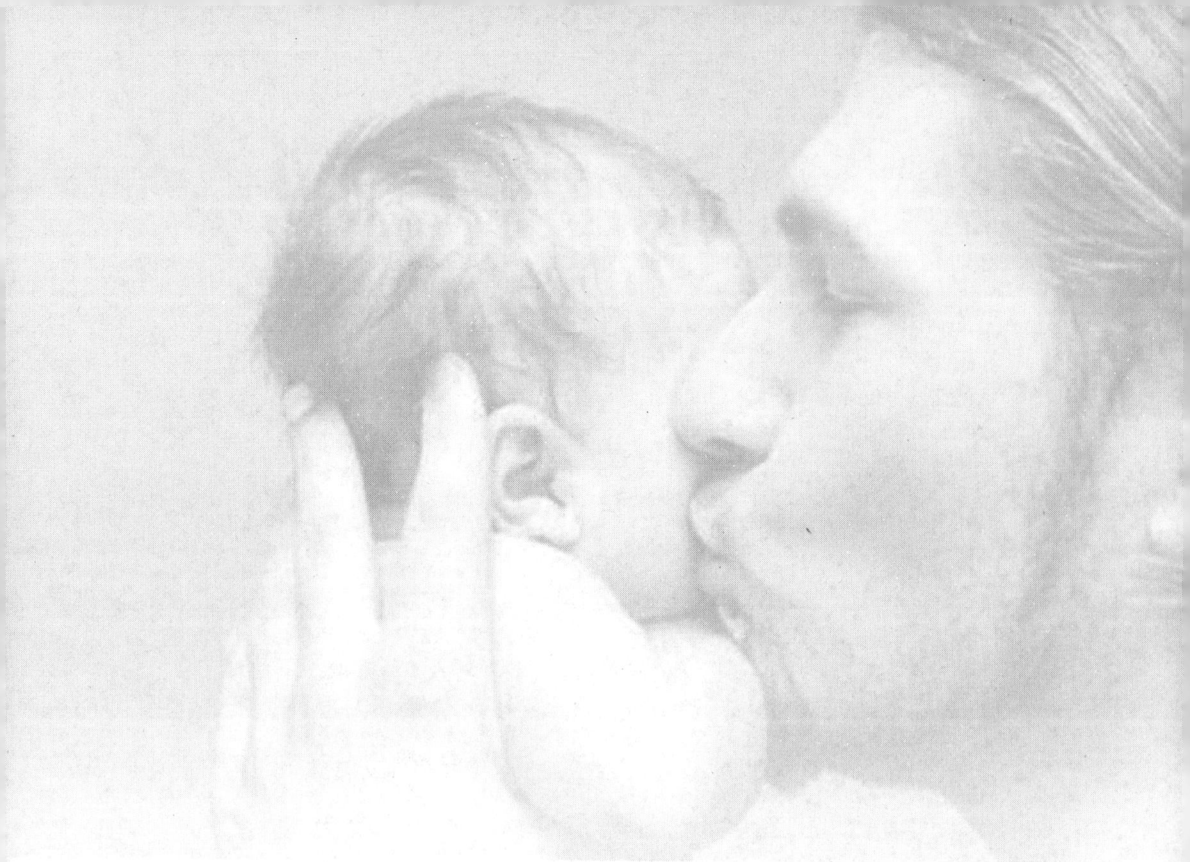

超级奶爸陪孕记

[美] 哈兰·科恩 / 著　谢礼花 曾方圆 / 译
| 纽约时报畅销书作者 |

DAD'S
EXPECTING TOO!

華夏出版社
HUAXIA PUBLISHING HOUSE

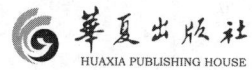

一切始于2001年3月2日
那一夜，我们相遇
从此快乐相随
如今，旅程在继续
我爱你……
献给斯蒂芬妮、伊娃·凯耶·科恩以及我的家人

目录
CONTENTS

感谢你将我的宝贝带到世间……/ 001

受孕

  欢迎准爸爸们提出宝贵意见 / 003
  欢迎准妈妈提出宝贵意见 / 004
  欢迎医学专家提出宝贵意见 / 005
  这本书是如何写成的 / 006
  我是如何做调查的 / 007
  关于这本书的小贴士和小故事 / 008
  关于这本书的内容和措辞 / 009
  这本书不是一本医学指南 / 009
  第二版以及后续版本 / 009
  我们是先锋 / 010

第一章　受孕后的几周

001. 神奇的尿检：让我们疑惑与惊喜 / 011
002. 对怀孕消息的反应：怎么都不像是真的 / 013
003. 分享怀孕的消息：告诉谁，什么时候告诉，怎么开口呢 / 016
004. 找谁来接生？医生、助产士、渡乐妇还是出租车司机 / 020
005. 选择分娩的地点：妇产中心、医院、家里、私家车里、出租车里、路上…… / 023
006. 如何支付孕期费用：现在是核查保险的最佳时机 / 026
007. 伺候你怀孕的妻子：千万不要对她的饮食指手画脚…… / 031
008. 怀孕王牌：要用，却不要滥用 / 036

第二章　与医生见面

009. 第一次男士陪同的妇科检查：与医生握手（然后立即洗手）/ 039
010. 定期检查：守护怀孕的妻子 / 043
011. 超声波检测：眼见为实 / 045
012. 产前检查：需要抽取她的体液，而不是你的 / 048
013. 妊娠并发症：这一章值得一读 / 052
014. 流产贴士：除非发生，否则请跳过 / 057

第三章　胎儿的发育过程

欢迎准爸爸们来到每周指南 / 061
第一孕期（从第 1～12 周）/ 062
妊娠中期（第 13 周到 27 周）/ 067
妊娠晚期（从第 28 周到 40 周及以上）/ 071

第四章　各种各样的准爸爸

015. 充满敬畏的准爸爸：这种感觉无法用语言表达 / 075
016. 无法接受现实的准爸爸：请理解被拒绝的事实 / 077

017. 偶尔成为混蛋的准爸爸：会犯错的好男人 / 080

018. 恐惧的准爸爸：男人们清楚却很少大声说出来的事 / 082

019. 与变化抗衡的准爸爸：生活是会改变的 / 084

020. 接受孕产教育的准爸爸：在浴室里享受这本书吧 / 086

021. 随时会被呼叫的准爸爸：逃不掉的…… / 089

022. 地位下降的准爸爸：站在她肚子的阴影下 / 091

023. 变胖的准爸爸：为了证明你的爱 / 093

024. 全权负责的准爸爸：务必及时把每件事做完 / 095

025. 细心体贴的准爸爸：你要保护她 / 097

026. 沉着的准爸爸：不要过于冷静 / 100

027. 爱说"我也是"的准爸爸：不要对她说你也累 / 101

028. 不善于表达情感的准爸爸：男人，你应该表达出来 / 103

029. 不开心的准爸爸：请大声地说出你的困惑 / 105

030. 家有多胞胎的准爸爸：累并快乐着 / 107

031. 准备做养父的准爸爸：请把自己当成生父 / 110

第五章　孕妇的身体变化

032. 孕妇的身体：好像第二次青春期 / 113

033. 孕妇丰满的乳房：你可以看，但不能摸 / 117

034. 呕吐的孕妇：像警犬一样灵敏的鼻子 / 119

035. 变胖的孕妇：这样会比以前更美丽 / 121

036. 爱放屁的孕妇：孕妇在放屁的时候有不被指责的特权 / 125

037. "滴漏"的孕妇：像个漏水的水龙头 / 127

038. 局部痉挛的孕妇：不要怕，这是正常现象 / 129

039. 疲惫不堪的孕妇：她们不是在演戏 / 133

040. 打鼾的孕妇：像睡在飞机场旁边 / 135

第六章　孕妇的思想

041. 快乐的孕妇：享受怀孕得到的优待 / 137

042. 被荷尔蒙控制的孕妇：脑筋转得像只猴子 / 139

043. 坚强的孕妇：我们的性别并不高她们一等 / 143

044. 情绪反常的孕妇：这不是她的错 / 144

045. 愤怒的孕妇：不是因为我们，而是因为他们 / 146

046. 不可理喻的孕妇：即使她错了，也要说她对 / 148

047. 恐惧的孕妇：如果你是她，你也会害怕 / 149

048. "筑巢"的孕妇：恨不得用牙刷来打扫房间 / 152

049. 情绪低落的孕妇：本书最重要的部分 / 154

第七章　宠爱你怀孕的妻子

050. 与孕妇约会：她是你的妻子 / 159

051. 产前浪漫的短途旅行：你们能跑多远就跑多远 / 162

052. 产前按摩：给她按摩任何她允许的部位 / 165

053. 孕妇装：她感觉越好，生活就越顺心 / 166

054. 分娩礼物：可以减轻她痛苦的小礼物 / 170

055. 为她做一些小事：给她一个惊喜 / 173

第八章　孕期性爱指南

056. 孕期性爱指南（一）：18英寸阴茎的问题以及更多 / 177

057. 孕期性爱指南（二）：每个男人都需要知道的要点 / 179

058. 不想做爱的男人：如果你拒绝你怀孕的妻子 / 184

059. 自慰的男人：孕妇会觉得下流 / 185

060. 为宝宝购物：这个小家伙怎么需要如此之多 / 189

第九章　为宝宝购物

061. 不理智地购物：当你看到账单时，你会哭的 / 193

062. 完美的童车：童车不能达到时速55迈？能的，只要不计价格 / 195

063. 家具、儿童房：最好请专业人员组装 / 199

064. 儿童安全车座：你们可能需要两个 / 202

第十章　消磨时光

　　065. 胎儿的性别：验还是不验 / 207

　　066. 起名字游戏：宝宝叫什么名字好呢 / 211

　　067. 与她的肚子共度时光：

　　　　 聊天、唱歌、触摸、轻拍、画画、聆听…… / 215

　　068. 和男人们共度时光：出去玩要按时回家 / 217

　　069. 为胎动做超声波影像：子宫里的宝宝家庭电影 / 220

　　070. 正确对待人们主动提供的建议：体会分享的乐趣 / 222

　　071. 为去医院旅行整理行李：带你们需要的东西 / 224

　　072. 父亲假期：有与没有，完全不一样 / 228

第十一章　分娩准备

　　073. 分娩计划：如何一步步执行…… / 231

　　074. 分娩学习班：在这里进行分娩前最后的考试 / 234

　　075. 分娩中的妻子：帮她调整呼吸、放松 / 236

　　076. 产房里的男人：像个大块儿头保镖 / 240

　　077. 储存你们的脐血：保存它等于挽救一条生命 / 242

　　078. 为宝宝选择儿科医生：让宝宝与医生见面 / 245

　　079. 减轻分娩疼痛的方法：分娩的确很疼，但不会有伤害 / 248

　　080. 由你唱主角：你是她的眼睛、耳朵和声音 / 252

　　081. 宝宝快出来吧：使劲走路，或者拼命做爱让宝宝出来 / 255

第十二章　分娩日

　　082. 即将分娩：像个疯子一样开车，希望有个床位 / 259

　　083. 分娩前：吃东西、喝水、看母乳喂养节目 / 261

　　084. 分娩：阶段 1- 产程初期，活动期，过渡期；阶段 2- 分娩；

　　　　 阶段 3- 产后 / 265

　　085. 剖腹产：大约有 1/3 的新爸爸会以这个方式见到宝宝 / 271

086. 圆锥形的头：新生儿的各种怪样子 / 274

087. 准爸爸所见：你永远都不会再看到它（除非下次分娩）/ 276

088. 灯光、摄像开始：一生一次的完美镜头 / 278

089. 接下来会发生什么：新生儿护理、控制围观群众以及睡觉 / 281

090. 离开医院：把所有你能装进车里的东西都带走 / 287

091. 驾车回家：你第一次被方向盘控制 / 290

第十三章　宝宝出生之后

092. 如何做新爸爸：你将得到最诚实的建议 / 293

093. 回家后的第一夜：开夜车 / 297

094. 你需要的帮助：比以前更爱你的岳母 / 300

095. 母乳喂养和人工喂养：不管哪种方式都要支持她 / 303

096. 每周轮换一次：当小丑或者帮忙 / 309

097. 睡与醒：在睡觉之前想出个睡眠策略 / 311

098. 在家工作：在宝宝睡觉的时间开电话会议 / 314

099. 居家爸爸：亦称"全能爸爸" / 316

100. 在路上工作：不管你在哪里，要与家人联系好 / 320

101. 与她再次开始性生活：性饥渴结束了 / 322

102. 重新与你的妻子约会：回到起点 / 323

103. 你的建议和故事会在这儿 / 326

关于作者

感谢你将我的宝贝带到世间……
THANK YOU FOR HELPING ME GIVE BIRTH……

在此，我要感谢斯蒂芬妮，她是我的妻子（目前正怀孕）、最好的朋友、生活伴侣，也是我灵感的源泉，更是我一生的至爱。谢谢你，亲爱的，没有你的配合，我的理论只是空谈，没有你的三次亲身实践，我的假设永远都不会被验证。你是这个世界上最美的孕妇！说实话，从后面看，你一点儿怀孕的样子都没有。同时，我也要感谢我的女儿伊娃·凯耶（哈勒芬妮是她出生前的名字），感谢你在妈妈的肚子里面（还有外边）表现得如此出色。你是上天赐予我们最好的礼物，我们无比爱你（如果我们表现不好，你一定要告诉我们，我们会努力改变，让你得到更好的疗愈）。

我要感谢我的爸爸尤金和妈妈雪莉，是他们赐予了我生命。事实上，妈妈，我想借此机会向你正式地道歉，你生我的时候比预产期迟了两周，结果不得不接受剖腹产。真不知道我当时是怎么想的，要是能再来一次，我真希望自己当时只有 3400 克，顺顺利利地生出来，免得让你为此伤神，更不会留下那道伤疤，也许我还会有个弟弟或妹妹。请你一定要接受我的道歉。我爱你！我也要感谢我的老爸，你是世界上最棒的父亲。你当时并没有获准进入产房，失去了剪断脐带的机会（如果你愿意的话，我会找机会让你试一次），但我爱你，如普天下的儿子爱他们的父亲般的爱你。我还要感谢我的岳母弗兰和岳父马文，虽然你们生的不是我，但是你们赋予我的妻子的生命，这对我来说更为重要。对于你们持续的关爱、支持和鼓励，我的感激无以言表。还有，也要感谢我的两个兄弟——维克和迈克尔，和我的大嫂艾琳。感谢你们给我的建议、指导、帮助，以及无私的爱，还有那些你们传给我的家当，尤其是那个挤奶器（特别声明：这个挤奶器可是艾琳送给我们的）。感谢我的两个侄女菲比和雷，还有我的侄子亨利。你们是最可爱、最棒的模范宝贝儿，是你们让我和斯蒂芬妮有了为人父母的信心，我爱你们。我由衷地感谢所有的朋友、家人，以及所有对此书有所贡献的陌生人，感谢你们敞开心扉与我分享你们的故事。这些生动的、真诚的，甚至尴尬的人生故事构成了本书不可或缺的一部分。正是你们的经历才使得本书格外的引人注目。感谢所有的医生、护士和护理医生，是你们帮助我们顺利度过孕期、阵痛和分娩的所有时刻，才使得本书顺利"降生"。我要向这本书的"妇科医生"——皮特·林奇编辑致以最深情的感激。你绝对是一位可以将各种思想、观点和辞藻娴熟糅合的天才，感谢你帮助我顺利地"分娩"此书。感谢托德·史多克（《助产学》的主编）和源泉图书的团队对此书的编辑、发行、宣传和支持。由衷地感谢多米尼克·雷克——《助产学》（源泉图书出版）总编辑，是你的激情、承诺和鼓励赋予了我创作的灵感。感谢我的经纪人（本书的助产士）埃利奥特·伊法莲，感谢你一直在我身边陪伴我走过这段创作历程，并给予我个人的、专业角度的建议。感谢格列·莫特和国王影像公司的全体同仁，感谢数年来一直支持我撰写报纸综合建议专栏《帮帮我，哈兰！》的编辑们。感谢《帮帮我，哈兰！》专栏的读者们以及邀请我到多所大学讲座的学生和教授们。感谢印第安纳大学新闻学院及《印第安纳日报》的同学们，还有已故的戴夫·亚当斯医生（始终不肯相信你已辞世——怀念你）。

最后我向本书的读者们致以谢意。本人能有机会与你们分享这段经历和时光很是荣幸。我期待这仅仅是你我相知的开始，在你经历的人生中最惊人的、最刻骨铭心的、最梦幻的，以及最令人敬畏的历险时，我愿意与你分享此书。

感谢你们！

哈兰·科恩

受孕
THE CONCEPTION

震惊、喜悦、失望和你想要做的事

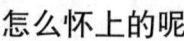
怎么怀上的呢

这有可能发生在你们的蜜月期内、度假时、首次约会时；在电梯里、扶梯上、浴室的地板上、厨柜上、卧室里；毕业舞会之后、朋友的婚礼上、在你自己的婚礼上、在医生的办公室里或者是生育诊所里——在人工受精的帮助下。你可能处心积虑地想要怀上，也可能这只是一场意外，还有可能是安全套意外破裂，女方忘记服下一片避孕药，可能是一个浪漫的夜晚，一次一夜情，一次侥幸。或者是精心策划许久，做好了怀孕的准备，算好了排卵期和基础体温，结果大功告成。你也可能为此努力了好几分钟、好几天、好几周、好几个月甚至是好几年。你也许还是单身，也许已经结婚，也许正在闹分居。你可能是坠入了爱河，也可能只是情欲作祟，或者只是好奇而已，又或者什么都算不上。怀孕的消息可能会让你大吃一惊，让你惊慌失措，也可能使你陷入不可抗拒的兴奋、难以言表的喜悦之中，或者你根本没有注意到怀孕带来的变化（假定她正处于怀孕早期）。怎么就怀孕了呢？这是什么时候的事？在哪发生的啊？为什么就怀孕了呢？所有这些问题都已经成了过去，现在最重要的事是你们的确怀孕了。而接下来你将面临的是整个人生中最兴奋、最紧张，也是最特别的奇妙之旅。

祝贺你！

这本书接下来的章节将给你提供一个全新的视角，带你体验准爸爸的历程。它涉及一个即将升格为爸爸的人所企盼见到、听到、感觉到、触摸到，以及品味到的方方面面。（详见第36条）这是一位准爸爸需要懂得去理解他自己的所思所为以及有所不为。

可以说在男人和女人的历史上，从来没有像现在的准爸爸这样能如此亲密地参与整个怀孕过程。从受孕开始一直到分娩结束，我们和医生会面，在妻子分娩时是我们抓着她的双腿，帮她使劲，是我们放置好观察分娩过程的镜子，切断脐带，之后又是由我们来换尿片，既要照顾妻子又要照看宝宝，所有的活我们全揽了。尽管女人总是希望男人比以往做得更多，能帮上更多的忙，但是关于男人究竟该做什么以及如何去做的信息却少得可怜。女人拥有数百年来以口头或者书面形式记载下来的代代相传的经验，而我们这些准爸爸则是史无前例的第一代。朋友们在一遍遍不停地告诫我们，"哥儿们，你根本不会知道生活会变成什么样子"。除此之外，我们毫无头绪。

作为一个历经妻子三次孕产的准爸爸，我知道将会面临什么。我也知道你应该期待什么。你知道的你需要知道的事以及你不知道的你需要知道的事，在这本书里都能找到答案——这就是这本书的意义。有些事情是显而易见的，有些事情是前所未见的，无论如何，这都是你需要知道的事情。

《超级奶爸陪孕记》是一部永远与时俱进的书。根据读者的反馈，第二版里面添加了许多新的建议、故事、经历以及数据。如果你有更好的资源，烦请你发送给我。如果你有新的故事或者建议，请发送电子邮件至 Harlan@helpmeharlan.com 或者 Harlan@dadspregnant.com，你也可以在 www.DadsExpectingToo.com 网站上提交你的故事或建议。当然，你也可以登录"DadsExpectingToo"的在线论坛和 Facebook 网站的博客上发表观点。

再一次感谢你选择这本书。我期待着与你分享这些经历，享受这次冒险之旅吧……这就是一次勇敢的探险。

谢谢！

哈兰·科恩

欢迎准爸爸们提出宝贵意见

有了三次做准爸爸的经历，我完全可以理解男人最不愿意做的事就是阅读一本专门写给准爸爸的书了。我的经历会对诸位有所帮助，这正是我写此书的原因，我保证这本书绝对不会浪费你们的时间。你既可以从头到尾仔细阅读，也可以随便翻翻，或者放在床头睡前读读，随你所好。

如果你们在 40 年前读到类似这样的一本书，那可能只有几页而已，内容也会相当简单。无非是让女方受孕，然后去工作，坐在候产室里等上几个小时，等宝宝出生，抽根雪茄。但是在过去的 40 年里，一切都发生了翻天覆地的变化。现在的情况是，丈夫几乎可以做任何可能做到的事情，从使她怀孕、约见医生、医院产检登记到产前和生产过程中的倾听、学习以及任何能做的事情。我们看到宝宝的成长、听到他（她）的声音，感受到他（她）的存在，触摸他（她），甚至能闻到他（她）的气息（其实我也不确定是什么气息）。

男人从第一次陪同妻子做产前检查，到分娩时抓住她的腿帮助她用力，从偷瞥一眼她的阴道分娩，到第一次抱着新生的婴儿，我们绝对是先锋。因此，女人期望我们能了解更多，做得更多。而这件事正是我们之前从未接触过的。我们正在摸着石头过河。对于这个角色，我们是史无前例的第一代。你从未做过，也没有几个人可以给你指导，所以我们往往是不知所措。

这本书接下来的内容可以帮助准爸爸提前预知这段宝贵人生路程的方方面面，见招拆招，轻松度过难以招架的纷繁时刻。尽管这本书中所有的内容不一定都适用于每一个人，但是总体来说，大部分绝对管用。你只有对未来可能出现的各种问题了如指掌（即使你无法改变），才能在面对问题时更加从容，应对挑战时才更有策略。

当你翻阅此书时，可以考虑跟你妻子分享里面的内容。可以把这本书作为孕期手册来查阅。比如说，在孕期，当你想和妻子做爱时，可以先翻到提示 57，试探对方对这些诱惑技巧的看法，请她从中选择她认为有效的方式。如果很难查阅到具体的页码，可以使用 iPad、电子阅读器或电子书来查阅。如果你的妻子因为怀孕而紧张、恐惧，提示 47 将告诉她害怕是完全正常的，你给她读一读这些建议和故事，这有助于缓解她的压力。如果你感觉她的情绪十分低落，可以翻到有关产前抑郁问题的提示49，根据其中所提供的警戒信号来比对她的情况，加以判断。

值得一提的是这本书附有一些图片（请看第三章）。我们男人都是视觉动物。查阅宝宝每周成长的图解，积极地参与到怀孕历程，不断体验并及时更新孕期出现的各种新变化。当女人怀胎十月辛苦分娩时，我们也要以适当的方式与她们沟通，忙活起来，为她们做些事情。我衷心的希望书中这些图片和信息能对你有所帮助。

我在前面已提到过这本书是第二版，将来还可能推出更新的版本。如果这本书所介绍的内容并没有让你收获更好的指导，甚至南辕北辙的话，请一定让我知道。如果你有更好的资源，烦请你发送给我。如果你有新的故事或建议，请发送电子邮件至 Harlan@helpmeharlan.com 或者 Harlan@DadsExpectingToo.com，也可以在 www.DadsExpectingToo.com 网站上提交你的故事或建议。如果你在 Facebook 网站注册了的话，也可以在该网站上查阅"Dad's Expecting Too"群。

再次感谢！

哈兰·科恩

欢迎准妈妈提出宝贵意见

首先感谢女人没有让我们男人来怀宝宝！到现在我都不明白宝宝是怎么诞生出来的（我只能想像），我也不了解从怀孕到分娩，这整个过程里女人都经历了些什么。女人的身体真是太奇妙了！她们不仅创造了新生命，而且这个新生命还要在她们的肚子里整整呆上40个星期（10个月左右），最后要历经磨难，辛苦地把宝宝生出来。真是匪夷所思！妈妈简直都是英雄。

在女人正历经这一生理和情感都急剧变化的时刻，我们男人理应陪伴左右。我们说话应该恰当，做事最好毫无差池，应该照顾好妻子和自己，还要在整个孕期中时刻保持冷静。我们都想帮上忙，都想表示自己的支持，想让她知道我们是和她站在一起的（至少我们中大部分人是这么想的），但是，要想知道具体该做些什么或者怎么做可真是不容易，要知道，我们都是第一次应付这种事。

书店里有成堆的女性怀孕指南可供准妈妈参考，却没有一本针对准爸爸的书，既关注男性在妻子怀孕期间应该扮演的角色，又能说明女人希望她们的丈夫做些什么来帮助她顺利地度过孕期这段特殊的历程，而这正是这本书所要解决的问题。本书就是男人的所思所想，也正是妻子的所思所想，这是男人需要了解的事情。

撰写此书时，我采访了很多女性，问过她们认为丈夫的所作所为怎样才是正确的，怎样是错误的，哪些是可以改进的。你不仅可以从这本书中分享到其他女人的答案，而且通过这些信息，你可以站到一个不一样的视角来洞察你的妻子的感受，从而帮助你更好地理解她正经历的一切。

正如我之前提到的那样，本书是第二版，后续可能还会有的版本推出。我相信将来一定会不断地有更多的故事和建议被收录进来，去帮助到那些新的读者。也请你慷慨地让大家来分享你的专家级建议。如果你有新的话题、忠告或者建议希望呈现在将来的版本里，请告诉我。如果你希望我在以后的版本里做出调整和修改，也请告诉我。请发送电子邮件至 Harlan@helpmeharlan.com。你也可以在 www.DadsExpectingToo.com 网站上提交你的故事或建议。当然，你也可以登陆（www.DadsExpectingToo.com）的在线论坛参与讨论，如果你在 Facebook 网站上注册了，也可以在该网站上查阅"Dad's Expecting Too"群。

谢谢！

哈兰·科恩

欢迎医学专家提出宝贵意见

首先，我要向你每天所从事的工作致敬！天天都有那么多来自天南地北、性格迥异的人进出你的办公室，每个人都极度紧张（暂且不提如今高得吓人的医疗费），而你每天要做的工作就是这样，责任既重大又辛苦。我无法想像，还能有什么工作会比每天将一个个新生命带到这个世界更有意义，责任更重大！

作为一个准爸爸，我陪同我妻子参加过每一次的产前检查，并且出于研究目的，我和数百位有过相同经历的父母交谈过，询问过他们应该如何看待这段特别的经历，所有的这一切都让我有了更深的体会。我希望这本书能作为一个宝贵的信息资源，能够帮助准爸爸和准妈妈更从容地应对这段颇为艰难的日子。希望这本书能鼓励大家自由地提问，主动和他人分担自己的焦虑，并能鼓励大家与护理医生更好地沟通。

我尽力提供给大家平衡的观点，尽量做到不偏不倚，不鼓吹一种做法而摈弃另一种做法。我提倡对准父母进行教育，这样每个人在面对孕产问题都能够根据自己的价值观来做出决断。我深知，对于每一对怀孕的夫妇以及他们的护理医生来说，这段经历都是一次特别的情感之旅。

如果你发现这本书中有何不妥之处或者有失公允之处，请一定让我知道。比如说，如果你喜欢某项内容，烦请你告诉我。

正如我之前所讲，我很乐意将此书看作是一个有呼吸的鲜活的生命（虽然用多普勒仪器也探测不到脉搏）。如果你有什么反馈意见，我非常乐意与你分享。一想到能在这本书的再版中收录你的故事或建议（通常情况下是匿名的），我就激动万分。请发送电子邮件至 Harlan@helpmeharlan.com 或者 Harlan@DadsExpectingToo.com。你也可以在我们的官方网站 www.DadsExpectingToo.com 上提交你的故事或建议。当然，你也可以登录 www.DadsPregnant.com 在线论坛参与讨论，如果你在 Facebook 网站注册了的话，也可以在该网站上查阅"Dad's Expecting Too"页面。

谢谢！

哈兰·科恩

这本书是如何写成的

在过去的 18 年里，作为一家报刊的辛迪加意见专栏的作者，我有机会在我整个成年阶段分享到许多人的最隐私的秘密。这个意见专栏让我喜欢的一点就是它能让我和他人分享故事，这些故事都存在于现实生活中人们亲身经历的事。正在经历或者刚刚经历这种生活的人们才是最可信赖的专家。

这本书传达了这些专家的心声，是这些正在经历或者刚刚经历过怀孕阶段的人们在分享他们的建议、故事和观点。当你也步入这一阶段时，我希望你能够敞开心扉与我们分享你的故事和看法。我的目标是给准爸爸提供一本最完备的孕产经验大全的书。

我是如何做调查的

- 我曾让一个女人怀孕：事实上，我们是计划好的，所以一切进展顺利，对此她欣然接受。她从来没有怀过孕，我也从来没有让一个女人怀孕过。因此，对我们来说，这真是一次全新的经历。对写这本书而言，虽说我的经验至关重要，但我也只是经历过这一阶段的男人中的一个而已。
- 我曾让这个女人再次怀孕：这一次，我们还是计划好的，一回生，二回熟，简直是轻车熟路。第二次经历时我也同时在创作本书，这种感觉如同梦幻一般。回首第一次的经历，回想当初的点点滴滴，帮助我把正在经历的一切看得更加清晰，让我拥有了自己的观点，也形成了我对这本书的创作思路。
- 我再一次让这个女人怀孕：这一次，还是我的妻子。意想不到的是，第三次竟然是最难熬的一次。我告诉自己要冷静面对一切，但还是有些忙乱。编写和研究本书的第二版安抚了我紧张的神经，但也带来了一些新的问题。
- 我采访了准爸爸和新爸爸们：在准备这本书的期间，我曾经和几百位准爸爸聊天。我在网上发帖提问，或者通过打电话与他们沟通，或者当面与他们交谈。我请求他们与我分享这些建议以及建议背后的故事。建议有时候其实不过是一些缺乏实质内容的方法而已，而那些建议背后的真实故事才是真知灼见的所在。
- 我采访了准妈妈和新妈妈们：这可是需要技巧的。我总是随机拦住一个看上去像是怀孕的女人，然后跟人家搭讪。如果我不能确定她们到底是否真的怀孕了，我会在拦住她们后告诉她们说我只是要问路，然后装作突然意识到的样子惊呼"天啊，我都看不出你是不是怀孕了"。采访或者是以面对面的方式，或者是通过网络或电话，或是在机场，或是在商场，或是在咖啡店里。

在凡是我能看见挺着大肚子的女人的地方或者前方有女人在慢悠悠地散步的地方。

我采访了医学专家：在对这本书进行调查时，我最喜欢问医生的一句话就是："你不能对一个病人直说，而又总是忍不住想说的是什么？"我认为和医生聊一聊非常重要，起到了矫正的作用，这样本书所提供的信息才能做到精确无误，对读者有所帮助。

- 我查阅了读者来信、建议和反馈。我更喜欢第二版，因为它比第一版更详尽，因为在本版书中，我采纳了所有的读者反馈、来信和建议，以及亲身经历过的人们的真实故事。本书的观点更为综合，更加深刻，也更值得借鉴。
- 我查阅了相关资料。如果你走进我的办公室看一看，你肯定会认为我要么是狂热地想再要个宝宝，要么是因为正在撰写一本书而过于激动。凡是能够找到的，我都要拿来读一读。我做过的最酷的事情之一就是订阅了谷歌每日快讯。你也可以在谷歌网站（www.google.com）上注册快讯服务，然后就能获取来自世界各地的包含你所提交关键字的故事。每天早晨，我所阅读的新闻都是有关"准爸爸"和"准妈妈"的。

关于这本书的小贴士和小故事

在你翻阅此书时，你会看到很多建议和故事。你读到的故事大部分都是根据受访者的口述逐字逐句记录下来的。有一些建议和故事是热心人通过网站（www.helpmeharlan.com）提交的，其他的则是通过采访收集来的。如果我采访某人时没有带纸和笔的话，我会稍后在采访下一个人的间歇中将故事记录下来。在这些故事里使用的都是当事人的真名、真实年龄和性别，当事人所怀宝宝的性别也被真实记录。只有一小部分被采访者要求我改变他们的名字，以保护他们的身份不被泄露。如果某个建议或故事是被要求使用化名的，我会给这个故事的主人公安排一个名字。我的目的是创造一种轻松自由的对话氛围，使他们能够随心所欲地与他人分享他们脑海中想到的一切事物。我发现这种分享的方法是成功且有效的，所有的受访者在讲述时都感到了轻松自在。

关于这本书的内容和措辞

怀孕和分娩是非常私人的话题。我深知这一点，你所做的选择就是最好的选择。为了反映这段较为私密的经历，我尽最大努力做到客观真实。书中信息涉及自然分娩、在家里分娩、在医院里分娩、助产士、医生、硬膜外注射、无痛理疗、护理、婴儿喂养等，以及其他人们有过深刻体会的事情。我尽了自己最大的努力，力争给准爸爸提供一个平衡的观点。这本书不是要强迫你接受某一个人的观点，或者是采用某一个人的做法，而是尽量向你展现不同的人的不同经历，以及多种观点。我没有用"丈夫"和"妻子"这两个词，而是选择用"伴侣"一词。我通常使用"护理人"一词而不是"医生"。书中常用"分娩地点"一词，而不是"医院"。如果你有独到的见解，并且希望我在再版时加以考虑的话，请将你的意见发送至我的邮箱 Harlan@helpmeharlan.com 或者通过网站 www.DadsExpectingToo.com 提交你的建议。我知道这是一个敏感的话题，我只希望确保各种信息都能够被很好地传达。

这本书不是一本医学指南

我不是一名医生，而本书却曾经被视作医学类图书。而且许多年来，这本书也曾被医护人员阅读并推荐给读者。虽然这并不是一本医学指南，但书中也包括许多医学常识。如果你有相关的问题请咨询护理医生。这本书可能会帮助你发现问题，并且在提问的时候感觉舒心，但是假如你有具体的问题还请你咨询医疗专家。

第二版以及后续版本

我请求你们与我分享你们的思想和感受。如果你们喜欢什么，一定要让我知道；如果这本书里缺少了某些内容，那么一定要通知我；如果你们认为我写错了什么，也一定要让我知道。你们可以诅咒我，也可以骂我，但是请你们在责怪我之后能提出一些建议。请将你的意见发送至我的邮箱 Harlan@helpmeharlan.com 或者 Harlan@DadsExpectingToo.com，或者通过网站 www.DadsExpectingToo.com 提交你的建议。非常感谢你们的支持，期待收到你们的来信。

我们是先锋

当年我妈妈生我的时候，我的爸爸只能坐在准爸爸候产室的椅子上静静地等待。他没有机会握着我妈妈的手，在分娩时安抚她，鼓励她用力，抓着她的双腿，听到我的第一声啼哭，剪断我的脐带或者记录下我人生的第一刻。医院只是告知他在外边等着吧。

33 年过后，我首次参与其中。我亲眼看到、亲耳听到，并且试着用相机和手机记录整个过程。如今，准爸爸们再也不会被困在候产室里焦急等待，我们也上了前线，亲眼目睹这一切如美妙的画卷般在眼前展开。之后，从宝宝第一次尿湿开始，我们一直随叫随到，全情参与并且乐在其中，我们全方位地参与孕产，这是我们的父辈无法企及的。

我们是孕产先锋。

不像姐妹情深的女人们，她们可以随时分享怀孕的经历，男人们之间很少有这样的交流。但是，一切都将从此改变……

受孕后的几周

THE FIRST FEW WEEKS

震惊、喜悦、失望和你想要做的事

001 神奇的尿检：让我们疑惑与惊喜

小贴士

你自己也可以做一次尿检，但只有她的才算数。

小故事

　　她之前已经测试了4次，每一次的结果都呈现阳性，但指示线的颜色总是很浅。这时，我决定由我来做第五次测试作为界线，以确保以前的结果是准确的。一开始她忍不住大笑起来，大概认为我这么做简直是个白痴。我做测试时她站在我的身边（我小便时她走开了）。在我把验孕棒浸入尿液后，妻子观察着验孕棒显示出的结果。不出所料，结果是百分之百的阴性。出于某种原因，我认为我一定要做这次测试。我只是不相信妻子已经怀孕了。

——斯科特（女儿23个月）

* * *

我们的疑惑与惊喜始于她的尿检。

妻子把尿液藏了起来——她认定现在就做妊娠检测为时过早，并拒绝把尿尿在验孕棒上。我则坚持说即使时间还早，但是妊娠测试毕竟是一件不能放过的好事啊。我们一生中能有几次这么做的机会呢？

后来她向我解释说，如果测试结果都像前几个月那几次测试的一样显示阴性，她会很失望。我一再地解释说即使结果显示阴性也是正常的啊，因为测试的时间尚早，没有必要这么快就感到失望。她屈服了，然后很不情愿地拿出她那很有可能显示怀孕结果的尿液，之后她把那根验孕棒插入到尿液里，我们俩挤作一团，围着那根浸入在尿液中的魔棒。

妊娠试验的原理在于测试孕妇体内的绒毛膜促性腺激素（HCG）。当受精卵在子宫着床后——大约在受孕后 6 天——孕妇体内就会开始产生绒毛膜促性腺激素，并且在孕期过程中持续增加。一旦尿液中的这种激素含量达到足够高的水平，大部分的妊娠检验都能够准确地测试出妊娠结果，这一般在女性的经期延期一周左右就可以检验出来。早孕测试可以在下次月经来临之前的 5 天就可以准确地检测出你是否已经怀孕。

妻子将验孕棒浸入尿液大约 2 分钟后，我们看到好像出现了一条模糊的蓝色反应线。那条反应线的颜色浅得几乎都看不到了，当然它显示的绝对不是阴性，但也只能勉强算是阳性。我们换了个角度，把它放在光线强的地方，把验孕棒再次插入尿液杯里又试了一下——我们还是认为结果不够明显。

15 分钟之后，我从药店买回 3 支高级的数码家庭妊娠测试棒。妻子重新采集了尿液，我们忐忑不安地又测了一次，结果"怀孕"的字眼出现在了测试棒显示屏上。接着我们又测了一次，结果显示"未怀孕"。最后她又试了那支不同厂家生产的验孕棒，结果再次显示怀孕。我们想这两支显示怀孕的验孕棒总该能够证明她是真正的怀孕了吧。

做过很多调查之后，我发现妊娠测试很少会错误地给出阳性结果（HCG 的水平每天都会有所变化，可能今天你的检测结果是阳性，明天可能就又变成了阴性）。因此，正常情况下，阳性的结果意味着你可以非常肯定她已经怀孕了。第二天，我妻子重新测试了一次她的晨尿，这次是百分之百的阳性。报废了 4 支廉价验孕棒和 3 支数码验孕棒之后（总共花费了 75 美元），我们最终相信她是真的怀孕了。

从知道怀孕的那一刻起，就意味着你将会面临更多的未知，接受你无法掌控未来的未知的事实。作为男人，我们甚至无法对孕测这件事加以控制——而这仅仅是从怀孕第一天起的第一次小小的失控。但是，只要你接受这个事实，并勇于迎接你们将会在孕期经历的难以计数的惊喜的现实——有些惊喜可能是历经种种磨难之后的回报，但它们绝大部分都会让我们回味无穷——你从一开始就能很快学会如何在各种不适应的境况中泰然处之。

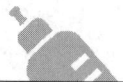

怀孕小问答

提问：她做过几次妊娠测试？

回答：大概 3~4 次。

提问：她怀孕多久了？

回答：大概两个月。

提问：怀孕的地点是哪里？

回答：我们认为可能是在家里的楼梯（铺了地毯的）平台上，那天晚上我们刚刚看过电影《分手》。

要点回顾

把你的尿液扔到一边去吧！只用她的就可以了。即使你在验孕棒上撒尿也没用。

 对怀孕消息的反应：怎么都不像是真的

小贴士

前几天就如同做梦一般，后来，生活照常进行。

小故事

8 个月来，我们一直在努力尝试造人。我们的生育能力自己却似乎控制不了，这让我们感觉不痛快。我们尝试的时间越久，就越觉得不耐烦。到了尝试的第 4 个月时，我们知道我们已经竭尽全力去努力怀孕，但是怀孕过程的一些步骤是我们无法掌控的，因此开始让自己放松下来。我们把验孕棒上的妊娠检测反应线中的阳性显示线换成了另一种验孕棒的笑脸的标志（这种营销手段抓住了我们的心理——那么你更愿意看到什么呢？是那条显示线还是一个微笑？）。这个特殊的早晨，我们两个人都站在浴室的水池边等待着这个测试结果赶快显示。当笑脸慢慢浮现，我们盯着它简直不敢相信自己的眼睛。也许过几分钟就又变成阴性了吧？但是结果依旧是阳性。我们真的不敢相信这次成功了。怀疑的阴霾一扫而去，我们的心头立刻充盈着兴奋和喜悦，很快，突然又担心她会不会流产（因为我的一些朋友就有过流产经历），然后，这种不吉利的念头又被否定，转而变成为终于成功怀孕而激动不已，为我们能够生育而感到欣慰。有趣的是，我们怀上的那个月正是我们最不依赖科学受孕的那个月。

——麦克（儿子 3 个月）

* * *

恭喜你！从此，你就成为准爸爸了。你已经让一个女人怀孕了。感觉不错，对不对？

这一刻你可能思绪万千，情绪上可能出现如下的变化：震惊、喜悦、失望、恐慌（担心经济问题）、一副胜利的样子、骄傲或者无动于衷。

> 他是在圣诞节的早上发现的，我把孕检测试的结果放到他的袜子里。他满脸迷惑地盯着我，吃惊地问："这是真的吗？"
> ——凯西（2 个儿子，分别 3 岁半、4 个月）

当最初的震惊和各种情绪渐渐退去，你的生活又重新归入平静。你不会经历恶心反胃，作为男人，你知道人生的重大变化即将来临，但却看不到、摸不着也听不到它的存在，也不知道它正在经历什么。他们需要看一看超声波，听一听胎儿的心跳，摸一摸女人隆起的小腹或者得到其他一些实实在在的怀孕的证据——而不仅仅是看一看验孕棒上那几乎看不清楚的反应线，才能相信生活正在发生巨变。所幸，接下来有几个月的时间让你去适应。为什么是怀胎十月呢？我确信，是因为男人需要足足五个月来相信妻子怀孕这个事实，又需要几个月的时间来准备迎接小生命。

在你的床的另一边是一位初涉怀孕人生的准妈妈，未来之路将每天被众多未知的事物所折磨。自从验孕棒显示出阳性的那一刻起，她的全部精力就都放在了怀孕上。她会上网找其他怀孕的同伴，她会购买各种孕产书籍，她会下载孕产APP；她也可能订阅一些孕妇杂志，预定婴儿房的设计图样，购买孕妇装，填写婴儿日用品采购清单，收拾屋子……她做这一切是为这一重大事件做好准备。

在这段时间里，男人的生活几乎看不出有任何变化。他们只不过不得不去干一些不太愿意干的事情而已（比如说购物、清洁，或听命于女人的各种差遣）。这段经历很像是女人刚刚订婚之后的生活。从订婚戒指套在她们的手指上的那一刻起，她们就开始赛跑似的为婚礼做各种准备。可以说她们是全身心地投入，通过翻看书籍、杂志，询问婚礼策划人，和朋友们谈心，所有可以让她们知道下一步该如何进行的事情，她们都会不遗余力地去做。而男人只有看到他们的新娘从红地毯那头走来的时候才会激动万分，因为这一刻他们知道梦想终于成真。并不是他们不关心其他的事情，只是因为他们生来就与女人不同。

> 我们刚刚度完7天的假期归来，就发现怀孕了，这完全是计划外的。我手里拿着那根显示阳性的验孕棒从卫生间哭着走出来，爬到床上凑到他身边，他说："我从来没有像现在这样在同一个时刻既害怕又兴奋又自豪的……我的孩子可真是个游泳健将！！！"
>
> ——米斯提（女儿2岁）

这里的难题就是女人很可能把他们的行为误解为漠不关心。她们认为，如果男人不能和她们付出同样的心血，他们就不是真心地为宝宝的降临而感到开心和幸福。所以最好的解决方法就是男人需要扮演主动的角色。她不会强迫你，但你至少看起来是心甘情愿并且积极主动的。

有一个最简单的让你积极参与的办法，就是在妻子怀孕的头一两周内找一些介绍妊娠期每周变化的书来读（你可以在本书中找到这些内容，或者登陆www.DadsExpectingToo.com 阅读本书内容）。妊娠期的头3个月（12周）可以说是最关键、最重要也是变化最显著的时期。如果你能深入了解，你将会忍不住被这个奇妙的经历深深吸引。不久你会发现你很容易就兴奋起来，当你感觉很有动力的时候，你根本就不用再费力气在她面前表现，好让她相信你也是这次怀孕历程的一份子。

要点回顾

既然子宫里没有安装摄像机来现场直播,你最好积极主动地去弄清楚里面发生的情况。请查看本书第 61 ～ 73 页的内容,以便了解每一周胎宝宝在子宫里的变化(这部分配有图片)。

003 分享怀孕的消息:告诉谁,什么时候告诉,怎么开口呢

小贴士

当你们还不准备将怀孕的消息告诉别人,却有人主动向你们询问时,要想撒谎恐怕很难。

小故事

　　我们曾对此达成一致意见:如果有人问起,我们就回答。当别人询问你们是否怀孕时,如果你的确怀孕了,你难免会迟疑一下,这时你回答说没有,对方马上就知道你明显是在撒谎。所以我们计划在感恩节前把消息告诉我们的家人。妻子有一大群校园闺蜜,一天,我们参加了她一个好朋友举办的新生儿派对。在整个派对期间,妻子一直在努力避开怀孕这个话题,在我们畅饮薰衣草酒的时候,她甚至躲在一边一个人喝橘汁。最后,在派对即将结束时,主人的一个同事就向我妻子凑过来并脱口而出:"我注意到你刚才一直没有喝酒,你是不是怀孕了呀?"结果,秘密一下子就公开了。感恩节那天,我的父母特意乘飞机过来和我们一起共进晚餐。在就餐之前,我站起来祝酒,感谢上帝多年来对我们的眷顾,祈祷末尾,我请求上帝保佑我们全家直到明年 7 月,那时,我们将迎接一位家庭新成员的到来。话音刚落下几秒钟,大家都明白了,纷纷吵嚷起来并向我们表示祝贺。我那一向不苟言笑的父亲甚至也开始老泪纵横。

——凯文(妻子怀孕 3 个月)

* * *

你可能想对全世界宣布:"我要当爸爸了!"你可能想赶紧发 Facebook、微

博或微信来宣布这个消息。你可能想告诉你的同事、朋友或邻居。无论你想告诉谁，你最好耐心等到怀孕第 11 周或第 12 周之后再说。当然，宣布怀孕会让自己感觉对此更有真实感，但同时也让这件事情公开。这有什么问题吗？对一些夫妻来说，这没有问题。但是对另一些夫妻来说，最好还是等等。

为什么要等一等？

怀孕最初的几个月是最不可预测的，是整个孕期流产风险最大的阶段。这就是为什么人们会等到怀孕 12 周之后再向大家宣布消息。顺利度过了前 12 周，流产的风险就会大大降低。如果你是在 3 个月前就公布了消息，这将意味着一旦妊娠意外终止，你将不得不向每一位听到过这一消息的人解释你们的宝宝没有了，而这种坏消息并不是每个人都愿意向大家一一公布的。所以，一旦事情没有按照计划进展，等上一段时间再分享喜讯就可以避免频繁解释的烦恼。

> 你的一生中会有很多件值得庆祝的事，你可以把它们告诉每个人来分享你的喜悦。但这一个最特别，它是独一无二的，因为它是我们两个人共同的秘密。
> ——丹（2 个儿子，分别 22 个月、4 个月）

如果你的妻子想把她怀孕的喜讯告诉更多的人，而你并不赞成让这么多人知道，那么不要急着干涉她，以免造成她因为不能和更多的人分享喜讯而心情不好。她也许是因为需要更多人的支持，甚至连她自己都不知道原来自己这需要别人的支持。你要弄清楚她究竟都告诉了哪些人。如果她把消息告诉了她的一个朋友，而那个朋友又恰巧告知了你的朋友，你就明白原来你的朋友也已经知道了这件事情，当他问起来的时候你就不至于因当面撒谎而陷入尴尬的境地。设想一下，如果你的妻子把消息告诉了她的一个朋友，那个朋友一定会告诉自己的妻子，即使是你的妻子早已提醒她那个朋友不要散播给其他人（没有人可以保守秘密的），结果消息还是散播出去了。

> 有一次，在知道怀孕后我们早早就告诉了别人，结果，不幸的是，不久后妻子流产了。现在我们知道为什么建议怀孕的夫妻要等到 3 个月后再公布消息了，是因为这么做可以避免当别人认为你还在怀孕的时候，实际上你已经沉浸在流产的痛苦中。
> ——帕特里克（5 个孩子的父亲，正期盼第 6 个）

为什么要等一等？

你可能不想让你的老板知道此事。不是所有的老板都像你期待的那样，会善意地对待怀孕的员工。一旦你说出去，消息马上就会传千里。现实情况是怀孕必然会影响工作效率（尤其是女性）。除非到了万不得已的时候，否则千万不要急着告诉老板你妻子怀孕的消息。让你的妻子早点告诉她的老板也实非良策，除了让她的老板马上考虑在她生宝宝时找谁来代替她的工作之外，根本没有什么好处。如果她自己就是老板，那就无所顾虑了。

为什么要等一等

有些人总是很迷信，认为随便告诉别人会影响怀孕。我始终相信迷信不会改变最终的结果，尽管我不会沉迷于此，但也会略作一二（也许我很迷信）。关于迷信的话题，有趣的是我们日常行事的很多规则往往都缺少理性的依据，但是，我们在解决未知事物时都想做到对事态有所控制，于是我们总是想制定出规则。因此，从某种程度上讲，迷信就是为了控制局面。这就是在涉及生宝宝的问题时会有那么多人都迷信的原因。

怎样分享怀孕的消息

Facebook、微博、Pinterest、轻博客（Tumblr）等等网络工具会帮你把你的家庭生活、与朋友的交往甚至是自己膝下的子女全方位地展示给大家。但同时，这也使得无意间可能伤害到一些人，或者让许多不相干的人反而得到了你的消息。你在加利福尼亚的姑妈可能没有Facebook账号，所以当她的孙女告诉她你妻子怀孕的消息，而且还是从Facebook上看到的，你的姑姑可能会有种被遗忘的感觉。所以，一定要确保你想告知的人们是直接从你这儿听到消息，而不是通过什么社交工具，或者是从不相干的人那里听说的。而且，如果发生什么意想不到的情况，你可能也不想通过社交网络让凡是能看到页面的人都知道消息，对吧？

奇怪的反应

当听到你们怀孕的消息时，有些人的反应会相当奇怪。回想一下，比如你儿时的伙伴、依旧单身和未婚的朋友们、嫉妒心强的兄弟姐妹们、父母亲和你那些呆头呆脑的亲戚们。再具体一点，当你激动地说："我要宣布一个好消息，我们怀孕了！！！"他们的反应可能是：

- 为什么？为什么？为什么呀？
- 这也值得你高兴成这样？
- 就你，还想当爸爸？别逗了！
- 你疯了吧！
- 我早应该借给你一个安全套。
- 这么说，你打算生下这个宝宝啦？
- 你到底是怎么想的？
- 你妻子知道这事吗？
- 你确定这宝宝是你的？
- 我都不知道你还会干那事！
- 你这个蠢货！

作为第一次成为准爸爸的人，除了那些你想听到的好话，对方的任何反馈都可能会引起你的反感，甚至惹怒你，想动手打人（正常人真的很容易被这些话激怒的）。实际上，你应该认识到他们的这些反应更多的是针对他们自己而不是你。比如说，这个消息很可能让你从小玩到大的伙伴感觉到失落或有紧迫感，而父母可能会感觉到他们老了（当他们意识到他们马上就要当上爷爷奶奶了），还处于单身状态的兄弟姐妹对此可能会羡慕或嫉妒，还有，你们各自的老板对你们怀孕的消息可能感到焦虑。要清楚他们的反应并不是针对你，或者是怀疑你养育宝宝的能力。如果某人说了一些冒犯你的话，冷静一下之后告诉他们，他们这么说让你感觉很不自在（"不自在"这个词是个很有威力但敌对性却不是很强的词汇，因此这么说会很安全）。至少你的表态会让他们有机会解释一下自己的做法而不至于再次犯傻。

要点回顾

分享你的喜讯，但不要指望每个人的反应都如你期待的那样好。不管他们究竟是故意为之还是无心之举，有些人就是会说点傻话。

004 找谁来接生？医生、助产士、渡乐妇还是出租车司机

小贴士

我们的两个宝宝都是由助产士接生的，如果不是我已经做了节育手术，我们再怀上了还是会这么做。

小故事

我妻子去做产前检查的诊所里就有助产士，我原先并不了解助产士是做什么的，后来妻子给我做了一些介绍。有时候我们会和医生见面，有时候也会和助产士见面。我们只认识两位专家，所以每一位我都要详细了解，甚至是去了解他们的秘书（所有的会面我都亲自陪同参加）。虽然妇科门诊部地方很小，但环境不错，在整个怀孕和分娩的过程中，那个助产士都像是个和蔼可亲的导师。她会先问明白我的意图，然后再给我一些指导。本来妻子决定要自然分娩（不靠药物辅助），但是因为临近分娩时，宝宝基本上还没有动静，所以不得不接受硬脑膜外麻醉注射，并注射了催产素，当时我们的那位助产士就一直陪在妻子身边，帮她稳定情绪。所以，在我们生第二个宝宝的时候当然还是要找她。

——吉姆（儿子3岁半，女儿2个月）

> 一些医生可能会更具临床经验，一副"只说事实"的样子，而我们的助产士对我们的问题则是有问必答，每次会面都不怕花费时间。
>
> ——麦克（儿子12个月）

* * *

如果你认为孕期非有助产士指导不可，也不尽然，她们只是能为你们提供指导。当然，你和你的伴侣可以有多种选择来分娩宝宝。你们可以有妇产科医生、家庭医生或助产士来帮忙分娩。分娩的地点也有不同的选择，可以在家里，在医院，在浴缸里或在地板上甚至是 hanging upside down 的方式（这个我也不清楚具体是怎样的）。你们的选择呢？

医生

虽然有内科医生协助的分娩是大多数孕妇的首选，如果你们正在考虑自然分娩或者不住院分娩，那么家庭助产士正好合适。有些时候，常规妇科医生并不一定就是主持分娩的最佳人选。有些妇科医生可能什么都管，却不会亲自参与分娩手术（并不是每个妇科医生都可以亲自接生的）。

如果你的妻子是高危产妇的话，那么她平时接触的妇科医生很可能就不是最佳人选——因为你们需要一位专家在场。一个总是采用药物辅助分娩的医生对那些希望不靠药物而自然分娩的孕妇来讲还真是不对口。比如说，一个想采取非药物辅助自然分娩的孕妇肯定不大愿意选择那些一再鼓励她采取整体护理方式的医生。还有一些其他事项，比如说分娩的情况，分娩的地点，妻子想在什么地方分娩（医院、生育中心或者在家里），如果医保额度能保证你们可以自由选择医生的话，那么你们就选择条件较好的地点（有些医生不被医保认可，所以实际花费就会更多）。

助产医生的个性也是需要考虑的一个重要因素。对于她的指导和帮助，你和你的伴侣若是感到舒心并且信心大增，那就是比较理想的情况。如果该医生不是那么耐心或热心，那就再另找一位吧。并且，同时也需要物色一位后备人选。尽管分娩的时候换医生的情况并不多见，但是谁也不能保证一直帮忙做产前指导的那位医生在分娩的时候一定在场。如果碰到这种情况的话，没有第二人选会让你们非常被动。为保险起见，还是提前跟其他的医生会面（以防万一）。我妻子生两个宝宝的时候，她的妇科医生都没有亲自为她接生，而负责分娩的另外那位医生非常出色。我们原以为提前了解谁将成为宝宝的接生医生很重要，但结果却也没什么大不了的。我们是在女儿出生前的一个小时才真正见到这位负责接生的医生，并且我们很喜欢那次经历。在我儿子出生的时候，我妻子的医生正好在他女儿的生日聚会上，所以又是另一位医生帮妻子分娩的，这位医生也非常不错。所以，选对医院非常关键。

分娩现场所需要的医护人员的数量以及医院的规模大小也很重要。一些女性会认为选择大的医院就意味着私密性的降低，而且不知道分娩那天到底会有谁出现，这让人很不自在。而一些人认为小型孕产诊所缺乏相应的医疗设备和服务措施。总之，这两种观点各有支持者和反对者。

注意：千万不要怕自己很烦人，有问题就要及时提出来，获得确切答案（如果你觉得不自在就要讲出来）。在选择妇科医生的时候，应该让你的妻子完全放心，并保证你自己也满意。讨论一下你们的分娩计划（详见提示73），并确保医生的行医风格和护理手法符合你们的需要。

助产士

助产士，或称接生婆，她既不是医生也不是个婆婆（尽管她可能已结婚）。在美国，有两类助产士（护理助产士）：一类是经过认证的助产士，而另一类则是自行入行的助产士。根据美国护士—助产士学院（ACNM）的认可："经认证的助产士"都是已注册的护士，她们往往受过护士—助产士教育，参加过由美国护士—助产士学院（ACNM）的官方分支机构授权讲授的教育项目，并通过了全国护士—助产士认证考试。而"自行入行"的助产士则没有接受过护理训练，也不会开药方。但是如果她们在北美助产士机构注册了，她们也会被认为是合格的职业助产士。

和很多医生相比，助产士参与孕妇护理的方式很不同，她们会从精神和生理两个层面支持分娩的妇女。每位助产士都会根据准妈妈和准爸爸的需要来提供人性化的精神指导和医疗服务。她想让你和你的妻子在分娩过程中完全放松，并参与到整个分娩和护理过程中。

一些医生也会和助产士合作。要是你担心助产士会在分娩时取代你的位置，这大可不必。大部分助产士都会像你希望的那样，鼓励你参与到分娩过程中。可见，找助产士的确是一个不错的选择，值得你们尝试。当我儿子出生的时候，医院有一位常驻助产士。这是我首次跟助产士打交道，她非常专业。她会仔细询问我们孕期的情况，了解我们对分娩和产后的一些期望和计划。然后再跟我们提供有针对性的建议。她会着力建议如何能让我妻子更放松。也会提供一些分娩后的建议。这位助产士令我们非常舒心。尽管你可能在如何让宝宝进入妻子的体内是个专家，但是你必须再找个专家帮忙把宝宝生出来。

如果你们有一位妇产医生，可以请你的伴侣征得该医生的意见，是否让一位渡乐妇或助产士参与分娩的过程。有些医生可能对此反应比较强烈（不管是赞同还是否定）。这至少能让你在分娩前知道妇产医生对助产这件事的看法，到分娩时就不会出现一些意想不到的状况了。同时也可以咨询一下医院或妇产诊所是否配备了助产士。

渡乐妇

所谓渡乐妇，就是孕妇分娩时陪在身边的一个伙伴，一位分娩教练，一个鼓劲儿的人，或者说是一位坚定的同盟军。她可能在你妻子分娩之前就一直与你们接触，也可能只是简单地碰了个面，直到真正分娩的时候才会出现。渡乐妇的主要工作就是给孕妇提供精神支持，在分娩过程中，她们陪伴在产妇身边，讲解分娩的各个过程，从心理上给予产妇支持和安慰，指示或鼓励其增强信心，使产妇消除紧张感，从而减轻产痛。她们有时会按摩孕妇的背部，甚至在产妇分娩时抓住她们的手，帮助她们用力。和助产士一样，渡乐妇也会极力地鼓励准爸爸在准妈妈分娩时积极配合。

渡乐妇并不负责接生，只是配合医生或者助产士的工作。渡乐妇熟悉分娩的整个过程，她们经验丰富，富有策略，总是有办法帮助孕妇减少痛苦，顺利分娩。有调查显示，有渡乐妇协助的自然分娩，可有效降低剖腹产和阴道侧切的概率，同时产后并发症出现的概率也会大大降低。有了渡乐妇的帮助，分娩经历对准爸爸和准妈妈来说就成了一次更为轻松的健康体验。如果你想多了解一下渡乐妇，请访问"渡乐国际"的官方网站 www.doula.org。聘请一个渡乐妇的价格取决于她的参与程度，大概是 300～1200 美元。

要点回顾

你不能掌控分娩过程，但是你可以选择由谁来帮助你们。选择最佳团队来帮你和你的伴侣舒心地度过分娩历程。

005 选择分娩的地点：妇产中心、医院、家里、私家车里、出租车里、路上……

小贴士

在医院里分娩只是一种选择而已。

小故事

　　我们已经在医院分娩过两个宝宝,要生第三个宝宝时,在我们反复权衡之后,决定在家里分娩——那次体验可真是不一样。我的职业是按摩师,我在健康问题上坚持自然至上的理念。把分娩当成一种医疗是我不能接受的。回顾一下,历史上大部分女人也都是在家里分娩。我一想起医院就觉得那是个看病的地方。一旦我有了这种看法,再到医院里去生宝宝就行不通了。在家里分娩那可舒服多了,不急不忙,一切进行的自然流畅。医生对分娩过程中可能发生的状况也早有准备,屋外就停着一辆医疗车,以防万一。在医生的帮助下,我们的分娩顺利地完成了。

　　　　　　　　——斯图尔特(3个女儿,分别9岁、6岁、2岁)

＊＊＊

　　你完全可以选择在医院、在妇产中心、在家里或者是从家到医院的路上(可能在飞机上、巴士里和出租车里)分娩。

　　在经历了妻子的两次孕产之后,我仍然认为还是需要到医院去生产。因为一旦发生什么意想不到的状况,医院能够提供保障,这会让我俩感到安心。也就是说,医院就是一个医疗中心——这一点毫无疑问。医院的卫生条件更好,医疗设施也齐全。在医院,你可以看到护士们忙前忙后的登记,护工们打扫清理,医生们进进出出,以及有规定的探病时间和离开时间等,在规章制度的管理下,一切井然有序。医院能够应付各种各样的人。要是想要一名护理医生打破常规来配合你一个人的生育计划可谓是离经叛道之举。

　　在医院分娩是大家普遍接受的方式,但也可以选择不到医院分娩,这听起来可能会吓你一跳(或者是你的家人)。如果你的伴侣想尝试新的方式而不是在医院分娩,你不要大惊小怪(你们的家庭医生可能完全胜任分娩工作,家庭分娩室将会被家庭医生装备得像医院分娩室一样)。如果你们感兴趣的话就好好做些研究,这样处理起来就会轻松多了。

　　无论你做任何决定,最好咨询一下有过类似经历的人及与你有相似的生育计划的人。分娩计划一般要包括妻子是否愿意接受硬脑膜外麻醉,谁来做接生(妇产医生、助产士还是家庭医生),以及产后护理(宝宝出生之后会发生什么)。一旦弄清楚你需要做什么，这个计划就像一个指南针一样，指引你做出正确的选择（详见提示 73 有关生育计划的信息）。

妇产中心

妇产中心就像家一样，但又不是家。妇产中心一般附属于医院内部，就建在在医院旁边，有的则自立门户，自负盈亏。这些妇产中心主要接待一些并发症风险低的孕妇进行自然分娩。分娩护理主要由认证过的助产士、自行入行的助产士或者一般的护士来负责。妇产中心一般不会像医院一样按部就班地进行相关的医疗程序。在妇产中心，未必会安装胎儿检测仪和录像机，但是有些妇产中心也会安装这些仪器。妇产中心既不使用高科技设备，也不按照常规医院的正常程序。妇产中心通常会让分娩过程自然而人性化。如果你对在妇产中心进行分娩感兴趣，请确认你所去的妇产中心是经过生育中心委员会认证的机构。经认证的妇产中心通常与附近医院的医生保持合作，以防在分娩过程中母婴出现问题。想了解更多关于妇产中心的信息，可以登录 www.birthcenters.org

要决定在哪里分娩，可以列出以下问题：

- 离家距离远吗？
- 医院提供分娩知识课程吗？课时多长？费用多少？
- 需要填写什么档案？
- 这里有关于我的医疗信息吗？我们需要带一份复印件来吗？
- 这里有孕妇球吗？有音乐播放器吗？或者有其他的设施吗？
- 可以做哪些医疗项目？
- 可以进行硬脑膜外麻醉吗？怎样进行麻醉？
- 麻醉的效果可以持续 24 小时吗？
- 现场有新生儿重症监护病房吗？
- 医院鼓励自然分娩还是人工引产（使用催产素）？
- 分娩监视仪的功能怎么样（胎儿监视仪的种类）？
- 这里是具有住院医生的教学类医院吗？
- 引产、外阴侧切、实施硬脑膜外麻醉、剖腹产和手术钳协助分娩，以及真空助力分娩的比例各为多少？

- 可以找到渡乐妇吗？
- 这家医院产科或妇产中心的理念是什么？
- 谁能确保我们分娩的计划能否实施？分娩程序是什么？
- 分娩时我们可以拍照或者摄影吗？
- 探视时间怎么安排，一次可以允许几个人探视？
- 剖腹产的程序是什么？爸爸可以在场吗？渡乐妇呢？宝宝生下来会不会立即抱给母亲？
- 分娩之后是否可以提供私人房间？
- 可以在这里过夜吗？一般需要住院多久（剖腹产住的时间要长）？
- 这里有哺乳辅导员吗？
- 新生儿是呆在妈妈的房间，还是在育婴室？

要点回顾

关于最佳分娩地点的选择标准就是挑选能让你和妻子感觉舒服、安静，并且能得到无微不至的照顾的地方——如果有医疗保险来担负费用，那就更好了。

006 如何支付孕期费用：现在是核查保险的最佳时机

小贴士

与健康险经纪人商量一下给未出生的宝宝买一份保险。今天节省几百美元可能会让你明天损失惨重。

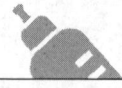

警告

如果你想要改变投保范围，先要问清楚需要等多长时间。一些健康险的提供者在确定担负产妇费用之前需要等一段时间。等到产妇保险生效时，你们可能等了 12 个月。也就是说，这一时间如果节育失败的话，那么你不得不自己承担所有的费用。

小故事

我的妻子怀孕之前一直做全职工作。她获得的健康福利比我的要好得多。她本打算怀孕后就立即辞职。我们准备在她的名下给宝宝投保，这样可以节省数百美元的费用，而且回报较为周全。我们的保险经纪人则建议我们不要操之过急。如果将宝宝置于妻子的保险计划下，一旦她辞职，她和宝宝都需要重新购买保险。如果新生儿有先天性缺陷，那将很难拿到保险金。如果在我的名下给宝宝投保，无论如何，都会有保障。

——丹尼（儿子 21 个月）

* * *

你知道吗？生育险并不是保险的一部分（我想许多人看到这里会感到惊讶）。如果你发现自己的伴侣怀孕了，没有保险，也不见得就是坏消息。许多医院、化验室和健康中心都会给自掏腰包者提供大幅折扣。国家和联邦政府也会提供相应的医疗救助（这取决于你们的收入水平）。记住在你收到账单时，应主动要求得到折扣。我就是这样做的，在我们做完基因测试，要支付一大笔费用时（参看提示 12），我只是要求了一下，检测实验室就给我打了七折。你要做的就是去提出要求，他们一般都会给你打折的（而不仅仅是基因测试的费用单）。

假定你有保险的话，你仍然要再熟悉一下保险政策的具体规定和条款。如果你有自己的医疗保险经纪人，最好给他打电话咨询一下。如果你想直接给保险公司打电话咨询情况，那当然也可以。在弄清楚你投保的医疗保险责任范围之后，工作才好开展。有些保险公司会要求你在发现怀孕之后就立即通知他们，而有些保险公司要求你到住院分娩时再通知他们。其他的保险公司也有必须遵守的规则，这样你才能最终拿到保险金（否则你可能会被迫缴纳罚金，自掏腰包应付成堆的账单）。

关于分娩方式、护理类型和提供护理的地点等问题，在分娩之前务必要知道哪些是在承保范围之内，哪些不在。如果宝宝都已经生出来了或者正在分娩时才想起这些问题，显然为时已晚。尽快搞清楚你们的保险计划中包含几次超声波检查，分娩的医院是否是联网服务，所提供的产前服务有哪些等等问题。联系保险公司或者是你的保险经纪人，确保这些都在承保范围之内。当你和保险公司打交道时，最好索要文本信息（发电子邮件也行），以防日后起争端。另外，在咨询时记下对方的名字和他们的ID号码。找一个专门的笔记本来记录"孕产保险事宜"（或PIA），以免在最后你们和保险公司因为说法不一致而吵得面红耳赤，手头有这些名字和谈话记录就是最宝贵的证据。

关于保险信息：

随着平价医疗法案（Affordable Care Act）的实施，健康保险的政策变动很快，书中的内容不见得是最新的情况。要获取最新的信息，请登录https://www.healthcare.gov/。

你应该提出的问题

- 你们的医疗保险的承保范围有哪些？
- 承保范围是否包括产前检查？（可以做几次超声波检查）
- 接受产前服务或者产妇护理之前要求事先授权吗？
- 你们的免赔额是多少？（保险公司负担账单之前，需要由保险人自己负担的费用）
- 你需要自费支付的比例是多少？（根据你所投保的险种不同，你可能需要由自己负担一部分费用，如果是20%的话，那可是一笔不小的开支）
- 保险费用包括医生或助产士的费用吗？（并不是所有的医生费用都在承保范围之内）
- 助产士、渡乐妇和其他费用都在承保范围之内吗？
- 在妇产中心分娩和家里分娩也在承保范围之内吗？
- 住院之前需要和你的医疗保险提供者联系吗？
- 如果你们因为医疗问题而需要延长住院时间，办理的程序是什么？
- 保险承保范围包括申请私人房间或者半私人房间的费用吗？需要增加的费用是多少？
- 哪些是医保入网医院，哪些是非医保入网医院？（医保入网医院是指与保险公司之间签有协议的医院，而非医保入网医院不一定被承保，而且情况会相当复杂）
- 脐血保存费用也在承保范围之内吗？他们提供打折服务吗？

- 重要问题：为新生儿投保的办理程序是什么？（一般来说这应该在宝宝出生后 30 天内办理完毕）
- 宝宝出生后的保险承保范围都包括什么？
- 如果你们需要聘请儿科医生，那么对在保险公司指定范围之内和之外选择的医生又有什么相关规定？
- 哺乳顾问的费用也在承保范围之内吗？
- 承保范围包括婴儿包皮环切手术的费用吗？宝宝出院后是否还在承保范围之内？

需要和妻子讨论的问题

- 究竟将宝宝投保在你的名下还是她的名下？（如果你也在她的名下投保，而她将要停止工作的话，一定要保证你和宝宝都在保险范围内。现在就需要做决定了。）
- 你心中有儿科医生的人选了吗？这位儿科医生是否属于保险限定医院的范围内？
- 你打算让你们的宝宝接种哪些疫苗？
- 你打算储存脐血吗？（请看提示 77）

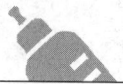

如何使用你的保险

如果你在孕期内不幸失业，刚换了工作，或者失去医疗保险，那么你可以使用美国联邦"统一综合预算协调法"（COBRA）进行投保。那些失去医疗保险的工人和他们的家人，将获准拥有 COBRA 所赋予的权利，继续参与前雇主提供的集体保险计划，具体期限视情况而定，比如市民自动辞职，或由于非个人原因导致失业、工时消减、工作调动、死亡、离婚或者其他的一些生活事件，所获保险延续期限各不相同。合格的申请者要支付的保费高达计划费用的 102%。

统一综合预算协调法，一般要求在近年内拥有 20 名或以上雇员的雇主在制订集体健康保险计划时，如果在某种情况下对雇员及其家人的承保意外终止，那么该计划必须为他们提供一个健康保险短期延续的机会。这可能会让你多破费一些，但从长远来看这是一个省钱的权宜之计。

（信息出处：http.dol.gov/dol/topic/health-plans/cobra.htm）

医疗保险关键术语

HMO：美国卫生维护组织。HMO 由保健提供者（医生和医院）组织构成，该组织以固定价格提供服务，并与保险公司长期签订协议。HMO 的保险计划的规则和限制可能极其有限。你的首位护理医生将负责你的健康护理，而他/她必须是 HMO 的成员。这就意味着如果你目前的医生不是 HMO 的成员，那么你就必须再换一名医生。初诊医生在患者需要专科医疗服务时要为患者出具转诊证明。但是只要你愿意支付额外费用，你随时可以求医于该组织外的医生。

PPO：美国首选签约医疗组织。PPO 也是通过与保险公司专门签约的特定医疗机构（医生和医院）提供医疗服务，但是要求上比较宽松。PPO 的保险计划比较灵活，它可以允许患者随意选择医生，虽然患者有权利选择该组织外的医生，但是需要支付更多的钱。患者在需要专科医疗服务时不需要初始医生为其出具转诊证明。虽然 PPO 比 HMO 的花费要高，但是很多人都会选择 PPO 的保险，因为该组织没有那么多的限制。

组织内的提供者：是指和保险公司签订协议的医疗服务提供者。

组织外的提供者：是指没有和保险公司签订协议的医疗服务提供者。

保费：欲得到保险服务所需支付的费用。

免赔额：保险为被保险人负担费用之前，需要由被保险人自己负担的费用，即为保险扣除额。

医疗补助：政府资助的针对低收入家庭的保险。

医疗费用

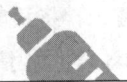

孕期小问答

问题：检查过程中有意外惊喜吗？

回答：医生说我的子宫较大，很有可能怀上了双胞胎。我们现在还不能确定。我们还没有做过超声波检查，因为我们的保险只能承保一次。我们打算等一等再去做，这样就可以一并查出胎儿的性别了。我丈夫特别兴奋，很希望我们能生对双胞胎。我希望不要让他失望。

（蒂芬妮：怀孕 7 周）

寿险和意外险

大部分人都过着平安的生活。但是天有不测风云，谁也保不准哪天走在街上就会不幸被巴士撞倒（当时你正在用手机查阅电子邮件，看看你的妻子是否已经临产）。如果你真的被撞了，或者遭遇了可能性极小的意外死亡。那么临终前如果你的保险费还能养活家人就不会让你死不瞑目了。寿险和意外险的受益人不是你自己，而是那些在经济上和情感上依赖你的人。一旦发生意外，情感上的缺憾无法弥补，至少从经济上能得到一点补偿。这就是保险的意义所在。有些人不愿意买寿险和意外险，因为人们都回避死亡或悲剧，但不管怎么样，购买寿险和意外险能使你深爱的人很好地活下去。

一般情况下，你有足够多的保险理赔金，可以使你的家人保持原有的生活方式，可以应付金融债务（比如房贷、儿童保育、汽车开销）。具体的理赔金额因个人情况不同而各不相同，但毕竟有总比没有好。找一个合格的经纪人或者理财师谈论一下你的要求。可能你最不想保的就是寿险了，但是最后你会很惊讶地发现它的成本相当廉价。假定你身体还算健康，那你所投的保险费还没有一个月的电话费高。当你们谈论寿险的时候，应调查一下意外险的情况。尽管你可能一辈子也用不上这类保险，但是万一不幸发生的话，确保你的家人还能有所依靠，这样能让你感到安心。

要点回顾

如果你的医生要求现金付款，检查一下产房里是否装有自动取款机。如果你发现了自动取款机，那么你其实很有可能是在自助取款大厅，而不是在产房，如果是那样的话就赶快去医院吧。

007 伺候你怀孕的妻子：千万不要对她的饮食指手画脚……

小贴士

不要对她的食欲有异议——只要找到她想吃的东西就好了。

小故事

我不停地想吃东西。这种食欲让我自己也莫名其妙。怀第一个宝宝时，我觉得怎么都喝不够橘子汁。怀第二个宝宝时就变成了巧克力。这没有什么合理的理由——它就是这么发生了。我不但不停地想吃某种东西，而且还会对某些东西反胃。在怀孕头3个月时，我一直恶心、反胃，我还不能忍受肉制品。我不能自己下厨房烹调肉类，不能靠近它，连看都不想看一眼。鸡肉最让我受不了。我看到某一种肉肯定会反胃。我就是想说，生肉很恶心、低级、肮脏、恐怖。我靠花生酱、果冻和三明治生活了好几个星期。我丈夫没让我说明原因，这是件好事，因为我也解释不清楚。他只是让我由着性子来。到了怀孕第25周，这种感觉烟消云散了，几周之后，我开足马力，痛快地吃烧烤、鸡肉和所有我爱吃的东西了。这种事就是这么不合逻辑，毫无道理——唉，但它就是这样发生了。

——丹尼丝（女儿32个月，目前怀孕32周）

***

7种最佳孕妇食品：

1. 全麦谷类
2. 豆类
3. 坚果
4. 鸡蛋
5. 各种颜色的水果
6. 绿叶菜
7. 希腊酸奶

要点回顾

孕妇的胃口至上，千万不要潦草应付。

> 你不需要究根问底，只需要顺从她的意思就好。上次怀孕的时候，她每天都要橘子汽水和皮塔三明治，天天吃，连续一个月也不烦。但是她现在又很讨厌皮塔三明治，连看都不想看一眼。这次怀孕她又迷上了橘子味冰冻果子露、烤奶酪三明治配泡菜及嫩黄瓜。
>
> ——帕特里克，即将迎来第6个宝宝

小故事

在我第一次怀孕的时候，有一次我特别想吃一种绿色高C（如果你是80后的话，应该知道这种吃上去凉凉的东西）。他出去找了，大约一个小时之后，他拎回来一袋酸橙酷爽。我看了一眼，又转头盯着他，问道："这是什么？"他说："不就是绿色高C嘛？"我喊道："根本就不是，这明明是酸橙酷爽！"然后我就径直躺到床上，哭了起来……。

——杰米（2个儿子，分别6岁和4岁，女儿2岁）

期望有一位快乐的孕妇伴侣？

这是异想天开，而且，千万别跟她说："你只是吃两个人的饭而已，不是四个人的。"

——莫斯（2个女儿，分别5岁和3岁）

如果你是在用刚刚清理完猫窝的双手，一边阅读这本书，一边在喂你怀孕的妻子吃一大块蓝纹芝士、生金枪鱼、欠火候的熏肉、煎饼（包着生鸡蛋）和一大杯温温的刚挤出来的牛奶（未经高温灭菌），那么你就立即扔下这本书，向她大喊一声别吃了！马上去用肥皂和温水洗你的手（双手来回揉搓至少30秒）。然后欢迎你再回来接着往下读。

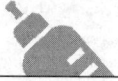

孕期知识小测验

类别：孕妇需要额外的卡路里

问题：一名孕妇每天需要额外消耗多少卡路里？

A. 300卡路里； B. 600卡路里

C. 1800卡路里； D. 3600卡路里

（请在本节要点回顾中查找答案）

许多准爸爸都会发现这样一种现象，孕妇经常会一个劲地喊饿。当饥饿感袭来，她们恨不得要马上吃到食物。满足她的胃口，当然是你的工作。所以要随时准备着出去采购，有时候甚至需要跑很远才能买到。而且得随时准备加热食物，或化冻，时刻准备着。你就是随叫随到的快递员。所以，你需要了解哪些食物能给她吃，哪些不能。存在争议的孕妇食品有：未经烹调的肉类、从熟食店里买来的肉类（除非是正赶上店里刚出锅的），未经高温消毒的奶酪（所以蓝纹奶酪绝

对不能吃），还有一些海鲜（除非已经做熟，光腌制好也不行）。如果你为她准备蔬菜或水果，一定要确保是彻底清洗干净的。切记，要把生熟食品所用的刀、铲、案板、碗和盘子分开存放（为了避免交叉感染）。如果你不确定某种食品是在冰箱里呆了很久，还是在室温下呆了很久，那就奉行这一原则："只要怀疑，就扔掉"。

为了满足她深夜饥饿的情况，就把食物放在床边吧，（如果床够大的话，就干脆放在上面）。有时候你的伴侣自己准备食材很困难，却又想做饭，这对你又是个考验。如果你不习惯出门采购，那就从现在开始适应采购，或试着在网上采购吧。

孕妇的口味每一分钟都在变化。所以，如果你想做饭的话，先去问问她想吃什么，然后在网上搜索一下，你会找到一些只需要很少几样配料的简单菜谱。如果她不想吃，不要强迫她。她看到或闻到你做的菜，可能会觉得难以下咽，甚至她每次都会吐，也不是你厨艺的问题。

伺候她的最简单的方法就是订餐。如果你真的要订餐，一定要弄清楚应该让她吃什么、不应该让她吃什么。这可能就意味着你不得不向餐厅接电话的人提出很多问题（如果你不想让自己这么烦人，那就自己做饭吧，因为如果通过电话点菜还有那么多特殊要求的话，这往往意味着你会招人烦）。当你点餐时，告诉他们你的妻子怀孕了，这会有好处的。你不会是第一个为孕妇打电话订餐的男人。但事情也不会一帆风顺，也许你会碰到一些新手，说话毫无逻辑。好在我并不觉得问别人芝士是否经过高温灭菌，凯撒沙拉酱里是否含有生鸡蛋，或者他们是否在远离生鱼的地方准备的熟寿司（在不同的案板上用不同的刀），以及是否在远离生寿司卷的地方打包熟寿司卷之类的问题有多烦人。

至于妻子非常想吃的东西，不一定都那么不可理解。孕妇需要更多的叶酸、铁、钙和水分。虽然孕期维生素能包含这些基本的成分（要保证让她服用孕期维生素），但是某些食物还是会不断地吸引她，因为宝宝正在渴求这些基本的营养。橘子汁、叶类蔬菜和干豆均富含叶酸；而冰淇淋富含钙。

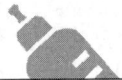

咖啡因

如果你想买一杯拿铁（牛奶）咖啡作为惊喜送给她的话，请先确认它是脱咖啡因的。一些研究表明，在孕期内饮用含咖啡因的饮料可能会对胎儿造成损害，而其他研究却认为少量的咖啡因是安全的。在她怀孕期间，你在让她喝含咖啡因的饮料之前要先咨询一下你的医生。另外，很多非处方药和处方药中都含有咖啡因。

孕妇食用肉类指南

想要获得问题食品的名录，可以登录 http：fda.gov/food/resourcesforyou/healtheducators/ucm081785.htm 或者查阅 http.mayoclinic.com/health/pregnancy-nutrition/PR00109。说到通过食物传染的疾病，最需要你关注的有三种，分别是：利斯特杆菌、甲基汞和弓形虫（完整定义请查询美国食品和药物管理局的网站）。根据疾病控制中心（CDC）数据可知，孕妇感染利斯特杆菌的概率比其他的健康成年人高13倍，而孕妇是感染弓形虫的高危人群（不要让她清理猫窝或处理不常见的肉类食品）。

● 对于整块的肉（不包括家禽肉类）

可以在肉的最厚的部分安插一枚温度计，这部分至少要烹调至63℃，然后，再烹3分钟上桌。

● 对于肉沫或肉馅（不包括家禽肉类）

至少烹调至71℃，肉沫不需要多用时间。

● 对于所有的家禽肉类（整块或肉沫）

要至少烹调至74℃，如果是整块肉的话，最好再烹3分钟上桌。

● 熟肉类

所有的熟肉蒸透才可食用。

（信息来源：www.cdc.gov/parasites/toxoplasmosis/gen_info/pregnant.html）

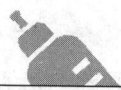

孕期用药

如果你的妻子怀孕期间生病了，想让你为她找点药，请先向你们的护理医生咨询。有些药物会造成潜在的健康风险。例如，非类固醇类消炎药（NSAIDS），像布洛芬（止痛药、异丁苯丙酸）、萘普生、阿司匹林（乙酰水杨酸盐），如果在怀孕后3个月（也就是第28孕周之后）用药，可能会造成胎儿血液流通问题。并且，阿司匹林可能会增加孕期或生产过程中母婴的血液问题的风险。中草药听起来似乎无害，但是也要具体区分。如果你想上网寻求帮助，确保是得到有权威的答案，也得去咨询医生。可以登录http.womenshealth.gov/publications/our-publications/fact-sheet/pregnancy-medicines.html。

要点回顾

如果你的妻子很想吃某种东西，并且这种东西对她没有危险，尽管去买，烹调也行，或者干脆直接打电话订餐。订餐时不要问一些无聊的问题，尤其是她到底需要额外消耗多少卡路里之类的琐碎问题——顺便说一下，上页的孕期知识小测验的答案是：A，她每天需要额外消耗300卡路里。

008 怀孕王牌：要用，却不要滥用

（注：把这条建议读给你怀孕的妻子听）

小贴士

怀孕并不是9个月内都可以为所欲为的通行证。

小故事

我亲眼目睹了这种事。它常发生在那些最初就很难伺候的女人身上。我有一些朋友，总是拿自己的怀孕当作借口让她们的丈夫干这干那，而她们通常都能如愿以偿，还把这个当笑话拿来跟大家讲。她们经常向姐妹们说起这种事，当她们想偷懒时，就会让丈夫洗碗、做饭，做一些她们不乐意干的事。记得有一次我怀孕时曾收到一张卡片，上面写着：恭喜你，现在你有了9个月都不用再动一根手指头的借口了。就我个人而言，我从来不曾亮出过怀孕这张王牌——至少我不认为自己用过。我只是因为出于需要而请丈夫帮我做事，绝不会因为我自己是个孕妇而找各种借口。其实有很多时候我都需要帮助。其实，男人本身并不介意，最好要兼顾双方的感受，我没有滥用怀孕王牌。

——安（女儿1岁，儿子3岁半）

※ ※ ※

让我跟你讲讲关于"怀孕王牌"的事情。这张牌很有魔力，很有说服力，并且几乎所有的孕妇都会使用。孕期王牌就是一张近乎万能的通行证。孕妇可能会在她们看起来合适的任何时间、任何地点，以任何理由亮出这张牌。看看它是怎么起作用的吧：有一天晚上，在我妻子正准备睡觉的时候，她让我帮她去厨房取手机充电器。我已经躺在床上，即将入睡了。我没有动，她又说了一遍……这是她惟一一次使用怀孕王牌。她说："你能帮我去拿充电器吗？我真的很累，而且，我怀孕了。"这就是怀孕王牌。它一旦被亮出，男人必须马上行动，不要有任何疑问。

作为一名出版过关于如何做好准爸爸的书籍的作者，我马上跳下床，但还是忍不住问了她一个问题："你是的确太累了不想下楼还是只是在亮出怀孕的王牌？"出乎意料地是，她承认两者都有。怀孕七周以来，她很明白自己没有必要亮出这张怀孕王牌来催促我做一些我本来就会做的事。而她只用"疲惫的妻子"这张牌就可以得到她想要的东西。

这就是我建议你把这则贴士读给你的妻子听的主要原因——有些孕妇因为滥用"怀孕王牌"而出名了。所谓滥用，就是指当一名孕妇明明可以自己做某件事，却凭借她怀孕的事实来迫使她的丈夫去做。让你去做事本身不是什么问题，问题是当她让你做事时，她却在向你强调她怀孕了。滥用"怀孕王牌"的弊端在于：当她真的需要你帮助的时候，这张牌反而无效了。

早一点验证"怀孕王牌"的效力是件很自然的事，但绝对权力的观念必然会在一些孕妇的脑海中形成。我认识的一些孕妇，她们总认为男人应该做任何她们所要求的事，但这个世界上还有一种叫做"滥用"的词汇。这和滥吃食物没什么两样——一个女人把怀孕当作咀嚼这个星球上任何一样东西的通行证，最终她的体重就会发疯一样猛长。一个总拿自己怀孕当借口而对丈夫颐指气使的孕妇，很可能会把她的丈夫累垮，还可能让他逐渐产生抵触心理。等宝宝出生后，你就会更"需要"他了——你该协调好这个关系。

诚然，有时候孕妇做一些基本的事情时确实比其他人更难，所以我们永远都在你们身边随时待命，这也正是不要滥用"怀孕王牌"的重要性所在。

要点回顾

孕妇可以使用怀孕这张王牌，但不要滥用，有一个信任限度的问题。

对于那个即将到来的小生命，你想了解更多吗？可以跟你的伴侣一起阅读此书中孕期每周宝宝的发育状况，也可以登录 DadsExpectingToo.com 进行查询。

准爸爸准妈妈想了解更多最新消息、相关信息以及进展情况，可以关注微博 @DadsExpecting，也可以登录 www.Facebook.com/DadExpecting 关注 Dad's Expecting 的页面。

与医生见面
THE DOCTOR WILL SEE YOU NOW

2

不管将来由谁来接生，你都要见一见

009 第一次男士陪同的妇科检查：与医生握手（然后立即洗手）

小贴士

第一次与医生见面的感觉，"震惊"和"敬畏"恐怕是最好的形容词了。

小故事

  我是第一次被迫陪怀孕的妻子看医生。因为她希望我出现在检查室里，所以我去了。我的位置就在医生旁边，可以把一切都看得清清楚楚。我就盼着像你在电视里看到的那样，把凝胶涂在她的肚子上。一开始，医生插上一个亮晶晶的东西，检查了一下仪器。接着，医生给一根很粗的探头涂上润滑油，然后把它插入她的体内——当然，是轻轻地插进去的。这让我很震惊。妻子做了个鬼脸，好像并不疼。然后，我们就看到了屏幕上的图像和一团上下起伏的东西。医生又进一步探索，指着那起伏跳动的小东西说，那就是胎儿的心脏在跳动。医生所做的一切，让我油然而生敬畏之情。

——斯科特（女儿14个月）

※ ※ ※

欢迎你参加首次产检。首次产检一般会在怀孕第 7 周左右进行，一般来说，第一次检查包括量体重、尿检、测血压、血检、询问病史，通常来说还包括一次阴道超声波检测。所以尽量到场参加，这会是一种完全不同的体验。坦诚地讲：我特别不喜欢看到自己的妻子被另一个男人拿着探头检查触摸甚至插入她的身体（她的妇产医生是位男士）。但是，我明白这是医生的工作职责，目的是为了让我们拥有一个健康的宝宝，即便如此，我还是对别的男人为我的妻子做检查这件事耿耿于怀。不管怎样，还是学着容忍吧。

与医生这次会面的不同之处在于，你不仅是应邀参加，而且检查室座位的前排还为你预留了专座。这个位置的视角如此完美，甚至都可以让你看到她的子宫颈，或者，靠近这个部位的一些地方（注：如果你本来打算拍照的话，那可要失算了，这次会面可不是让你携带拍照器材的会面）。走进妇科医生的候诊室感觉就像误闯女人的浴室一样。当你走进去时，你也许会有想转过身去的念头。

在候诊室等候一段时间后，你就会被邀请进入检查室。你会看到马蹄形的器具，一些仪器（金属鸟嘴式线脚），润滑剂以及一盒类似安全套的东西。在你落座之后，你的妻子就会测血压、量体重。当她称体重时，可能会请求你暂时离开这个房间。医生到来之前，她很可能就得脱光腰部以下的所有衣物在等候，而你此时必须衣冠整齐。当她开始脱衣服时，此情此景已经不像当初你令她怀孕的那个夜晚（或是清晨）那么美妙了。好像她的裸体变形了一样，尤其是她的阴道，它不是你所熟悉、了解和深爱的阴道了。它会变得与以前不同，而且在接下来的几个月里，还会发生一些变化。

此刻你看到的正是本书提到的生育式阴道。生育式阴道和性爱式阴道是不同的。当初怀孕的时候你看到的是性爱式阴道，生育式阴道是你将看到宝宝娩出的地方。无论如何，生育式阴道也是阴道，只是不能引发欲望。把阴道视作一个超级英雄吧，当宝宝娩出的时候，正是它使尽所有的力量用尽所有的弹力扩张，来让宝宝通行，一旦宝宝出生，这里又恢复原样。最初见到生育式阴道可能是令人苦恼的，但过一段时间之后，你会学着将生育式阴道与性爱式阴道区别开（主要因为不久后阴道就担负起双重角色）。

医生到来之后，可能会有两种情况发生。一种是医生向你表示欢迎，认可你的存在；还有一种，医生会当你隐身了一般忽视你。对于后者，你既觉得欣慰又有些烦恼，欣慰的是因为我们不想被人注意到，而烦恼是因为我们理应得到关注。如果医生忽视你，那么你做一下自我介绍无可非议。考虑到你是这个过程的一个组成部分，医生应该会希望知道你是谁。自我介绍越早做越好，不要等到检查进行了一半时才开始（这时和医生握手会相当尴尬）。

简单寒暄几句过后，检查开始。现在，你怀孕的妻子就像一辆被架起来（马蹄形器具）的汽车；医生落座，检查各种器械。如果你觉得这种场景读起来令人不安，那么看起来可能更令人不安（其实根本没必要）。医生会将一种叫做窥视镜的鸭嘴式的物体插入她的体内（窥视镜是一种用于检查阴道、子宫颈和子宫的塑料或金属制器具）。如果你的位置好，你可能会看到你的妻子的全新的一面。

如果医生进行阴道超声波检测的话，你会看到一根套着安全套的长长的探头四下舞动（"舞动"这个词是我为了烘托气氛编造的）。医生在探头上涂一些润滑剂，然后插入她的体内。当你挣扎着呼吸，思考："到底在干嘛？天呀，这个可真大！"的时候，她和医生却会继续闲谈。当探头进入时她可能会稍稍做个鬼脸，但她马上就会继续喋喋不休了。

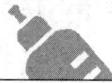

爸爸指南

生育式阴道：用来形容生育过程中你所看到的阴道的词语。

性爱式阴道：用来形容在蜜月时你所看到的阴道的词语。

探头一旦就位，你就能通过显示器模糊看到她子宫的内部（你很可能不知道是什么）。进行阴道超声波检测是为了看清她的子宫内是否有一颗心脏在跳动——或者 2 颗、3 颗、4 颗或者 5 颗跳动的心脏（上帝啊，5 颗）。一旦确定有一颗心脏在跳动，医生就会离开检查室，你的妻子会将自己清洗干净后重新穿戴整齐。

之后，你会和医生进行一次简短的谈话，重温一遍重要信息。你会和医生讨论各种产前事项，谈论食物和应避免的行为（不抽烟不喝酒），提出你的疑问，透露预产期的具体日期（本章对这一话题还有更多相关讨论）。如果你想向医生咨询一些问题，请直接提出。与医生之间你应该无话不谈。如果你不能提问，这可是个大问题。看到你的妻子下身赤裸的仅有的两个人——你和医生，这是一种无法分离的黏合剂（到她分娩的时候，就会有一屋子的人看到赤裸裸的她）。所以，你应该能与医生交谈。

在第一次"男性陪同的妇科检查"（男人陪同妻子）会诊期间的某个时间，你会发现神奇般的预产日期。不要急着取消你既定的行程。这个预产期有95%的概率可能是不准的。可以说，宝宝几乎不可能就在预产期当天出生。如果你希望有人向你保证是哪一天的话，给联邦快递打电话好了（但我并不打算让联邦快递接生你的宝宝）。所谓的预产期只是一个粗略的估算，是由她最后一次例假第一天开始算起的第40周。预产期会随着胎儿的发育而发生变化。

帕特里克的智慧与你分享（6次准爸爸的经历，与医生会面25次以上）

尽量不要做任何激怒她或者让她不高兴的事。不要表现出无所不知的样子——不管你的妻子曾怀孕过多少次，每次都是一次全新的经历。永远都要支持她，怜爱她——这也意味着你要尽可能地去做一名聆听者，而不是自己口若悬河不给她诉说的机会。一定要让她感觉到她正在说的话对你来说非常重要。有时候由于过度紧张，你会忘记"专注"这个关键词。眼睁睁地看着她做检查真的挺恐怖的，我常将这比作仰天直视太阳。你肯定不想让你的眼球着火，但是，朋友，阳光难道不是个好东西吗？我又不用做骨盆检查。我想，这会让她觉得极不舒服，因为隐私比她需要我陪着她重要得多（妻子在这一点上同意我的观点）。做她的朋友，握着她的手，尽量变得敏感些。在这个时候，妻子的需要比你自己重要多了，经历过许多之后我才终于懂得了这个道理。我犯了很多的错，最严重的一个就是完全被自己的感受所控制，没有对她表现出支持。要想在她怀孕过程中不伤害她的感情，这真是件压力很大的事。

要点回顾

生育式阴道不同于性爱式阴道，它需要经历40周的时间以及一次分娩才开始转化。直到分娩之后的第8周，由生育式阴道向性爱式阴道的转化才能全部完成。

010 定期检查：守护怀孕的妻子

小贴士

如果你的妻子请你陪她一起去做产前检查，那么请你要尽量满足她。

小故事

　　当我让我丈夫陪我一起去做产前检查时，他十分不乐意。他说产前检查根本没重要到让他去的地步，因为妇科医生所做的不过是量量我的腰围，测测我的心率。他的反应让我相当的恼火，在我看来，他就应该陪我一起去。毕竟这也是他的宝宝嘛，让他和医生会面，可以让他更清楚地了解我正在经历的一切。我体内荷尔蒙的不断变化让我变得烦躁，他陪着我就会感觉更好些。希望他能明白这对我来说有多重要。

——杰西卡（怀孕 21 周）

* * *

不能在场，也要参与

如果你不能赶到现场陪同，那就尝试通过电话或视频来参与吧。

我们选择医生的标准是看她与其他夫妻的交流情况。我们比较注重交谈的状况。我们是通过试管婴儿怀孕的，如果不能找到我们的首选医生人选，我们还是没有做好完

　　每当我提问题时，就感觉医生好像在想："你为什么要说话？"我只是想弄清楚到底发生了什么。当我们去兽医医院给我们的吉娃娃洗牙时，那位兽医用了整整一个小时的时间，向我们介绍他们用来治疗部分神经子系统的两种麻醉法。兽医告诉我们的信息比负责接生我们宝宝的医生告诉我们的要多一万倍。我们正在考虑让这位兽医接生我们的第二个宝宝。

——安东尼（父亲，女儿 3 周）

　　我们的医生让提出问题这一环节变得很顺利，他总是主动问我是否有什么疑问。我认为他是在为我考虑，但同时又能通过我得知我的妻子有什么感受。

——安迪（儿子 21 个月）

　　老板告诉我在妻子怀孕期间，我想请多久的假陪妻子做产检都可以，因为这一切发展得非常快。妻子将检查时间定在上午早些时候或是下午晚些时候，这样我就可以在上班前去或者提前下班去陪同了。

——杰夫（儿子 9 个月）

准备去接受的……所以还是需要做好准备面对这件事的。

　　一些丈夫会陪同妻子做所有的产前检查，而有些丈夫却一次都不去，还有的则每次都想去，但最终一次都没去成。要我说，请尽可能地陪你的妻子去吧。询问妻子她想要什么，并且一定要弄清楚最重要的事情什么时候发生。

　　第一次产前检查之后，在孕期的前6个月，你的妻子都需要每月接受一次检查，第7、8个月时每两个星期查一次，第9个月则是每周查一次（注意：孕产医生的要求以你的妻子的症状和风险因素的不同，产检的频率也可能不同）。陪她一起去做检查并不仅是陪着她这么简单，也是一种让你始终与你的妻子保持节拍，让你跟上进程的好方法。这就和去上课听讲一样，其结果和仅仅是听别人转述再抄抄笔记肯定不一样（成绩肯定会大打折扣）。

　　产前检查有几项重要的事，首先是第一次产前检查（听胎心）以及为期20周的超声波检测。如果医生还要进行颈部透明度筛选测试（NTS）（用于评估胎儿出现唐氏综合征等医学状况的概率），那么在第11~13周就需要进行一次超声波检测。其他的事还包括所有她想让你做的事（包括陪同进产房）。也许在你看来，这样做似乎没什么必要，但只要你在医院就会让她感受到你的支持。

　　医生将会扮演如下角色：他会检查胎儿的发育状况，通过多普勒仪器听一下宝宝的胎心。测量你妻子的腹围，量她的体重，以及其他重要器官。随着孕产期的临近，医生会检查她的子宫颈，检查胎位，并且回答她提出的问题，谈论他正在进行的检测，并详细讨论你妻子对婴儿出生计划的意愿（详见提示73）。医生将会回答她所有的问题，希望他也能回答你的问题。

　　有时候孕妇会很健忘，如果你能陪着她，就可以帮她咨询可能遗忘的问题。我过去经常在产前检查前列出一张清单，以防我或者她忘记问一些事情。当产前检查进行到提问的环节时，询问一下你的妻子，她是否希望你暂时回避，因为她很可能想问医生一些不想在你面前提及的问题——比如为什么现在阴道排泄物越来越多等。

谨记：

- 为你的妻子做检查的护理医生，将来并不一定负责接生宝宝。我们的就不是同一个人。

- 建议你的妻子将那些重要的产前检查,安排在上午的第一件事或是下午的最后一件事,安排在周末也不错。
- 护理医生有时会不太友善。如果你的护理医生在回答问题时不耐烦,那么就向他/她提意见。大部分护理医生并没有意识到他们的表现不对,如果你认为是这样,那么就直接告诉他们。
- 如果你不能陪同妻子做产前检查,那么在她回来之后应主动询问有关检查情况,表示一下你的关心。送她一些花或一张卡片,或者为她做顿晚餐,让她知道你多希望自己能陪她去。总之,她还是希望你能够到场陪着她。

要点回顾

陪她一起做产前检查可以让你清楚目前正在发生什么,或者将要发生什么。这会让你更加沉着,并向她表示你想参与进来,让她感觉更加舒心。

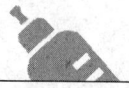

孕期小问答

问题:你陪妻子一起做产前检查的比例是多少?

回答:第一个宝宝100%;第二个宝宝50%;第三个宝宝我想我只去过一次,是在宝宝出生的时候。

——马特(3个孩子的父亲)

 超声波检测:眼见为实

小贴士

孕期不仅要做超声波检测,而且在检查前一定要睡个好觉。

小故事

我和妻子都不愿意去检测胎儿的性别。在超声波扫描到那个位置时,医生说她将查出胎儿的性别并记入档案中,我马上闭上了眼睛。屋子里光线很

> 我丈夫是个急诊医生，几乎什么事都没法让他吃惊，但在我做超声波检测时，他竟然哭了。
> ——南茜（女儿15个月）

暗，空调不时发出隆隆的声响，再加上昨晚我没怎么睡觉，我竟然在我妻子接受检查时睡着了。等我醒来的时候，发现我妻子的目光就像匕首一样死盯着我，无论我怎么道歉、说什么甜言蜜语都没办法平息她的愤怒。我真是活该，真是混蛋。现在，每次她说宝宝正在踢她时，我马上就会跑过去，伸出手自己感受一下。这样做主要是因为我自己很想感受宝宝有力的小脚，但一部分却是因为我希望她知道，我对我们的宝宝正在发生的一切变化都非常感兴趣。

——卢（妻子怀孕26周）

* * *

超声波检测是一件必须亲自去看的大事。

如果你只能陪你的妻子做两次检查，那么就选择你得知她怀孕后的第一次检查，感受胎心跳动（大概你已经错过了这次），以及在第18～20周之间的超声波检测。如果你的工作忙没法抽出时间，很难陪她一起做产检，那么在第一次见医生时就搞清楚做超声波检测的日期，以便你有时间提前制订计划。如果你请假也不容易的话，建议妻子将产检定为上午的第一件事或者下午的最后一件事，或者选在周末。

在整个孕期需要进行多少次超声波检测取决于你的护理医生、你们的保险（看这是否涵盖在你们的保险内），以及妊娠过程发展如何。正常情况下一般进行2～3次检测（有时只做一次）。高危妊娠的妇女可能需要进行多次超声波检测。

在我们的孕期过程中，妻子总共做了3次超声波检测。第一次做了阴道超声波检查（用长探针做的），这次检查是确诊怀孕并让我们听了胎心。第二次是在妊娠11周，这次就和电影里演的一样了。并不是说让全体工作人员来拍摄电影，而是说和电影中的镜头一样，医生在她腹部涂上一层凝胶，然后拿着一个鼠标似的仪器在上面滑动。这次的超声波检测是用来测量胎儿颈后皮肤褶的厚度（颈褶扫描的一部分——见提示12）。第三次超声波检测是在妊娠后20周进行，确保胎儿发育一切正常。医生会检查胎儿的心脏、神经管、胳膊、腿、手指、头、大脑、胃肠道以及性别（不想知道就扭过头去）。你可以提前在网上搜到超声波图像，预知在自己做检查时你能看到什么，医生要检查什么。至于胎儿性别，大概在第 11 ～ 13 周的超声波测试中就可以确定你将有个儿子或者女儿了，但在 18~20 周的检测中判定胎儿性别的准确性更大——假定他/她能在镜头前暴露自己的话。

直到第一次超声波检测之前，怀孕这件事都可能让人感觉不那么真实。我的意思是，我知道妻子确实怀孕了，但在妊娠第 7 周检查中看到胎心，以及在第 11 周超声波检测中听到胎儿心跳之后，我才确信这是真的。对我来说，这标志着情感联系的开始。眼见为实，真实才被感知。在第 11 周的超声波检测中，我们不仅看到了，而且还听到了。第 20 周时，胎儿看起来就像个小人了。我们看到他/她在吮吸自己的拇指，在子宫里来回打滚。

> 当我们在第 18-20 周做超声波检查的时候，我们在屏幕上看到了一个类似"小鸡鸡"一样的东西，我的未婚夫很兴奋地跟我击了个掌，又高兴地手舞足蹈，说："这是我的男子汉。"后来的一次超声检查中，男子汉变成了小公主，原来我们看到的是脐带，这时，她爸爸又跳起舞来，说："没关系，女孩子照样能做赛车手。"
>
> ——杰西卡（怀孕 21 周）

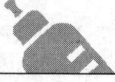

超声波检测的日期

不同的人日期也可能不同，请咨询你的医生或者护理医生。

妊娠第 7 周：验证妊娠，确认胎儿数量（阴道超声波测试）。

妊娠第 11 ～ 13 周：颈褶扫描以检测婴儿患唐氏综合征（染色体异常或者其他主要先天性心脏病等）的风险。

妊娠第 18 ～ 20 周：检查胎儿发育是否一切正常。

给准爸爸的建议

如果可能的话，录下第 20 周的超声波检测。你可以用手机拍摄（如果有视频录制功能的话），或者可以用图片的形式保留下来，或者携带一部录像机。在此次产检之前，确保你的手机内存足够大，如果在超声检查过程中内存不够，需要先释放内存才能拍摄，那就麻烦啦。确保不要把敏感部位拍进画面，尤其不要把这些图片发到微博、微信或朋友圈里。

要点回顾

带上相机。准备好首次见你的小宝贝。

012 产前检查：需要抽取她的体液，而不是你的

小贴士

检查胎儿是否患有遗传性疾病。用保险负担检查费用——有时有些项目可以负担这些费用。

小故事

在我怀孕之前，医生就建议我们做基因测试。我们是犹太人，因此携带如戈谢病之类的遗传性疾病的概率比较大。一次年度体检，我接受了抽血测试，医生告诉我在家族黑蒙性痴呆疾病的基因测试时，我的血检结果呈阳性，这是一种罕见的遗传病，让我非常震惊。这就意味着我的丈夫必须接受同样的测试。如果他的结果也呈阳性，那么我们的宝宝患病的概率就是25%，而携带这种遗传病的概率是50%。然而，如果我们都是携带者的话，我们仍可以怀孕，但必须进行羊水诊断或者绒膜样本测试来检查胎儿是否患病。检查结果出来了，丈夫并不是携带者，感谢上天！我们不必做任何的测试了。在整个过程中，最大的麻烦就是我的保险。一开始保险公司并不为这些测试付钱。我们打了大约30个电话，我们像足球一样在不同的人之间被踢来踢去，几个小时之后（我一点都没夸张），终于有一个保险代表能够"建议"医生在诊断书上稍微更改一下，这样他们就可以担负这笔费用了。但我们无论如何都无法让他们也负担我丈夫的检查费用，因为保险单上说他的检查属于实验型的。如果能够提前付保险费，并在一家属于社区组织的医

院做检查，我们就可以省下几百美元。

——爱尔兰（女儿20个月，目前怀孕14周）

* * *

当我写《超级奶爸陪孕记》第一版的时候，我那时候希望基因检查能够成为主流。很不幸的是，直到现在，基因检查也没有变得那么容易普及，并且也不是每个人都能够负担得起的。

因为基因检测是一项比较新的检测，它能在婴儿出生前检测出可能存在的某种遗传性疾病。三项常见的基因测试包括囊肿性纤维化检测、家族黑蒙性痴呆检测和镰形细胞检测。这三项测试可通过检测母亲的血样来确定她是否是某种遗传性疾病的携带者。你的妻子在怀孕前进行此项测试是最理想的，因为怀孕并非总在意料之中，所以你的妻子一旦怀孕，可立即让她进行检查。

向你的私人医生或者基因顾问咨询，并最终确定你需要接受哪些测试。即使所有测试结果均呈阴性，你也有可能是一名携带者，虽然这个概率非常小。如果这些测试中任何一个结果呈阳性，那么宝宝的父亲就要接受针对此项基因的专门检测。大多数遗传性疾病需要来自母亲和父亲的各一个基因才能传递给宝宝。虽然父母双方都是某一特定基因的携带者，但是也并不意味着宝宝就一定会遗传该疾病。这个基因可能一直处于休眠状态，也可能不再遗传下去。如果父母双方均是囊肿性纤维化异常基因的携带者，那么他们的宝宝具有囊肿性纤维化症状的比例为25%，仅为携带者但并不显现症状的比例为50%，还有25%的可能是这个宝宝既不是携带者也不会患病（可以登录www.cff.org 获取更多相关信息）。

某些民族或种族是某种疾病携带者的概率较常人更大。例如，在美国大约有7万人罹患镰状细胞性贫血。受该疾病困扰最严重的是非洲裔美国人，大约每500个非洲裔美国人中就有一个患病。而西班牙裔美国人同样受到较大影响，其比例为每1000~1400个西班牙裔美国人中就有一个是患病者。美国大约有200万人具有镰形细胞特征，而每12个非洲裔美国人中就有一人具有镰形细胞特征。可见基因咨询不仅可以查明患病风险率，也能给出相应指导。

有关基因测试最烦人的是，测试费用太高，保险公司又不愿意担负这项费用。为什么基因测试不能成为妊娠期检测的常规检查，这真是一件让人费解的事。美国的大多数州会为新生儿检测囊肿性纤维化、镰形细胞贫血及其他遗传性疾病，却不会要求宝宝的父母做这些测试，然而，父母的变异基因才是导致其宝宝患病的罪魁祸首。在理想世界里，基因测试应当是每个人都能很容易进行的，并且能负担得起费用的测试。

妊娠期间，除了基因测试以外，医生还有可能会建议孕妇进行一般的筛检测试或者其他各种诊断测试。筛检测试可以查出胎儿患有某种基因缺陷的风险率。筛检测试的好处在于它不会给胎儿或者孕妇带来任何风险，但它也不能十分准确地检测出胎儿是否存在先天性缺陷，根据孕妇的年龄或者其他因素可以测算出胎儿患有先天性缺陷的概率（例如，可以得出这样的结论，某孕妇有5%的可能性生育患有某种疾病的婴儿……）。

诊断测试可以明确地检测出胎儿是否罹患某种疾病，但与筛检测试不同，诊断测试通常具有侵害性，并且有可能导致孕妇流产。羊水诊断和胎盘绒毛取样（CVS）是两种最常见的检测手段，这两种检测手段可查明胎儿是否存在某种疾病，其准确率均在99%以上，但惟一的缺陷是造成孕妇流产的概率达到千分之五。当你做基因检查的时候，先咨询一下你的保险经理，你的保险是否会承担此项费用，不然，这将是一笔巨大的开支。

下面介绍妊娠期间的一些筛检测试和诊断测试。

筛检测试

- 超声波测试：接受此项测试的最佳时间为妊娠后第18~20周，这一时期胎儿可能存在的主要问题都可以检查出来。但超声波却无法检查出杵状脚、心脏缺陷等疾病。此外，医生还可能会发现胎儿是否存在诸如脊柱裂等神经管缺陷。但能否检测出患有唐氏综合征，超声波并非是最为精确的。罹患唐氏综合征的胎儿中，只有1/3会在妊娠中期的检测中显示出异常。大多数情况下，医生可能通过这次超声波检测查出胎儿性别。
- 孕妇血清标记物筛检测试：这项血样检测有很多种不同的名称，如多标记筛检测试、三联检、四项检测等。它通常在妊娠后第15~20周进行，检测如唐氏综合征或开放性神经管缺陷等先天性疾病。
- 颈项透明层（NTS）或颈褶扫描筛检：这项新型筛检可在孕期第11~14周进

行。它可通过超声波或者血样检测来评估胎儿出现先天性缺陷的风险率。首先医生运用超声波来检查胎儿颈背的厚度，并检测血样中一种与妊娠相关的血浆蛋白和被称为绒毛膜促性腺激素的荷尔蒙。其次医生运用以上信息来判断胎儿罹患某种先天性疾病的风险率是正常还是较高（NTS 如今还未被广泛采用，如果你对 NTS 感兴趣，请去跟你的医生说明。如果他/她不能做这项测试，那么他/她会向你推荐其他可以做的人。你还应该给保险公司打电话，询问他们是否承担这项检测的费用）。
- 葡萄糖筛查：通常在妊娠后第 24~28 周进行，用以检测妊娠期糖尿病。孕妇服下一种富含葡萄糖的饮料，如果测试结果显示血糖水平较高，那么这位孕妇就需要接受该项检测，查明她是否已患有妊娠糖尿病。

（来源：www.womenshealth.gov/pregnancy/you-are-pregnant/prenatal-are-tests.html）

诊断测试

- 羊膜腔穿刺术：这项检查最早在妊娠后第 16 周进行。具体步骤是：将一根细针穿过腹部，进入子宫，然后伸入羊膜囊，取出少量羊水用于检测。羊水中的细胞在实验室中加以培养，以寻找染色体中可能存在的缺陷。大约有千分之五的妇女因这项测试而流产。
- 胎盘绒毛取样（CVS）：通常在孕期第 10~12 周进行。医生将一根针穿过腹部，或将一根导管伸入子宫颈，以便接触胎盘。然后，医生从胎盘中取出细胞样本。这些细胞被送入实验室，以寻找染色体缺陷。CVS 不能检查出胎儿是否患有胎盘开放性神经管缺陷。同样有千分之五的妇女因这项检测而流产。

要点回顾

了解一下基因检测情况，建议做一下该项检查。如果保险公司不能为这项检查买单，那么请与当地的儿童医院联系，并请教基因方面的咨询员。社区可能有免费的检测项目，也可能会做出一份检测证明，以便把这些费用转移到你的健康险中。

013 妊娠并发症：这一章值得一读

小贴士

无论发生什么事情，一定要听听不同的意见，这一点对你们来说很重要！如果有更多的人帮你考虑，为什么不呢！

小故事

我妻子怀孕大约第20周时被查出子宫颈闭锁不全，并开始接受药物治疗。原来我们做产检的医生希望她从此以后就在床上休息，我们不愿意接受这个建议，所以，我们为了听听不同的意见，后来又找了个医生。第二个医生是一位有名的专家，他尽力采用药物治疗，同时辅以仪器支持。我妻子在家大约被"监视"了3个月，每天检查两次，每次30分钟。她戴的监视器和在医院里用来观察宫缩的那种很像，用来计算子宫收缩的次数，可通过电话将数据传输给监视中心。如果她的宫缩次数超过一定值，监视中心会让妻子再重复做一次。如果第二次她的宫缩次数还是超出了规定值，监视中心就会给医生打电话。这个过程很痛苦，但比被困在床上整整3个月要好得多。最后，我们的儿子比预产期提前3天降生——监视中心认为我的儿子实际上晚出生了几天。这段经历很难忘，我们很高兴当初采纳了第二个医生的意见。

——亚当（儿子8个月）

＊＊＊

听听不同的意见，还是很有好处的。

妊娠并发症可能会发生。也可能会出现一些意料不到的情况。有些可以控制，有些则可能会给胎儿和母亲带来严重威胁。孕期女性一旦发生并发症，就需要接受检查来作出诊断或确认诊断结果。有些检测可能会给妊娠带来威胁。就像羊水诊断或胎盘绒毛取样——这两项检查在诊断孕妇是否患有唐氏综合征、脊柱裂及其他并发症等疾病时都很有效。但是，这些检查可能导致千分之五左右的流产。做与不做，什么时间开始做，由谁来做，这些都是需要你们考虑的问题。最好专门聘请一位擅长某种检测的护理医生来实施检查。

另一个可能遇到的问题是与卧床休息有关。子痫前期、怀多胞胎或者患有子宫颈闭锁不全等因素都有可能导致早产。降低早产威胁的一个办法就是卧床休息，可能是数天、数周甚至数月，虽然卧床休息十分苛刻（只有在洗澡和去厕所时才能下床），但不管是哪种休息，只要妻子在床上，你就不得不为了宝宝而自己搞定每一件事。

这一章节的小贴士和小故事都说明获得另一种意见的重要性。如果你的护理医生提出的建议可能会对你妻子的妊娠或本身健康造成很大影响，那么请你考虑咨询另一种意见。我知道这听起来似乎很简单，但怀孕是件饱含感情的工程，许多孕妇都与她们的护理医生有了很长时间的交情。因此，建议她采取第二种选择可能太过于敏感，就好像你并不信任你的护理医生一样。当面对一些未知的事情时，只有和可信赖的人共事才令人欣慰。信赖一个人，就意味着不能质疑他/她的判断，以免造成矛盾。此外，一些护理医生具有很强的个人魅力，让你觉得如果质疑他们的话简直就是疯了。面对其他医学问题时，如果你们很难做出决定，可以去咨询一些不同的人，但在妊娠期间，这样做就没那么简单了。

> 我希望我能早点知道不必完全"遵从"医生的说法。我们怀孕的时候最终还是决定按照自己的想法来做，并承担相应后果。我们应该提早知道除了医生的"宣判"之外还有哪些选择，存在哪些风险，我们应该尽量表达自己的观点，并且咨询更多的人。
>
> ——丽莎（2个儿子，分别3岁半、7个月）

你和妻子的安心远比护理医生的自负重要。你和妻子要确信你们所采取的措施是最正确的。如果妊娠期出现复杂的情况，那么向另一位处理过类似情况的资深护理医生咨询是个不错的选择。某些护理医生就是比较擅长处理某种并发症或者某种复杂的状况。如果你的护理医生感觉受到威胁，那么他/她也并不是完全为你们考虑。

作为不生宝宝的另一半，你提出的不同意见可能不容易被人接受。如果你没有经常陪妻子去看医生，那么你的意见就更不受欢迎了。从妻子的角度看，她最不需要的可能就是你质疑她的护理医生。她之所以信赖这位医生，因为从她16岁起就一直在这位医生这里就诊，她的妈妈、姐妹以及最好的朋友也都找过这位医生看病。如果你家真的是这种情况，那么把这则提示读给她听。这与忠诚无关，你们只是想强调她的妇科医生说过的话，在得到多方信息后，并以夫妻身份共同做出决定。接下来最高兴的事，莫过于你意识到，你已经得到了所有人都梦寐以求的最好的护理了。

要点回顾

如果你向别人请教了不同意见而让你们的妇科医生感觉受到威胁，那么他/她并不是一个敬业的妇科医生。

常见的并发症

- 妊娠期糖尿病：是一种通常发生于妊娠后半期的糖尿病。

  症状：极度饥渴或疲惫不堪（但通常无症状）。同时，在糖尿病检测中血糖含量达到或超过 140mg/DL。

  诊断方法：口服葡萄糖耐量试验。

  治疗：大多数妇女可以通过节食和锻炼来控制血糖含量。患有妊娠期糖尿病的孕妇，以及在怀孕前就患有糖尿病的孕妇，需要接受胰岛素注射，以便血糖含量处于控制之中。

- 妊娠剧烈呕吐（HG）：妊娠早期（1~3 个月）的剧烈恶心感，可导致一些孕妇营养不良甚至脱水。HG 使孕妇难以摄入足够的液体和食物以保持健康。许多发生 HG 的孕妇体重比怀孕前下降 5%，并出现营养不良、体内电解质失衡等症状。

  症状：妊娠前 3~4 个月持续不断的剧烈恶心，甚者每天呕吐数次。

  诊断方法：如果你认为妻子呕吐过于剧烈，应马上给医生打电话，检查她是否出现脱水现象。因为脱水对她和胎儿都非常危险。

  治疗：发生 HG 的孕妇需要接受住院治疗，以便通过静脉注射补给液体和营养。通常情况下，发生 HG 的孕妇在妊娠第 20 周时恶心感减轻，但有些孕妇在整个怀孕过程中都存在恶心呕吐的现象。

- 尿道感染：若任其发展，感染可蔓延至肾脏，导致早产。

  症状：小便灼痛；盆骨下部、下腰、胃或侧体疼痛；发抖、打冷颤、发烧、多汗、恶心、呕吐、频繁或失控地排尿；尿液有强烈异味、尿量不断变化、尿血或尿脓、房事时有痛感。

诊断方法：尿检。

治疗：抗生素，注射阿莫西林、呋喃咀啶或头孢菌素，疗程通常为3～7天。

- 胎盘前置：指胎盘（连接母体与胎儿的临时器官）覆盖部分或整个子宫颈内口。前置胎盘往往在妊娠中期（4~6个月）的末期或更晚些时候可造成严重的出血。

症状：妊娠早期或晚期出现无痛感阴道出血。在很多病例中，前置胎盘没有任何症状。

诊断：超声波检查。

治疗：妊娠第20周确诊后，如果无出血症状，那么要求孕妇减少活动量，增加卧床休息的时间。若出血严重，则必须住院接受治疗，直到母婴状况稳定为止。若出血停止或者出血轻微，在胎儿出生前孕妇必须持续卧床休息。若出血不止或出现早产迹象，宜采取剖腹产分娩。

- 子痫前期：与妊娠相关的高血压，也称毒血症。子痫前期通常发生在妊娠第30周之后。

症状：高血压（血压往往在140/90左右）。尿蛋白质，手脸多汗，体重异常增加（每天增重0.45千克，甚至更多），视力模糊，头痛剧烈，头晕，胃部剧痛。

诊断方法：血压测量，尿检，医生评估。

治疗：分娩是惟一的治愈方法，对宝宝来说，这并非最佳。如果病情轻微且临近预产期，那么可以采用引产的方式。如果孕妇尚未临产，那么私人医生可能会密切观察她和胎儿，也可能要求孕妇在家或医院卧床休息，直到血压稳定或分娩为止。

- 早产：指在满20孕周至37孕周之间的分娩。

症状：孕期任何时间内发生每小时超过4次子宫收缩，或每两次间隔少于15分钟，痛感或有或无；类似痛经般时断时续的绞痛；腹部绞痛，有时伴发腹泻、腰背麻木；阴道排泄物增多或颜色改变；出现持续不断或间歇性盆腔压力。

诊断方法：将装有传感器或小型压敏记录器的弹力带围在腰间，监视宫缩次数。这种弹力带佩带方便，在医院或者家里都可以使用。

治疗：平躺，抬高双脚；喝两到三杯水或果汁。如果症状未在一个小时内消失，那么马上给医生打电话。医生可能会让患者服用药物硫酸镁来终止宫缩。

- 异位妊娠：指受精卵在子宫腔以外着床发育，通常为输卵管妊娠。

  症状：不规则阴道出血，颜色为深褐色，量少；常为一侧下腹疼痛，盆腔随之剧痛，肩部疼痛，头昏或眩晕，恶心或呕吐。

  诊断方法：验血，阴道或腹腔超声波检查（在电脑屏幕上运用高频声波形成胎儿图像），腹腔镜检查（通过可视镜头直接观察腹腔内部器官）。

  治疗：异位妊娠的胚胎无法存活，所以必须手术切除；也可通过抗癌药物甲氨蝶呤来终止妊娠。

- 胎盘早剥：指胎盘在胎儿娩出前部分或全部从子宫壁剥离。胎盘早剥将导致胎儿缺氧。

  症状：妊娠后半期阴道出血、绞痛、腹部疼痛、子宫压痛。

  诊断方法：超声波检查。

  治疗：如果仅有小部分剥离，在通常情况下，卧床数日即可止血，常见的病例需要完全卧床休息。情况严重者（大部分胎盘从子宫壁剥离）需要立即就医，娩出胎儿。

- 乳腺炎：指乳腺的急性化脓性感染，可能发生于妊娠期或哺乳期。

  症状：乳房疼痛，或出现肿块，并伴有发烧或与流感类似的症状。可能伴有恶心呕吐，乳头溢出黄色分泌物，按压乳房时有胀痛感，乳汁中出现脓汁或血丝，胸部出现红色条痕。所有这些症状都可能在极短时间内剧烈爆发。

诊断方法：医生检查。

治疗：用电热垫或暖水瓶热敷疼痛部位来缓解痛感。从疼痛部位后面开始按摩疼痛区域。手指以打圈方式，逐渐按摩至乳头。可继续母乳喂养，但必须充分休息。另外，应穿一件不太紧但能起到支撑作用的合适的胸罩。实行上述办法后，如果症状在24小时内没有得到缓解，请立即去看保健医生（可能需要注射抗生素）。

（信息来源：www.womenshealth.gov/pregnancy/you-are-gregnant/pregnancy-complications.html）

014 流产贴士：除非发生，否则请跳过

如果你正处于妊娠早期，不想了解这种事——请尽管跳过。我是认真的。除非你遭遇了这种情况，否则你根本没必要阅读这一部分。我将该部分纳入这本书的其中一节，只是以防万一。如果你想知道有关这部分内容时，就在下一页查询。如果你并不想了解这部分内容，那么请直接跳过。

小贴士

坚强意味着与她分享你的悲伤。不要憋在心里，不然会发泄到别的地方。

小故事

我第一次怀孕时，一切都按计划进行，每件事都进展得很顺利。但在怀第二个宝宝时，在胎儿22周时我流产了。等第三次怀孕刚6个月时，我再一次流产。

整整一个月，我每天以泪洗面。这真是一个漫长的过程。开始，大家都关切地询问我俩没事吧，但慢慢地，大家就不怎么关心他了，关注的焦点只有我。当我有足够的时间伤感时，他却不得不去工作。他身在公司，心却纠结于流产这件事。他花了那么多的时间来看着我，帮助我，以至于无法宣泄自己的情感。他是个不善表达内心的人，总是一种"决不让你看到我流泪"的态度，总是想为了我们两个人而他应该坚强。在我们生命中这段不堪回首

的日子里，他的力量来自一个信念："她正处在痛苦的时期，如果我坐下来痛哭，她会变成神经病的。为她我需要坚强。"

我痛哭了数月，同时，我也发现他也开始改变。他会为一些事而严厉地批评别人，以前他可从来不这样。他变得没有耐心，变得不像他了。这些情绪需要宣泄——他需要一个出口。在许多发生过流产的家庭中，如果夫妻双方没有沟通，妻子就会认为丈夫不再关心她了，也并不再为流产而伤心或受到伤害。丈夫埋藏起自己的感情，然后夫妻双方日益不合，致使婚姻产生裂痕。

谢天谢地，我们从来没到那个地步。自从我发现他的脾气变得暴躁后，我们认真地谈论了他的感受。我们一起哭泣。他需要谈论这件事，我也需要他谈论这件事。避而不谈不会带来任何改变，一起讨论才是上策。现在，我们有了3个漂亮的宝宝。时光飞逝，那段经历变得越来越模糊，但它却向我证明了一件事——我嫁给了一个真正的好男人。

——杰米（2个儿子，分别6岁、7个月，女儿26个月）

*　*　*

流产是一件很不幸的事。它带来痛心、悲伤、甚至令人悲痛欲绝，留下伤痕，会让人压力重重。

如果你正在为流产而悲伤，那么这一页上的文字不能化解你的悲伤。我想说的是，世界上有一群和你有过同样经历的人，他们最能理解你此刻的心情。而且他们大多数现在已经有了健康、漂亮、活泼可爱的宝宝了。

有高达25%的妊娠都以流产告终，大多发生在孕期前3个月，有时甚至还没来得及察觉已怀孕。流产意味着终止一次非健康的妊娠，这是大自然所独有的方式，人类几乎无计可施。这是妊娠过程中一个自然的组成部分，你对此了解不多，因为人们总是对这种事讳莫如深，但在很大程度上这是平常且正常的事。

如果流产了，女人常见的反应就是会自责，就好像做错什么事一样。在这里我需要再次强调，流产只不过是大自然保护物种、确保产下健康宝宝的手段，这样才能保证世界的欣欣向荣。所以，流产与她做过或没做到的事毫无关连，只与大自然息息相关。要怪就怪大自然吧，你没有任何可指责或羞愧的。

一旦感伤慢慢消散，你很快就会再次怀孕，计划生下一个健康的宝宝。时间流转，这件事迟早会被遗忘到脑后，成为遥远的记忆。如果你一直为流产而伤怀，你可能很难相信，所有和我交流过的爸爸都这样说："事情迟早会过去的。"

还有一个需要讨论的问题是，流产之后，有多少对夫妻的感情也走到了尽头。这个话题很残忍。如果真有一个需要夫妻两人开诚布公地交谈的时刻，那么就在那个时刻女人需要知道你也痛苦，需要知道你也是这个事件的亲历者，需要你在她们身边，和她们在一起互相安慰，还能有助于你尽快摆脱痛苦。

女人流产后，作为准爸爸，你并不是人们首先要安慰的对象。人们只会关心："她怎么样啦？她好多了吧？她恢复得怎么样？"一两个星期之后，能对你表示关切的人更是屈指可数。你需要照顾妻子的身体和情绪，需要安抚整个家人的情绪，以及调节你自己的情绪，总之需要你处理的事太多了。大多数男人甚至根本没时间为流产而伤心，你不得不马上回去工作，继续生活，一切归于平静，然后，就好像什么事都没有发生一样。如果你正在为这件事苦苦挣扎，那么可以寻找一个关于怀孕的网上论坛，在上面分享你的感言。可找些与你有过同样经历的人，或与擅长提供流产慰籍的心理顾问交谈也不失为一个好办法。

说到和家人与朋友分享这一不幸的消息，要赶早不赶晚。如果你告诉过一些人妻子怀孕的好消息，那么现在也要告诉他们流产的事，然后请他们把这个坏消息转告给所有曾分享过好消息的人。你不希望有人走到你或妻子的面前询问宝宝的事。如果你需要指导，请与医院的社工或擅长早产的专业护理师交谈。你没有必要独自苦苦支撑，也没有必要伪装坚强，自己弄清所有的答案。你的感受和她的一样重要。请伸出手向别人求助，依靠尽在咫尺的同伴。也可以登录论坛 www.DadsExpectingToo.com 分享你的想法，知道你并不孤单。事实上，有成千上万登录过这个论坛的人，现在都已经有了美满的家庭。痛苦会缓解——坚信未来更美好。

要点回顾

告诉妻子你也很难过。你们一起痛苦，一起受伤。不久后，如果你们准备好了，那么一起为生下更多可爱的宝宝努力吧！

胎儿的发育过程

THE BABY'S DEVELOPMENT

每周指南

欢迎准爸爸们来到每周指南

我喜欢本书的这一部分,这章的内容能够帮你一窥你的妻子腹内的情况。同时,也能帮你了解妻子的感受。每对夫妻的经历都是独特的,但这并不妨碍给你提供一个一般的规律,让你有所期待。如果你想跟你的妻子一起分享,建议可以在睡前共读此章。这样不仅能让你能够跟上妻子孕期的节拍,也能给你带来好运。

接下来的内容给你提供了一个孕期快速参考指南,并且包含许多图片(有谁不喜欢看图说话呢?)。这部分内容包括孕期40周(是的,大约是10个月)的情况。如果你希望自己的手机接收到最新的讯息,可以跟进浏览网页www.DadsExpectingToo.com。

如果你想了解更为专业的孕期情况,你可以查询一本孕期健康图书 Mayo Clinic Guide,或者登录 WebMD.com, BabyCenter.com, Parents.com, iVillage.com 以及 TheBump.com 获取有用的信息。你还可以在卫生间或妻子的床头柜上放一本孕期指南书,随时翻看。

接下来的内容能够帮你获得充足的信息,足以在妻子面前证明自己的用心。

例如，在孕期第 26 周之后，宝宝的听力已经充分发育，你可以这样对妻子说："以后只能跟我讲好听的话啦，宝宝从这周开始就能听到你讲话。"这些话会让她很高兴（当然也可能让她心生厌恶，认为你在犯浑—具体情况参考第 17）。

第一孕期（从第 1 ～ 12 周）

第 1 周

她并未真正的怀孕。事实上，第 1 周是非孕周。我们之所以从这一周开始计算，是因为确切地知道受精的日期是不可能的。所以，为了计算预产期，她最后一次月经来潮后的第一天，通常被认为是妊娠第一天。从这点来看，从最后一次月经来潮结束到排卵终止，这段时间并没有真正怀孕，直到卵子受精时她才能成为真正的孕妇。

第 2 周

她仍然没有真正的怀孕。我知道这听起来像是一堆废话，但受精直到排卵（通常来讲发生在第 2 周）才开始。也就是说，第 2 周是卵子受精、孕期真正开始的时间。受精发生时，构成胎儿遗传密码的 46 条染色体将两两配对。因为女性只有 X 染色体，所以男性的精子决定胎儿性别。携带 X 染色体的精子使你得到 XX，即女孩。携带 Y 染色体的精子使你得到 XY，即男孩。如果万一精子携带 Z 染色体，那么这可能是一个新物种。

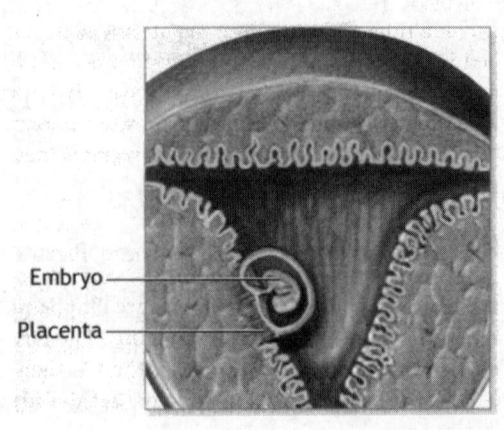

卵子一旦受精，将奋力穿过输卵管，最终在子宫内膜定居，这个过程称为着床。孕卵一旦着床，孕激素即开始释放。正是这种荷尔蒙使你的妊娠检测闪烁成一个 X 或一道线，宣布你已怀孕（会说话的检测方法至今还没看到过）。

推荐一本书：Baby Bargains 出版社的 Baby411: Clear Answers & Smart Advice for Your Baby's First Year，作者是 Denise Fields 和 Ari Brown 医学博士，一定要确保是最新版本。

第 3 周

现在她可真的怀孕了，恭喜你！表面上谁都看不出她怀孕，但她身体内正在发生变化。受精卵迅速分裂，开始成为两个细胞，接着是 4 个、8 个、16 个、32 个、64 个……现在你肯定懂得了分裂原理。最后，所有这些细胞形成一个囊胚，附着于子宫的内壁（称为子宫内膜）。孕卵着床部位逐渐发育成胎盘（胎盘是胎儿发育的基础，也是母体与胎儿间进行物质交换的器官）。

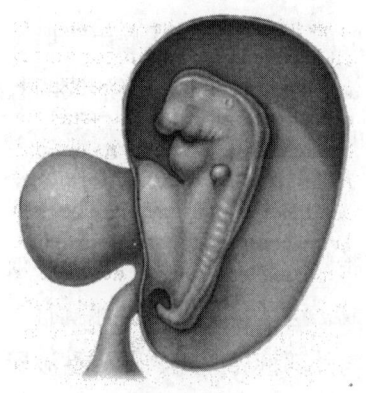

3.5weeks

第 4 周

也许她们还是不知道自己已经怀孕了。如果你的妻子乳房开始疼痛（并且当时你没有抚摸它们），那是 HCG（人体绒膜促性腺激素）在起作用，同时它也向她的身体发出指令：停止排卵，组织子宫内膜不再脱落。她也进入了"制造宝宝"的模式，这种使她的身体成为新生命安乐窝的变化继续飞速进行。这时早孕测试已经能检验出怀孕了。但是，也有个别人可能还是检验不出来。直到下次月经本该来临的日子，早孕测试才能给出肯定的答案。

第 5 周

这是她的月经该来而没有来的一周。如果你们不是孜孜以求准备怀孕，这时候她可能还不知道自己已经怀孕了。至于胎宝宝，它的一切都开始成形，心脏开始跳动。胚胎继续为进入子宫内膜而努力。神经管开始形成（最终形成脊髓和大脑）。同时，胎盘开始发育。胎盘是一个与子宫相连的奇妙的器官，是母体向胎儿传输营养的管道（宝宝出生后，有人会吃了胎盘，有人会埋掉它）。至于准妈妈，她需要注意自己的饮食——不要吃蓝纹芝士、腊肠三明治或者蘸生鸡蛋的寿司拼盘来庆祝怀孕。如果你养了一只猫，请不要让她处理猫屎（恭喜啊，现在这是你分内的事了）。因为猫身上的垃圾能够传播弓形体病（一种对孕妇危害极大的疾病）。

第 6 周

大脑和神经系统开始形成。眼睛和耳孔显出雏形。这时，胎宝宝的心脏开始有规律地跳动了。消化系统、呼吸系统和最终形成四肢的萌芽开始成形。所有这一切都正在发生变化，你的宝宝现在约 3 毫米长。

第 7 周

本周最大的变化就是胎儿的面部特征变得更加明晰。同样明晰的还有手、消化器官和肺。脐带开始形成，这样宝宝出生时你就有了可剪的东西了。黏液栓本周也开始形成，它将子宫与外部世界隔绝。除了黏液栓外，妊娠早期的现象都是不明显的（见第 5 章）。

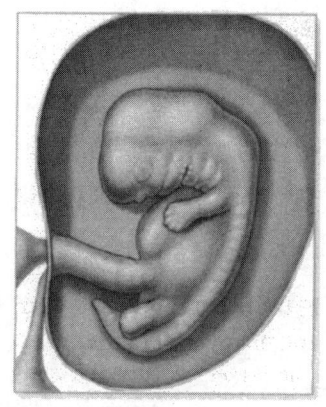

7.5weeks

第 8 周

这是生殖器官萌芽的时刻。最终发育成宝宝关键部位的嫩芽开始成形。你想知道生个儿子还是女儿仍然太早,但总归有些眉目了。同时,视网膜有了色素,手臂开始能活动,内脏生长,手指、脚趾初具雏形。你的妻子开始有了怀孕的感觉,或者至少感觉裤子紧了一点儿。

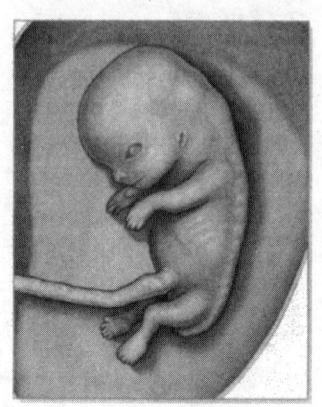

8.5weeks

第 9 周

经历了上述所有的发育之后,你的宝宝大概有 25 毫米长了,重约 7.09 克。头是他/她身体最大的部位。最终构成眼睑的皮瓣形成。内脏、肛门、睾丸或者卵巢同样也开始形成。通过超声波，你不仅可以看到胎宝宝的活动，也能显示出跳动的心脏（每分钟大约150次）。

第10周

好好享受胚胎时光吧，因为到下周这个阶段就完成了，升级成为胎儿了。是的，时间真的过得很快（我记得你还是未长成胳膊的小小的胚芽…）。这时，最关键的器官都成形了。尾巴消失了（的确是一个很像尾巴的部位）。如果睾丸出现，那么它将开始分泌睾酮。手指、脚趾开始分开，终于有了宝宝的模样。至于你的妻子，这时她应该开始看医生了。你要鼓励她向医生咨询。如果她没有办法与她的医生沟通，那么就为她另找一位医生。

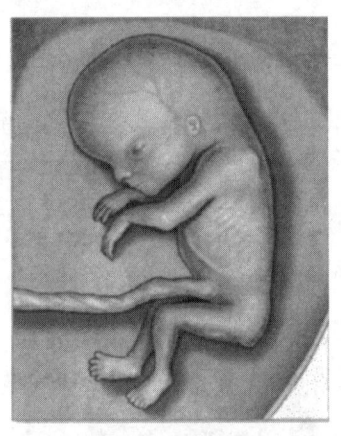

10weeks

第11周

胎儿身长大约50毫米。也就是说，什么都装在了这小小的50毫米里了。胎盘飞速生长，以适应未来数周胎儿飞速发育的需要。除此之外，耳朵开始移动到它们最终的地方，头部也在不停地生长（头的长度约占整个身长的一半）。

第12周

这一周你可以为看到胎宝宝的手指甲、脚趾甲的形成而举杯欢庆了。同时也要为声带的形成而高呼万岁。你的宝宝有了新的、可以正常工作的肾脏，也可以自己撒尿了。母体内造血功能增强，增加的血流量和荷尔蒙可导致更多的脂腺分泌物——就是这种东西使你的妻子出现孕期红晕（一旦她红到发黑，就需要医疗护理了）。万一这种情况发生，她就需要在孕早期接受红晕检查了。

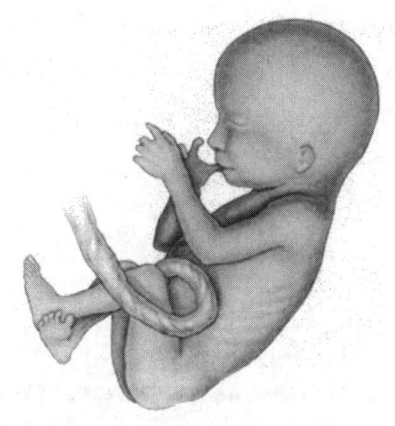

12weeks

妊娠中期（第 13 周到 27 周）

第 13 周

这时胎盘的功能已基本完备。你可以把胎盘看作是根据地——它就是控制面板，而脐带就是连接胎儿与根据地的管道。胎盘为胎儿提供营养和氧气，中转代谢废物，分泌对妊娠至关重要的荷尔蒙（孕酮和雌激素）。妊娠发展到这一阶段，胎儿眼睑依然闭合，声带开始形成，胎儿开始会吮吸自己的大拇指了。他/她的脸看起来与成人有一些相像。胎儿体内的器官开始加速运转。

第 14 周

宝宝现在可能需要一把剃须刀了。但不必为这些发毛担忧。它们被称为胎毛，据说柔软而无色（但世界上根本不存在无色的东西）。胎毛将持续发育至 26 周，覆盖胎儿整个身躯，起到保护其柔嫩皮肤不受周围恶劣环境侵害的作用，并在胎儿出生前最终消失（为毫毛所取代）。14 周的胎儿体重大约为 22.5~45 克。身长约 9 毫米。

第 15 周

一般来说，胎儿身体各部分器官迅速成长，日益强壮。眼睛和耳朵的位置开始确定。胎儿可以移动身体，不久，准妈妈就能感觉到胎动了。我的妻子直到第 19 周才开始感觉到胎动，这个时间有早有晚。子宫位置开始向髋骨上方移动，以便为胎儿生长提供空间。如果你自己家里有超声波检测仪（不推荐），到 15 周你也许能分辨出胎儿的性别了。

第 16 周

与上周情况相差不多，但胎儿活动更加频繁。对于第一次怀孕的准妈妈来说，此刻你可能还没有感觉到胎动，但不用多久，你身体内部的这个小家伙就会让你感知他／她的存在。胎儿腿的长度超过了胳膊——它不时地踢腿，好像是在为与妈妈的内脏踢一场足球赛做准备活动。

这时，胎儿的手指甲形成并继续发育。体重约 85 克，身长约 10.2～12.7 毫米。

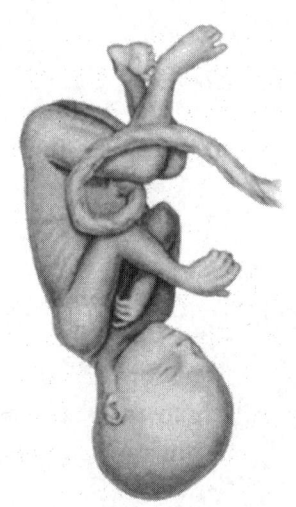

16weeks

第 17 周

胎儿可以吮吸手指、咽口水和眨眼睛。脂肪开始形成。胎儿大小如同葡萄柚，或者是个头很大的橘子，或是一个体型适中的芒果。喜欢用哪种水果做比喻，你说了算。

第 18 周

本周是极为重要的一周。胎儿耳朵的位置最终确定,宝宝现在可以听到你说话的声音了。当你对他/她说话时,请一定大声点儿。因为他/她的周围是快速流动的血液、气体、心跳声以及其他各种杂音,这很可能会淹没你不得不对他/她说的重要的事情。这时的胎儿体重大约有 220 克左右。

第 19 周

这一时期,一种被称为胎儿皮脂的、像奶酪一样的物质开始形成。这为胎儿皮肤不受羊膜囊内液体侵害又设置了一道屏障。

第 20 周

进入孕中期了,这时胎儿重约 280 克,身长 19 厘米。他/她像新生儿一样睡眠、苏醒。母体子宫围绕着妈妈的肚脐,随时都可能突出来。胎儿不停地翻滚生长,给妈妈的肺、肾脏、胃和膀胱带来压迫感。不过,迄今为止,这个小家伙只是在这里住了半程。

第 21 周

胎儿继续发育,各器官开始运转。羊水开始运载可被胎儿内脏消化的糖分。胎儿的生长速度逐渐放缓。

第 22 周

随着大脑和神经的发育,胎儿逐渐感受到新知觉,并通过翻转身体来加以检验。如果胎儿是个男孩,那么睾丸即将下移。

第 23 周

胎儿骨骼继续变硬,体重刚刚超过 450 克。手指、胳膊、腿和脚趾等各器官已经各就各位。如果你的妻子于本周早产,在医疗护理的帮助下,他/她已有了存活的希望。

第 24 周

关系到胎儿能否存活的一周。即使他/她已经能够独自生存,这么早就出生的宝宝在未来几个月内还是不能和爸爸妈妈一起回家。胎儿肺部继续发育,为下一阶段子宫外的生活做准备。在这一周内，胎儿肌肉重量继续增长。

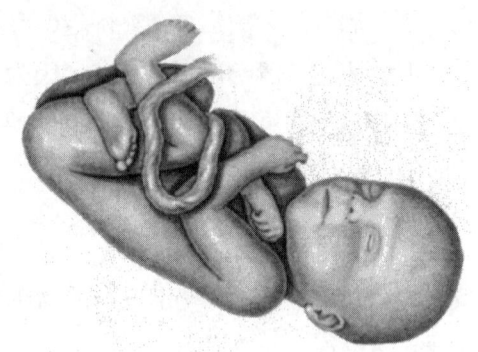

24weeks

第 25 周

你的妻子会感觉到胎动次数明显地增加。胎儿脊柱开始形成，听觉系统正常运转，鼻孔开始张开。子宫像足球般大小，并将在短期内迅速增大。

第 26 周

胎儿现在的体重是 800 克左右，坐高约 22 厘米。听觉、视觉脑电波开始出现。这时他/她已经能十分清晰地听到你说话的声音了。

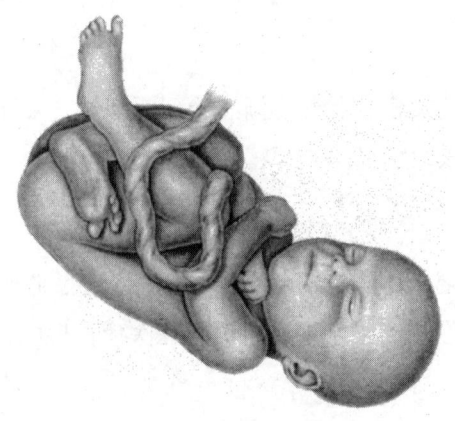

26～28weeks

第 27 周

即将与孕中期说再见了。胎儿外表与出生时无异，但体型要小得多。此时胎儿生长迅速。如果胎儿在 27 周降生，那么在子宫外存活的概率极大。

 妊娠晚期（从第 28 周到 40 周及以上）

第 28 周

进入孕晚期。胎儿体重约 907～1369 克或者更重些，坐高 254 毫米。眼睛可以睁开，睫毛开始生长，头上也开始长出毛发。你可以对他/她说话、唱歌，他/她不仅能听到也能分辨出你的声音。这一周医生可能会检查胎儿头部所处的位置。

第 29 周

胎儿继续生长、踢腿，正常情况下妈妈每小时可以感觉到至少 10 次踢动。如果你的妻子一小时没被踢到 10 次，就应该和保健医生讨论一下。据说胎儿此时也有了味觉，所以你的妻子应该测试一下，看看他/她这时喜欢吃什么以及什么时候吃，食物的味道是可以传到子宫里去的。

第 30 周

胎儿重量已达到 1500 克，体型更大了。在未来 7 周内，它每周增加的重量大约为半磅。如果你的妻子感觉到胎儿好像在打嗝，那么她是对的，这是一种常见的现象。她最近睡觉会比较困难，那么可建议她采取左侧卧睡眠。科学研究表明，该姿势是保证血液流向她身体各器官的最安全的睡姿。

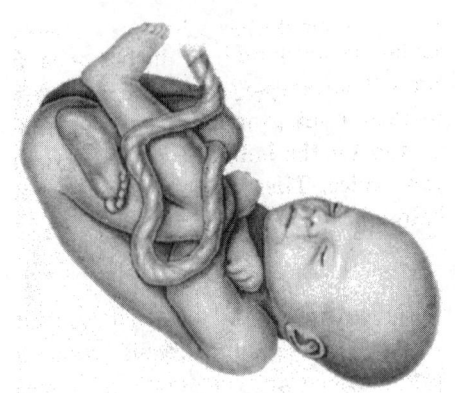

30~32weeks

第 31 周

胎儿继续发育。医生可能会检查羊水的深度,太多或太少都需要查明原因。胎儿现在每天撒好几杯尿,生殖系统正各就各位。肺部仍无法独立工作,但练习工作正紧锣密鼓地开展。

第 32 周

胎儿重约 1800~2000 克,坐高约 30 厘米。胎毛开始脱落。如果胎儿此时早产,存活概率非常大。身体各部分也在开始正常运行。但是你仍然希望它能够继续待在肚子里面(尤其是婴儿房还在整修中)。

第 33 周

本周胎儿大脑进入飞速发育期。羊水深度达到顶峰。胎儿体重继续增加。视觉已能感光,所以当胎儿正在休息时,请你的妻子不要在汽车灯前行走。

第 34 周

胎儿继续生长。当胎毛褪尽时,胎儿皮脂(一层厚的白色物质)变得更厚。胎儿出生时,你也许能看到这层皮脂。

第 35 周

胎儿本周目标为:增重、积累脂肪。不断增加的体重使胎儿活动愈发困难,不久后,他/她就要开始寻找更加宽阔的住所了。

第 36 周

胎儿重 2800 克左右，身长约 50 厘米，这时他/她即将滑入产道，为分娩做准备。医生将会检查宫颈口是否已张开。请参阅分娩一章。

第 37 周

本周结束时，胎儿可以认为足月了。当你的妻子身体内部开始为分娩做准备时，她的阴道分泌物也就更多了（不要指望她把这个展示给你看或者告诉你）。胎位是否正常非常重要，胎儿头部现在应当朝下。若胎儿臀部朝下，这意味着你不得不开始计划剖腹产了。

第 38 周

这一周胎儿体重接近 3200 克。内脏积累了越来越多的胎便，这就是胎儿出生时第一次排出的东西（看起来像是黑焦油的便便）。你的妻子也许会感觉到假宫缩了。

第 39 周

胎儿在产道中的位置不断下降，几乎要达到尽头了。这时胎儿已很难活动。你的妻子可能有活动困难；当胎儿位置下降时，准妈妈将容易失去重心。

第 40 周

这一周你就应该能看到你的宝宝了……或者下周、下下周。一般来说，新生儿重约 3900 克，身长约 48 厘米，但这两个数据都不能确定。不久后，你的生活将会重新开始。具体内容请查看分娩一章。

各种各样的准爸爸
THE MANY FACES OF THE EXPECTANT FATHER

男性的头脑和身体

欢迎准爸爸准妈妈们。本章的内容需要你们高度注意。如果你是准爸爸，你会领悟到一些你即将感受或经历的一些问题，我想分享一下人们从来没有告诉过你，但是你需要知道的事情。如果你是准妈妈，这章的内容会帮你洞悉你的男人的想法。实际上，多数女性并不了解她们的伴侣怎样应对变化的。

015 充满敬畏的准爸爸：这种感觉无法用语言表达

小贴士
这是一种你从未有过的感觉。

小故事
当我看着宝宝从妻子体内娩出的场景，那种感觉，既震撼，又犹如做梦般不真实。那种情形我几乎无法形容——是感官与知觉所无法承受之重。直到产后的几个小时，我的妻子接受完护理，

> 我的妻子叫艾米丽，她经历了剖腹产手术。我在她休息的这段时间陪伴着我的宝宝杰克，我并不是很情愿这样做。宝宝睁开眼睛看着我，我对他说："嗨，杰克。"他安静地看着我，好像明白杰克就是自己的名字一样。那一刻是世界上最神奇的时刻。
> ——杰夫（儿子9个月）

以及其他一些事情都处理完之后，我才有机会抱抱我的女儿。后来，我的妻子睡着了，病房里就剩下我一个人，我轻轻地关上灯。喧嚣过后，世界终于安静下来，这是我从未有过的感觉。我承认这一天我被分娩的场景吓坏了，但是作为一位父亲，对孩子的爱最终让恐惧烟消云散。这种体验、这种变化让我终生难忘。当我的儿子出生的时候，我又经历了一次。这次当他出生后，在妈妈的怀里休息的时刻非常触动我，这种感觉是如此强烈地触动我们，所以我们决定再经历一次，我们将在7周内见到我的第三个孩子。真是迫不及待。

> 这就像我的脑子里安装了一个旋转开关。我从不情愿做一个父亲，到充满热情、真心实意地去承担做"父亲"的职责。
> ——埃里克（女儿15个月）

——我（女儿7岁，儿子4岁，妻子怀孕33周）

* * *

许多男人在妻子怀孕期间听到胎心跳动之后才与宝宝产生感情的纽带。有些男人是在看到超声波影像的那一刻才产生这种感觉。有些男人是在孩子出生的那一刻才有感觉，还有些男人是在宝宝出生后的第一年里才找到这种感觉。还有一些男人是等到孩子高中毕业之后才有感觉（当然，这也有点太迟钝了）。你期待得越少，这种感觉来的越真切。这种感觉什么时候来临是无法预告的，但是肯定会来的，你会被这种感觉击中。

做准爸爸的感觉非常复杂——激动、疲惫、胆怯、尴尬、好奇、惊奇、紧张、恐惧、震撼、快乐，而这些感觉又会混合、搅拌，让你体味从未有过的感受。

> 直到我通过超声波看到胎儿的样子，看到他/她心脏的跳动，我才知道这个生命是真实存在的。
> ——科文（怀孕18周）

似乎有什么东西已经为我们的DNA编好了程序，这种程序就在夜晚我们关上病房电灯那一时刻起开始执行，受这个程序的控制，我们注定会有这种奇妙的感受。这种感觉如此强烈，如此奇妙，甚至让人难以用语言来形容。

准爸爸们，如果你们并没有立刻出现这种感觉，不必担心。它一定会发生的，而且一旦来临，将是来势汹涌。只是发生的时刻各不相同。这种感觉可能出现在孩子刚刚诞生的那一刻，也可能是一小时后，或一天、一个星期后，甚至要等到几个月后，但它一定会到来，不必刻意考虑。无论伴随分娩而来的是负重感，还是幸福感，都是人生中极为珍贵的经历。虽然最初的激动已远去，但这种感觉却一生都不会消失，这种感觉也正是我们与宝宝之间的纽带。

> 享受每一刻吧。现在，要想让我的两个女儿在我的怀里入睡，并且听到她们的喃喃细语，是一件很奢侈的事情。
> ——莫斯，（2个女儿，分别3岁和5岁）

从宝宝降生后，到我们有回家的想法开始，整个旅程既兴奋又疲惫、紧张，这可能是你以后还想经历的事。而当你以后真的再次经历时，请回味这第一次的感觉吧！一生仅有的第一次经历，享受这第一次的冒险之旅吧！

要点回顾

你见到的、听到的，还有感受到的，所有的这一切都不可思议。

016 无法接受现实的准爸爸：请理解被拒绝的事实

小贴士

有时，你的气味也会让她恶心。

小故事

我刚怀孕时有些奇怪的妊娠反应，就是我数周都不能接受我丈夫的抚摸、亲吻和拥抱，不能让他靠近我并与我有亲密的行为。我总感觉恶心，甚至他的气味都会让我想吐（你知道男人的汗味）。不是说他抽烟的味儿，而是他的体味儿。我们至少一个月没有亲吻。这种情况持续了很长时间。我跟我丈夫说了这不是他的问题，但还是让他很不愉快。每次他想拥抱或亲吻，我都会向他

> 你要让你怀孕的妻子告诉你，她此刻没有心情，还有，你要让她告诉你此刻她并不想与你过性生活，甚至听到这个想法都会恶心。
> ——马特（2个孩子的父亲）

说抱歉，婉言拒绝他，但他看起来还是受到了伤害。过了一阵子，他放弃了，并且跟我说什么时候可以亲近我了请告诉他。后来，妊娠反应慢慢有所好转，这种情况终于过去了，我可以闻他的味道了。我知道这种情况发生时他也不太好受，我感觉有点罪过，因为是我让他失望而又无法控制这种状况。

——萨曼莎（儿子 11 个月）

＊＊＊

你怀孕的妻子、女朋友或伴侣可能有时候不想跟你亲密接触。不要纠结于此。

因为有一种自然法则，我称之为"普遍性遭受拒绝的事实"（URT）。这是个不可否认的自然力量，其含义是，不是每个人和每件事都是按照我们期待的方式去回应我们。生活中有无数的"遭受拒绝"的情况。下面是你可能熟悉的一些情况：

关于约会和两性关系的 URT 告诉我们，我们喜欢的人，不总是同样喜欢我们。

关于销售的 URT 告诉我们，不是每个人都需要或想买我们的产品。

关于准爸爸的 URT 告诉我们，你的伴侣对你的回应常常不是你期待的样子。她可能不想亲吻你，她可能不想倾听你说话，她可能不想跟你过性生活，她可能有时候会误会你甚至完全不在乎你的感受。作为一位准爸爸，你有两种选择，你是选择接受这种自然法则呢？还是去对抗它呢？

对抗这个法则意味着你将终日痛苦、伤心、愤恨，也就是你把自己困在一种被拒绝的受害者的境地里，这是一个暗无天日的地方，也就意味着你不允许你的伴侣自愿回应你的需求。当然她也不会给你你想要的。你一旦接受这一法则，你就能知道其中的缘由了。我们大多数人在被别人拒绝后便会生气、失落，或者说是有挫败感。往往在这个境地的男人只从自身角度去苦想，他们百思不得其解为什么得不到自己想要的，并且多数情况下，他们会承担所有的痛苦，接受这个法则。让自己的伴侣知道她不必总是迎合你。当她不能满足你的需求时，找出原因即可。接受了 URT，你将会成为一个更好的倾听者。你可以领悟她的所说所做，这将是一种更深层次的亲密关系。

遭受自己伴侣的拒绝是一件很难过的事情。她在怀孕期间并不是一直能保持着喜欢你、包容你，也并不总是需要你。她可能更愿意与朋友、家人或书籍、电脑呆在一起，而并不像以前那样经常想吻你，或与你有性生活，她不是时时刻刻都关心你。不要认为她不爱你了。这跟你无关，她甚至没有意识到她自己在做什么。在很大程度上这是因为她正在处于自卫本能，或者是准妈妈的本能。

在宝宝出生之后，这种情况仍会继续，你在家中的地位会从第二滑落到第三（在妻子怀孕后，你在家中的地位是第二）。当然，这并不表示她对你的爱有所减少，而这只是顺其自然。她成了一位母亲，而母亲的角色自然需要她将宝宝放在第一位，这种转变是很自然的。了解并接受了上面所说的 URT 法则，将会帮你更容易地面对这一切。与其掩藏感情，心存愤恨或者故意找茬，不如试着去理解她。你可以倾听她，与她沟通并且建立很好的交流。

时而感到孤单是很正常的，也是自然的，同时也是孕期的必修课。

妻子的所有这些变化都会带给准爸爸前所未有的不满与不快。作为一个男人，如果他的妻子对他变得冷淡了，他的那种失落或愤怒会比过去所经历的任何苦闷都更有过之而无不及。遇到这种变化，一些男人可能会从别的女人那里寻求关注；一些人会诉诸于他们的朋友；还有一些人会克制和忍耐。他们中有的人找到一些宣泄的办法，有的人没有找到而变得孤独。但很少有人认为这是正常的，去接纳它，并且谈论它。

有个办法能帮你应对这些不如意，那就是随时保持自己的圈子里有 5 个人。可以是朋友、家人、同事、心理导师、疗愈师、医生以及一些充满正能量的经历过孕产的人。但是避免跟身边那些充满负能量的人及所谓的红颜知己接触，这样不会帮你维系跟妻子的感情的。另一个办法就是让自己保持忙碌，并且做自己喜欢的事情。可以计划一个项目、开展一项新的运动、做些木工活或者忙着提升自己的业务水平。有自己的圈子，有事情可忙，有地方可去，当你的妻子无暇顾及你的时候，你还可以过得很好。

要点回顾

她可能不想闻到你的气息、不想亲吻你、不想抚摸你。相信我，这只是暂时的。

017 偶尔成为混蛋的准爸爸：会犯错的好男人

小贴士

即使最疼爱妻子、最细心的男人，也有可能偶尔成为混蛋，但你的妻子最终会原谅你（小礼物也可以帮你更快解决问题）。

小故事

  我丈夫在很短的时间内不小心一连犯了两个错误。第一个错误是发生在我们准备出门去医院。那时我的宫缩变得剧烈起来，频率越来越快，而且越来越痛，而他正沉迷于他喜欢的蒂沃打熊游戏，我在厨房里痛苦地站起身，挺着肚子费力地呼唤他快点来带我去医院。很惊险，当我们抵达医院的时候，我的宫口已经开裂4厘米了。后来，我顺利地生完宝宝回到家开始卧床休息，他又犯了个错。在拉梅兹学习班上我们了解到在产褥期做丈夫的会很辛苦，所以我们必须按时进餐保证体力，但他根本没说是在卧室进餐。而我丈夫做了什么？他跑到自助餐馆，买了美味的早餐——煎蛋和腊肉之后，马上跑回家，跑到我们的卧室，坐在我面前吃，用他的话说是因为他"不想让我孤单一人"。虽然我的丈夫很会疼人，但有时在做法上差强人意。

——简（女儿2岁）

* * *

> 在我生宝宝的时候，马上就要生了（非常剧烈的宫缩），我的丈夫突然意识到他刚才来的时候把车停在了医院门前的路边，赶紧跑去挪车了！就把我一个人扔在了产房，仅仅是为了挪车。
> ——安妮（4个孩子的母亲）

什么叫做偶尔犯浑？

妻子怀了双胞胎马上就要生了，准爸爸跑到邻居家打扑克了，而且喝醉了，在邻居家的阳台上睡着了。他的妻子不知道他去哪儿了，非常担心他。直到他半夜回到家里，她都一直在生闷气。他解释了发生的事情。这个可爱的哥们儿感觉糟透了。五年之后，她还在为这件事耿耿于怀。这就是一个偶尔犯浑的典型例子。

偶尔犯浑是指原本好意却偶尔犯错的事情。

所谓犯错，可能是你说了什么话，做了什么事，或者该说没说，该做没做的事情。例如：

- 可爱的准爸爸给怀孕的妻子买了一个流行款式的贴身内衣，却大出10个号。
- 可爱的准爸爸陪着妻子去医院进行孕期定期检查，觉得和医生开玩笑谈论自己妻子的体重是很有意思的事。
- 体贴的准爸爸给妻子做了丰盛的晚餐，却忘了告诉她沙拉里有一些蓝色干酪渣。
- 准爸爸恭维妻子换了新的大号胸罩，说它们比以前的更好看、更热辣。
- 准爸爸在妻子每次跟他说自己很累、很酸痛的时候，他说我也觉得很累很疼。
- 可爱的准爸爸在妻子出现早孕反应时，告诉她憋住，不要呕吐。
- 准爸爸鼓励妻子不使用镇痛药，理由是自己补牙的时候没有打麻药，也还好。

要做一个模范准爸爸的秘诀就是要接受你偶尔犯浑的事实，承认你的错误，及时道歉，并且继续努力做好。试图狡辩只能让你错上加错。那就有故意犯浑之嫌了。区分出偶尔的混蛋与故意的混蛋的差别很重要。偶尔的混蛋意味着不会让你的妻子伤心，并且在妻子失望的时候，你马上会有懊悔之意。而故意的混蛋是故意无视妻子的感情，在妻子生气的时候不会有一丝懊悔，因为事实上让她伤心才是他要达到的目的（很恶心）。

故意的混蛋（故意令妻子生气）毕竟是极少数，有时候，我们都会或多或少地无意间犯些错误。当这种情况发生时，不要试图向她争辩或解释——而是马上道歉，并且下不为例。

> 我和妻子带着3个月大的宝宝在夏威夷准备乘坐飞机回家。我在已经检查完的行李里又装进去一袋配方奶粉，之后准备开始消磨9个小时的航程，结果，被他们查出来了，马上宣布停止飞行，叫我们把配方奶粉扔出货仓区。
>
> ——伊萨克（2个孩子的父亲）

要点回顾

我们每个人都会偶尔成为混蛋。否认它才是真正犯浑，因为这样会让你变成一个故意的混蛋，这可是混蛋中最恶劣的一种。

018 恐惧的准爸爸：男人们清楚却很少大声说出来的事

小贴士

想要有个宝宝，这个想法本身就很恐怖。

小故事

　　我们想要个宝宝的想法是去年5月才有的。在那之前，我跟妻子说我希望有我们的孩子，结果说完之后我就突然打了个冷颤。其实我根本不能确定自己是否想要孩子，感觉自己并没有准备好放弃原本快乐而自在的生活方式。于是此话一开口，事实上我自己也是很恐慌的，而我这没头没脑冒出的话也让我妻子哭了好几天。很显然，我很快就意识到了问题，原来没人是完全准备好之后才要孩子的。我们只能试着摸索。结果证明，要个宝宝是我所做过的、最明智的决定，当然，也是一个很折磨人的决定。

——埃里克（儿子15个月）

＊＊＊

　　妻子每次怀孕都会唤醒我心里的恐惧。承认这种恐惧，不会让你更加害怕。实际上，面对恐惧，却让我从中受益良多。我并没有埋藏自己的感情，而是理智地对待我的感觉，并且试着去克服。所有的男人在这种境遇下都会有恐惧，总会有那么一刻，你会这样问自己："天哪，我在干什么？"下面这些问题会一次次不期而至，不断地纠缠你，不管你是在驾车、用餐，还是哪怕在睡觉。

- 我真的准备好了吗？
- 我能成为一个好爸爸吗？
- 如果出现医疗事故怎么办？
- 我负担得起费用吗？
- 如果她在分娩时发生可怕的事怎么办？
- 如果宝宝有问题怎么办？
- 如果我病倒了，或者没法常在她身边照顾她怎么办？
- 要是宝宝长得不像我怎么办？

- 如果我妻子当不了一个好妈妈怎么办？
- 如果我当不了一个合格的丈夫怎么办？
- 她为什么总是拒绝我？
- 为什么我总感觉难以自控？
- 为什么我会这么恐惧？
- 我妻子为什么疏远我？
- 为什么我会这么无助？
- 为什么我总是被其他女人吸引？
- 为什么我总是想溜之大吉？
- 我会像我父亲一样做一个好爸爸吗？
- 我们夫妻的关系会因为孩子而维持下来吗？
- 为什么没人告诉我这一切？

首次成为准爸爸也就意味着，要允许你自己去感受和经历所有这些情绪，面对所有疑问，知道这是人之常情，是很正常的。你会感到有些不情愿、害怕、觉得不确定、恐慌、情绪失控或者任何你自己经历的一些情绪，这些都是正常的，面对就好了，如果你感受不到这些，反而你做准爸爸的资格就值得质疑了。

不管你年龄大小，生活中突然而至的大事总会或多或少地让你有所恐惧。如果你才16岁就想做爸爸，那么你感到恐惧是正常的，如果你是26、36、46、56、66、76、86、96岁，甚至106岁（对孩子们来说106岁太老了），你渴望做爸爸，你感觉恐惧其实也是正常的。这就是正常的男人的感觉。男人们很少坐在一起谈心，相互诉说自己感受到的恐惧；准妈妈们也听不到自己的丈夫诉说心中的恐惧，我们男人有的表面上谈笑风生，实际上忧心忡忡。还有一些则表现得很糟糕。而现在，这个秘密被我捅破了。

我们不要试图战胜恐惧，或依赖药物或酒精，或寄托于任何上瘾的癖好，或靠其他女人来躲避这种感觉。你应该做的就是让自己感受它，自然地接受它，不要刻意寻求答案。你也可以和其他要做爸爸或已经成为过来人的朋友谈谈心，还有，可在www.Facebook.com/DadsExpectingToo.页面上留言，表达一下自己的感受。寻找一些释放压力的活动（能排解压力，自然最好）。

我有个预言（基于数百次采访所得），就是当你第一次看到自己宝宝的眼睛的那一刻起，恐惧和焦虑就会立刻烟消云散。焦虑、自我质疑、对妻子质疑、对未来忧虑，甚至有崩溃的感觉都是很正常的。但要注意，不要让它过多地影响你的生活。

要点回顾

感受到恐惧并且接纳它，这是有力量的表现，这才是真男人。

我们生了一个女儿，这令我很担忧，我一直想像着要是个儿子该多好。我就可以像我老爸教我那样去教他。感觉好像因为我是个男人，我就知道怎样去做一个男孩的父亲一样。而想到要做一个女宝宝的爸爸，我就感到手足无措，那感觉就像我手里捧着一个稀有的水晶，妻子和母亲们担心我会弄碎或弄丢。我感觉宝宝的性别从一定程度上决定着我的体验，我认为我会"很自然地"知道如何把一个男孩子塑造成为一个男人，而说到养女儿，我就完全摸不着头绪了。其实我大错特错了。我可以做她的园丁、守护者和老师，我喜欢花时间陪伴她成长，她是一个非常棒的漂亮的女孩子，感谢上天，赐给了我一个女儿。

——弗莱德（女儿2岁，妻子怀孕16周）

⑲ 与变化抗衡的准爸爸：生活是会改变的

小贴士

当你并不知道接下来人生会出现怎样戏剧性的改变时，你怎样为这些改变去做准备？

小故事

我们结婚5年后，我们的生活发生了巨大的变化。从前我们总在晚上8:30外出吃晚餐，然后随意地做想做的事，每半年旅行一次。现在这种生活离我们越来越远——现实开始不断地撞击。很多事会让我感觉不知所措。我害怕事情的改变——尤其怕我们夫妻关系会发生改变。如果孩子成为我们之间惟一的话题怎么办？如果她也变成了我在午餐时见到的那些终日带孩子的家庭妇女怎么办？我不想让我们变成那种张口闭口全是孩子，而且参加聚会时，惟一谈论的话题也只有孩子的那种夫妻。我们一直都厌恶这类人。我一向比她更稳重，我不想跟她争论关于孩子的琐碎问题。我回想了我自己的父母对我所做的点点滴滴，我的母亲真是了不起，他们去每个地方都带着我。我是不是太自私了？如果我不喜欢那样怎么办？如果我没有准备好而意外地成为爸爸怎么办？如果我要强迫自己以那种方式生活怎么办？我并不喜欢身边围着一群小孩，我必须试着喜欢被孩子包围吗？我对这种事可不擅长，而且从来就没有兴趣，你懂我的意思吧？我很担心，因为我身边很多做了爸爸的朋友看上去并不开心——他们虽然疼爱自己的孩子，但不喜欢有了孩子后的那种家庭关系。我还是更喜欢原来的生活。

——沃尔特（准爸爸，胎儿30周）

***

我讨厌改变。如果我想买一个价值1.03美元的东西，却只有2美元的话，尤其令人担忧。

多数男人不会告诉你关于当了爸爸之后积极方面的改变。他们只喜欢谈论那些你会失去的东西——睡眠、性生活，妻子的关心、金钱以及自己的时间。但是那些你即将得到的东西，却很少有人谈及——爱、平凡、幸福的生活，以及生命中多了一个你想去爱、去引导、去关注的人的美妙体验。而且，你失去的那些东西只是暂时的，的确如此。不久，它们统统都会再回来。而孩子们却是跟你相伴一生的。

的确，突如其来的改变是很折磨人的，但是当你经历之后，你会很快忘记。在妻子怀孕3至6个月的时候，一般是男人最艰难的时候——随后会慢慢好转，但是你必须让自己相信一切都会变好的。我是说如果你期望变得更好，并且心里有所准备，欣然地迎接，那么一定会更好的。

想像一下，如果没有孩子的生活还不错，那么有了孩子后，生活会更好。你所担心会失去的相对于你将会获得的简直就是微不足道。当然，成为父母会改变你们原来的相处方式，但是如果你能够处理好你们夫妻之间过去就存在的问题，那么将来的问题也无须担心。

应对改变的 5 个建议：

1. 针对生活的变化制订出积极的计划。如果你不断地向自己暗示这些变化就会使人精疲力竭，而你真的会把问题带进生活。事在人为，积极地筹划并应对将来所发生的变化，美丽的人生就会成为现实。

2. 不要与变化抗衡。它会像一场飓风隆隆地席卷你的生活。所以，为了抵御狂风袭来，与你的妻子一起培养更坚实的感情基础吧！狂风过后，生活会更美好。

3. 保持耐心。无论是对自己，还是对妻子、宝宝都要保持耐心。如果你这样做，那么对于这一年的改变，你可能过得很舒服。这一年是你们一家人生活的重大转变期——用时间换来一个全新的生活节奏。

4. 自我救助。阅读相关书籍，与其他新爸爸聊天，去咨询心理治疗专家，或带上你的妻子一起去咨询，尽量解决问题，还有找出一个合适的宣泄出口。但最好的办法就是自我改变和寻求帮助。

5. 不只是你一个人。你只是数十亿男人中的一个。如果这种感觉真的让人身心疲惫，那么数十亿的男人不会一次次地尝试。想寻求帮助，其实很容易。

为了更好地理解"变化"，为了帮助你提前预见和接受变化，以及管理将会发生的变化，最好制订出一个"行动计划"，可参考后面的提示 92。

要点回顾

生活确实即将改变，只是会越变越好。

020 接受孕产教育的准爸爸：在浴室里享受这本书吧

小贴士

在浴室里阅读可以让你更快地进入角色。

小故事

我妻子的怀孕并没有给我带来多少焦虑和混乱，我觉得这主要是我做了大量相关阅读。我读了一些关于准妈妈方面的书，也读了两本关于准爸爸方面的书。我妻子订阅了《美国宝宝》杂志,她总把杂志和书放在我们的浴室里供我阅读。她并不强迫我读,而只是把它们放在她知道我能够找到的地方。看完这些读物的确花费了我一些时间。这些书和杂志看起来都有些雷同,文章内容上也都相近,只是因为全世界做准父母的读者永远无穷无尽,永远不断有人要经历这些,所以这类读物会乐此不疲重复出版。阅读让我更快地进入我的角色,让我更清楚怎样实时跟踪胎儿的情况。有时当我和妻子聊天谈起胎儿的发展状况和孕妇方面的知识,或表达我的观点时,她会很惊讶我居然知道这么多。

——杰夫(儿子9个月)

***

如果一个准爸爸很清楚他的角色,懂得孕产知识,将会令他很镇静地面对一切。而如果这个准爸爸对于孕产知识所知甚少,则很可能手忙脚乱,不知所措。

做准爸爸的很多时间是在面对让人头疼的未知情况,并在不断摸索前行中付出各种感情,因为所有的这一切对我们来说都是崭新的体验。正如此书一直探讨的,巨大的变化的确会让人感到无所适从。如果你学习了相关的知识,做一个受过训练的准爸爸,你就知道自己将会面临什么。那么对于一些基本常识,比如什么情况是正常,什么阶段该迎来怎样的变化就会了如指掌。当你知道这是正常情况的时候,你就会舒心对待,而不是徒增压力了。曾经有研究表明男人在产房里陪产,会增加妻子的压力。我的观点是,这项研究没有显示出当一个对分娩流程了如指掌的男人在场时,会多么镇静和舒心。

举个例子,如果你知道你妻子在怀孕晚期会出现假宫缩(也叫布-希二氏收缩)时,那么当她的第一次感受到宫缩时,你就可以让她放心。再举个例子,假如她有想与你发生性关系的欲望时(只是假设),你就不必因做爱会对胎儿造成冲击而紧张,因为你知道孕妇的子宫颈此时已经严严地封闭了(而且还有羊膜囊在保护胎儿),所以完全不必担心。同样,在你妻子见到一些奇怪的事情,或在她感觉到新的怪异的状况时,你能够泰然自若地帮助解答。

通过阅读孕产相关基本常识,使你能够更从容地应对不适。这意味着你面对状况时不必反应过于激烈,不必一切追求完美,也可以在妻子面前做一个很好的倾听者，而不是只管忧心忡忡，恨不得去代她经历。在你对孕产方面的科学知识有了扎实的了解之后，所谓的未知情况就不再是什么恐怖的事了，一切都会变得简单。

另一个很重要的信息来源就是你周围的人们，可以找一下自己朋友圈里那些已经为人父的过来人，对于那些你心存疑虑的问题，可以去问问他们，跟他们促膝长谈一番，并且在整个历程中都可以保持密切联系。也可以去拜访那些有孩子的朋友，看到昔日不如你责任心强的伙伴如今膝下儿女承欢，会让你更有信心，你可以做到，当然可以。

可以帮助你的信息资源有很多。在这里，我特别推荐一本书——《梅奥诊所正常妊娠指南》。这本书中有你需要的大量医疗信息（当然，你应该向你们的主治医生或护理顾问咨询）。另一个资源就是互联网。注意：确保你在互联网上阅读的资料都是出自权威部门，小心那些骗人的网站。我建议你阅读网上信息最好去找医学信息网站。对我来说，排在书签第一位的就是 MedinePlus（www.nlm.nih.gov/medlineplus/）。另外一个可信赖的网站是 WebMD。在这些网站下方，你也可以找到相关权威或有信誉的医学资源网站的链接，但记住同时不要忘记向你们的医生或护理顾问咨询，你不要将互联网当作你寻找答案的最终目的地。

另一类有用的信息资源是为准妈妈而写的孕妇书籍。看这些信息是如何灌输给准妈妈的是件有趣的事。我推荐的第一本书是《孕妇女友指南》（维奇·拉文著），它是以女性与女性交流孕产经验的方式教给人知识的，这本书可以给你不一样的感觉，还有一本书——《肚子在笑：孕产的真相》（珍妮·麦克卡西著），也是值得细读的。此外，可以翻翻妻子的孕妇杂志，它们能让你的浴室阅读增添乐趣。多读些此类书能够让你更快地进入角色，让你更从容地参与你妻子的整个孕产过程，而且可以给你们平添更多好运。总之，你懂得越多，在面对你妻子孕期不适状况时你就能更加从容。

还有一个名词——学习过度，讲的是你不必了解过多的超过你们医生的知识。在面对复杂情况或其他不太令人愉快的事情时，无知也可能是件好事。你们的护理医生并没有提到的复杂情况，你最好不要花过多时间去了解。如果你一点儿也没兴趣读这方面的内容，那么你就草草地翻一遍，或跳读，或干脆烦躁地把书扔到一边（事实上，烦躁地把书扔到一边往往意味着有更让你烦躁的问题——

请重读提示 18）。事实上，如果整个孕产过程很顺利，不出现异常状况，那么需要你操心的事情还是很多，所以你没有必要再去阅读这些内容（除非你在编纂一本这方面的相关书籍）。

要点回顾
了解孕产知识能帮助准爸爸从容地面对所有情况。

 随时会被呼叫的准爸爸：逃不掉的……

小贴士
有时，她不想要答案，而只是想让你回应。

小故事
  在我们儿子两个月大的时候，一天，我正在上班，儿子在家里哭哭闹闹，妻子至少给我打了 3 次电话——没完没了的电话。我因为正在工作没办法每次来电话都去接。但是她不停地打过来。后来我终于接了电话，她情绪非常激动，因为宝宝一直在哭，她告诉我："我不知道怎么办，他怎么了？我没办法了！"我说："是不是胀气。"结果她开始哭喊："不是胀气的事"。我只是给她个提示，结果她冲我喊叫。我不能继续跟她通话了，因为我要工作，我们最终以宝宝一直在哭是我的错这个结论结束的对话。晚上我回到家，宝宝已经睡了，而我的妻子不理我。一个男人无论做什么都是他的错，我都习惯了——我做什么都是错。

——马克（儿子 2 岁半，女儿 6 个月）

***

准爸爸也需要自己的空间。
准妈妈也需要空间。
这并不是坏事。它给了每个人机会去反思、沉淀，找到解决途径。
这里的问题就是，现在我们有手机、短信、微博、微信、朋友圈、电子邮件、视频聊天等各种工具，让两个人没有办法分开。科技的发展让人变得很难独处。我们的伴侣很容易告诉我们她的所思所想、感受以及经历的每件事，她们跟我们交流只是分分秒秒钟的事情，尤其是对处于孕期的准妈妈来说，这一切更为便捷。但是，你又无法告诉你处于孕期的伴侣不要给我打电话或发短信，你真的无法开口。

她们就是自己出去逛街购物的时候也不会让你消停，她会不时地给你发信息、打电话或发照片，有些是你喜闻乐见的，但并不都是如此。当她突发奇想，或闪过什么念头时，她也会给你发短信，她哪儿疼了也会给你打电话。然后，当宝宝出生之后，你又可以通过信息、电话或视频聊天看到孩子哭了笑了。不管你喜不喜欢，你都在随时待命。

如果在你的伴侣怀孕之前，你们可以随时保持联系，那么，当她怀孕之后，这种状态会更甚一筹。如果你不接她电话或不回信息，她就认为你不关注她。如果你因为一时无法放下手头的工作不能跟她说话，你也应该向她解释，同时表达出你对她的关心和支持。最错误的做法就是冷落她，随便打发她，或者假装在忙没法理她。如果你接起电话，她的心情正处在亢奋或愤怒中，你就要有耐心倾听、等待，直到她平静下来。如果你想帮助她，此刻就要避免和她冲突。但是，很多时候，在她不知道自己错了、你是对的时候，事实上她就是错的，你就是对的（请见提示 46）。

如果你发现自己不能长期承受这种交流方式，需要一次宣泄，那么你必须确保自己在生活中能找到一些可以有自己空间的地方。你可以参加一个课程或者做一些需要全神贯注的事情。可安排一个时间让自己不受打扰——健身或上课就很不错。你也可以去参加运动比赛，驾车兜风，跑到一个喧闹的地方，或去一个没有手机信号的地方散步或旅行（如地铁、高山，或一个发展中国家）。让自己不定期地放个假并不是错事。但是千万不要告诉她原因。

要点回顾
手机可以没电，但是你却无处可藏……习惯了就好。

地位下降的准爸爸：站在她肚子的阴影下

小贴士

现在你就像候场运动员一样呆在长椅上，而你习惯的是站到赛场里面。

小故事

妻子怀孕后，我并没有注意到她成为了生活的中心，也不嫉妒她。在我们的儿子出生后，结果不再像我预料的一样了。她是母乳喂养，所以我好像一无是处。她给宝宝喂奶、哄他，而我只能站在一边。我也想抱他，但是她说我做不好。结果，当我抱起宝宝的时候，他总是哭，我没什么办法，因为他是饿了。我妻子会照顾宝宝，而宝宝也想和她在一起。我认为被踢到一边不应该是做父亲应有的待遇。我想更多地参与其中，可现实是我总感觉自己像个候场的运动员——希望被召唤，加入到比赛中。而我在等待时，就像只小狗一样走来走去。

——菲尔（2个儿子，分别2岁半、1个月）

> 长久以来，我的男朋友一直是我生活中最重要的人。当我怀上宝宝之后，他的地位就屈居第二了，我的确是那么想的，但对他来说，可能还需要一些时间来适应。
>
> ——吉娜（女儿4个月）

※ ※ ※

你怎么样？严格地说，我可能是头一个问你这个问题的人。

自从孕检呈阳性的那一刻起，你的地位就开始明显下降。从第一阶梯下降到了第二阶梯，而且你也做不了什么。如果你已经结婚，你能体会到，这有点儿像筹备婚礼。她参与进婚礼筹备中，婚礼在她心里变成了第一位。在筹划了10个月后，你只想让这一切快点儿结束，让一切恢复平静，两个人开始一起正常的过日子。婚姻列车和宝宝列车最大的不同就是，当婚姻列车开始行驶，我们男人的地位在婚礼后重新变成了第一位，而当宝宝出生，男人的地位下降到了第三位，排在宝宝和妻子之后。

以下是男人地位下降的两个阶段：

- 第一阶段——从妻子怀孕到宝宝出生这一期间。
- 第二阶段——从宝宝出生到宝宝的一周岁生日。

在此期间,你不再是你妻子世界的中心,她的精力都放在了如何照顾她自己和宝宝,并且关注她将会怎样分娩这件事上。而且其他人关注的也都是她,而不是你。你也不再是朋友、家庭、同事的中心了,人们很少会问:"嗨,你怎么样?"

宝宝出生之后,女性的本能立即占据她的一切。所以此时你在她心中的地位又降了一层,大多数第一次做母亲的人一般都不太明白孩子发生的状况,或弄不清自己怎么了,第一次做爸爸的也同样如此。但是妈妈通常是宝宝最首要的看护人(除非你是一位全职爸爸)。弄不清宝宝会发生什么,会让人感觉不舒服,而且感觉不舒服的人更希望能控制局面。而这恰恰是新手妈妈们的真实写照。你的想法和感受对她来说已经不再重要。你也不要为新爸爸这种必然会发生的地位下降而失落,而是应该将它转化成促使你更多地参与到妻儿之中的动力。

在家中变成第三位的事实可能会让你沮丧,最好的办法就是"接受它,不要质疑这个事实",如果你与它对抗,它会让你更受伤。一些男人可能会跑到一些娱乐场所寻求别人的关注(参照下面列出的不能做的事项)。准爸爸需要明白地位下降是整个进程中的一个自然规律。但切记不要与那些性感的女邻居或女同事诉说,那是很糟糕的选择。记住,不到一年,太阳就会很灿烂,她的大肚子会消失。你不必再生活在她腹部的阴影下。

当你感觉地位下降时,如何引起关注:

- 陪同妻子产检,次数越多越好。
- 与你的妻子一起阅读孕妇书籍(你也要读她看的书)。
- 跟她聊聊你能怎样帮到她。
- 做一些平时不经常跟她做的事(而且不要解释什么)。
- 就在她身旁陪她,倾听她。

> 我发现保持参与感的最佳方式是与她一起布置宝宝房间。我发现这很有乐趣而且有益于身心健康。这是我参与孕产的方式,让我感觉自己也能尽一份力。
>
> ——布莱恩(女儿12个月)

- 与你的妻子一起购买婴儿用品（给她买张孕妇商店礼品卡——不要猜测她衣服的尺码）。
- 策划一些娱乐活动（孕妇不能坐过山车）。
- 定期带她享受短途旅行（轻松地旅行可以增进感情）。
- 用摄影或录像来记录怀孕的点滴时光（重点记录她的肚子）。
- 将你的心情以日记形式记录下来，放在你的博客上。
- 与朋友聊聊你的感受。
- 与一位心理医生、健康专家，或你的精神领袖谈谈。
- 登陆 www.DadsPregnant.com 网站，成为论坛上的一员。

当你感觉地位下降时，你不能做什么

- 向一位有吸引力的女同事倾诉。
- 向一位有吸引力的女邻居倾诉。
- 向一位有吸引力的女性朋友倾诉。
- 向一位有吸引力的陌生网友倾诉。
- 向一位有吸引力的前女友（还在惦念你的前女友）倾诉。

要点回顾

如果你需要关注，请不要向一位脱衣舞女倾诉（除非你妻子是脱衣舞女）。

023 变胖的准爸爸：为了证明你的爱

小贴士

她吃饭会比以前饱得更快，不要吃她盘子里剩下的东西，那样你也会变胖的。

小故事

在宝宝出生前，我们会想尽办法多去几次餐馆吃饭。因为她认为孩子出生后，一般都很吵人，把孩子带到餐馆又不太合适（顺便说一句，其实不是

这样的）。所以我们总出去吃饭。但是由于怀孕，她的胃变小了，她总是没吃多少就觉得饱了，她的那份总是会剩些，于是，为了不浪费，我就要把我的那份和她吃剩的统统吃掉，我们每顿饭都没有浪费，对我来说每次都是超级大餐！食物就在那，我没法不吃它。控制体重成了我的一大难题，在妻子整个孕期，我足足重了20英镑。我感觉自己胖了——就像在小俱乐部游戏里的超胖老爸。我妻子倒是没说什么，因为她总觉得我瘦。我计划着怎么减肥，在宝宝刚出生不久，我就去了"营养系统健康中心"（丹·马里诺的节食中心）。在这里我们还发现健身中心有儿童临时看护的服务，所以我请了个私人教练帮助减肥。我足足花了几个月的时间才把体重减下去，现在都过去了。

——杰（女儿21个月）

* * *

那不是标志父亲身份的衣服——而是叫肥大的裤子。

事实上，是我妻子怀孕，我却吃成了个孕妇。我妻子怀孕后长了35磅，而一天内她就减掉了20磅。而我，宝宝出生之前长了15磅，结果宝宝出生后我又长了5磅。在妻子的整个孕期，甚至分娩时我都在不停地吃（妻子在分娩最后用力时，我在医院吃三明治）。有时，她想吃东西的时候，食物已经在我肚子里了。

其实对于父亲体重增加的现象有一个专门的名词，叫做"肥胖爸爸综合征"，或"准爸爸综合征"，临床研究表明，在妻子怀孕期间，一些男性的荷尔蒙也会增加，与孕妇表现出一样的症状（但是，请记住，你永远不能说："我也是！"）。准爸爸综合征的一部分表现是体重魔鬼般地快速增加，而增加5磅、10磅或20磅都是正常的。有一种理论认为，与怀孕的妻子表现出近似症状的男人是在与他的妻子交流，表示自己有和她站在一起、与她共同度过这段持久的、不适阶段的决心（有研究表明，人类的近亲——猴子也有同样的现象。公猴在它们的妻子怀孕期间体重也会增加）。

当一个平时只吃沙拉和健康食品的妇女也开始吃冰淇淋、披萨、炸薯条、麦迪和曲奇饼干时，她的爱侣为了表示支持（当然，还可能因为诱人的食物）也会加入其中。他也会一起把食物吃光，让她吃东西时不会感到孤单。而当这种行为坚持了9个月后，那位支持者也就变胖了——爱情使然，成了大胃王，穿上更肥大的裤子，一个月体重长2磅都是爱情的结果。

如果你有一段体重迅速增加或有努力减肥的经历，那么你就准备好再次增重和减肥吧！随着你家庭成员的壮大，你的责任也越大，还有你裤子的尺寸也越大。食物成为了一种寄托，而且你的身边将会处处被食物包围。如果你怀孕的妻子看到你在吃东西（她一直告诫你不要吃过多的垃圾食品），不要指望她会管你，因为她要忙于照看自己的大肚子，而无暇管你变宽的腰围。这意味着你必须自制，自己制订计划。

许多爸爸在妻子的孕产期间会增加体重，而且还会保持继续增长的势头，持续数年不止。你也可能是因为情绪而进食，但是自己却没有发现而已。如果你自己不能控制，那就去寻求帮助吧。我在控制体重方面做得还不错，而且我刚参加完一个健身训练营。我身边的朋友有的练习瑜伽，有的参加马拉松跑步，有的玩山地自行车，还有的练武术。减肥的一大福利：这会让你感觉有事可做，让你有自己的空间，同时也是减压的一个很好途径，你的确需要。

现在，如果你妻子体重在不断增加的时候，你的体重却降了不少的话，千万不要声张，要低调。不要弄得跟比赛似的。千万不要把你的旧裤子给她穿。那只能让她认为她自己胖的连你的裤子也穿不进去了（参照第57条：孕期性爱指南）。保持积极健康的生活态度，安排好你的生活，未雨绸缪，在需要减肥之前就开始控制饮食。你的妻子是怀孕了，但那也不是让你吃得像头猪一样的理由。

要点回顾

如果她问你，为什么你的臀部跟她一样也变大了，那么请你告诉她"因为我爱你"。

024 全权负责的准爸爸：务必及时把每件事做完

小贴士

不要把每件事都留到最后一分钟再做。如果她在临产前需要卧床休息，你就没有时间去准备事情了。

小故事

　　她卧床休息对我来说是最糟糕的事情。她被诊断为患有妊娠高血压，在孕晚期的时候她基本不能离开床，这意味着她做不了饭，不能自己去洗澡、上卫生间。我既要工作，又要为宝宝的出生做好一切准备。我每天7：30离开家，下午6：30回到家。到家后，我必须给她弄饭吃，必须让她打起精神，逗逗她，接着又要做家务——洗衣服、洗碗、购物，以及生活需要的所有东西。她那个月手机费高达600美元。她真的一动不动，真不可思议！她计划预产期前6周都呆在床上休息，幸亏提前分娩了，于是卧床时间少了3周，我迫不及待地盼着宝宝出生。还好，她生完孩子后血压马上就降了下来，同时体重也减了下来（整个孕期她居然长了90磅）。"黑夜"终于过去，我迎来了"黎明的曙光"。她在医院呆的那几天，仿佛是我一生中最美好的时光，几个星期以来，我第一次可以停下脚步休息。

——杰森（女儿4个月）

＊＊＊

　　你的时间也不是你想像得那么多。记住，95%的宝宝不会在预产期当天出生。而且可能会出现一些意想不到的状况，导致你的妻子有些事情不能做了，于是也就增加了你的负担。所以在孕期的最后一个月，就不要再指望她能做什么。

　　随着预产期的临近，你的妻子可能需要更多的时间来休息，而且她可能被诊断为需要卧床休息。卧床休息的情况有多种，同样是卧床，有的会有更严格的限制。如果她需要卧床，那么就意味着你一刻也不能休息。预产期临近时，即使她没有患上必须卧床休息的病，她也会比以前需要更多的卧床休息。她也许真的什么也做不了，即使想做也力不从心，这大概就是你认为临近预产期再做也不迟，而她也会催你提前几个月把该做的事情都做完的一个原因。也许她早在这之前就预感到了临产前自己什么也做不了了。不管预产期是哪天，在时间上先减掉一个月，提前一个月把该做的事做完。如果你发现她做不了平时原本可以做的事（因为疲惫，或者因为必须卧床），那么现代化技术可以成为你的好帮手。

　　比如，你在网上采购宝宝用品，完全可以送货上门。也可以从网上采购食品。在临产最后一个月,你可以打电话预约家政服务机构,每两周上门为你们家做一次清理。临近预产期一个月内,如果你想对家里格局做一番改造,或动什么新的工程,不要指望妻子能帮上什么忙,因为预产期可以作为工程合约的截止日期,你的改造工程结束之日,大概就是她进产房的日子了,所以,你想做什么就提前都做好。最糟糕的事就是你的妻子已经临近预产期,她还要挺着大肚子跟着你一起准备。

要点回顾

提前 4 到 6 周准备好迎接宝宝的工作,提前 4 到 6 个月计划家庭改建。

025 细心体贴的准爸爸:你要保护她

小贴士

如果你看到她在挪动家具,你忍不住想对她吼叫,制止她时,请你的语气客气点儿。

小故事

我们在计划给家具挪挪位置,想把家里重新布置一下时,突然我的妻子自己站起身,不叫上我就开始自己挪动东西。她就是这样一个人,总是按自己的方式做事——即使挪动 60 磅重的箱子,这对她自己和胎儿都很危险。她什么也不顾,她先挪开一个长沙发,之后再去移那些箱子。她就在我面前这样做,因为她知道我肯定会帮她——我是一个"笨蛋"。我有些生气,虽然我能帮她,但我就坐在那儿袖手旁观,而一个孕妇在拼命地挪动东西,我根本没有办法阻止她。后来,我以一个男人最温柔的方式冲她吼了,她几乎要疯了——我发誓,我吼叫的方式绝对够客气了,但是她仍然继续干,把一个巨大的长沙发挪走后,接着又去推几个重 60 磅的箱子。她就是这样进入怀孕晚期的。

——查克(儿子 2 岁)

※ ※ ※

这时，本能开始起作用了，你会感觉到一种无法抵挡的冲动想去保护她。如果你本来就很冲动，马上你就会变得更加冲动，如果你原本很冷静，那么内心有种东西正在苏醒，这就是天性。你想保护她，不想让她开车；不让陌生人碰她的肚子；防止她吃到危险食品、不让她感觉到疼痛，不让她接触到怪诞的事情；不让过分热情的家人和朋友接近她。以下是保护她的一些正确的方式：

面对粗鲁的人

不是每个人都有礼貌；不是每个人都会帮你的妻子开门；不是每个人都会给你的妻子让座。有些人会和你妻子发生争执，有些人甚至会伤害她，把她弄哭。控制你所不能掌控的事情，最好的方式就是控制好你自己。当这种情况发生时，你就会有被人羞辱的感觉，可是别人并不懂，要知道，这些行为粗鲁的人一般并不知道你妻子是个孕妇，或者不知道怀了宝宝会怎样。容忍他人的愚蠢和自私吧！你可以通过 Facebook（www.facebook.com/DadsExpectingToo）向我诉苦。

保护好她的肚子

人们会有很多理由想摸你妻子的大肚子。女人想摸，男人也想摸，朋友、亲人、同事、同学，甚至是同乘电梯的陌生人也想伸手摸一下，除非你给她穿上一件写有"碰我，我挠你！"或给她胸前戴上一个写有"请别碰我的肚子"的大徽章，还有，要告诉她保护好自己，对他人设一道防线。

如果有人想摸她的肚子，她有权告诉对方那样她会不舒服。"不舒服"一词比较妥当，它可将冲突降至最低。

在餐厅用餐要谨慎

如果你去问餐厅的服务员凯撒色拉是否放了生鸡蛋，他说："可能没有。"你可以接着说："你是真的知道还是只是认为没有？"如果他说："我不确定。"那就请他去查清楚。和你同桌用餐的人会批评你，或说些让你难堪的话。这时你不要管他们说什么，你有权问这些问题，而且有权拒绝没有做熟的食物。但是不要用言语攻击说你的人，而是应该教育他们，让他们知道你做得对。如果他们还是奚落你，那么告诉他们你是个懂得保护自己和他人的准爸爸（请见提示 7：伺候你怀孕的妻子）。

应对她自己的问题

怀孕的女人有时会做一些疯狂的举动。她们可能会挪动家具，会把自己暴露在有毒烟雾下，而且频频发生。保护她不去做危险的事情是一件需要非常慎重的事情。无论发生了什么事情，千万要冷静，不要冲一个孕妇吼。即使她是在搬一个很重的书架上楼梯，自己爬梯子，或者做些很危险的事情，也要冷静。冲一个孕妇吼叫可不是什么"酷"，那只会激怒她，招致她反过来冲你吼叫、哭喊，或弄得你看起来像个白痴。

减少冲突的方法是告诉她有些事情真的让你不高兴，然后向她寻求建议，让她告诉你怎样做她才能听得下去，让她告诉你该怎样和她沟通。如果你冲她吼了，要向她道歉。如果是在胎儿已满20周后，那么也要向宝宝道歉，因为你吼了他/她的妈妈（此时胎儿已经有了听觉）。

和她一起克服疼痛

生孩子会很疼（我也听到过），而你又没有办法让疼痛消失，你只能帮忙一起应对。在分娩时帮助她调整呼吸，数宫缩次数；要表现得像一个忠诚的拥护者；帮她寻找最好的护理，与医疗团队交流她的分娩计划；你要主动参与到整个过程并保证随时能被召唤，还有在整个分娩过程中，你握住她的手是保护她最好的方式。只要你呆在她身边就是给她的最大的支持。

对于偶然发生的暴力

事实上，怀孕的女人是最敏感、脆弱的。除非不得已，夜晚孕妇是不应该被独自留在家里的。即使她有防狼辣椒喷水、泰瑟枪、口哨，或者她学过自卫防身术，也不要留下她一个人。孕妇仍然是一个易受攻击的目标，所以一定要告诉她提高警惕。令人气愤的是，有时候暴力正是来自做丈夫的。如果你曾有过想伤害她的念头，或者这种可怕的念头难以消除，那么请及时寻求帮助。孕期家庭暴力的风险会提高。因为这段时间是男人更容易感到不稳定、不舒服的时期。

对于家人和朋友

你要做好缓冲器的角色。你可以让你的妻子跟大家表达自己的想法。然后你再重复她的立场。这不是为了你自己，而是为了她。家人和朋友不大可能故意制造问题，但是有时他们可能会添乱。这时，你要变成一个"缓冲器"——阻挡外界干扰，让你的妻子感觉舒适、放松和愉悦。

要点回顾

你要保护她,她也需要学会保护自己。

沉着的准爸爸:不要过于冷静

小贴士

有时候,你太沉着了会让她更沮丧。

小故事

　　我这个人大概是太冷静了,比我妻子希望的还要沉得住气,我这个人就是这种性格。我不会轻易惊慌,因为我认为必须有个人保持冷静才能控制局面。我妻子第一次怀孕到第 30 周的时候,因为身体原因需要开始卧床休息,我们的儿子提前一个月出生了。这一次怀孕,我们去过两次医院,每次检查都很正常。然而在第 25 周的时候,我妻子感觉很不舒服,我们叫了一辆急救车,妻子被直接送到产房,医生给她用宫缩镜检查,结果什么也没发生。然而最近,也就是大约怀孕第 30 周时,她感觉到了宫缩,我们又去了医院,结果他们检查之后还是说没问题,让我们回家了。我告诉她说不会有问题,但是她不太理智,听了这句话后有些生气。我觉着自己没有被这类情况吓倒,只是认为一切会顺利的,然而有时候她并不想听这种话。

　　有些人遇到一点儿状况就会紧张得尿裤子(原谅我这样说),我有些经历过类似这种状况的朋友,他们的经历让我意识到这没什么好怕的。我妻子有时却认为我是不在乎,觉得我太沉得住气了。其实,我也会用不同的方式表达关心和喜悦的,有好事发生,我会兴奋;而当不太好的事情发生时,我会理智面对,所以,我不会惊慌,但这并不是说我不关心,我不在乎。

——约翰(儿子 25 个月,目前怀孕 34 周)

* * *

　　有一类准爸爸属于沉着类型的,我还不算。

　　如果你是一个沉着冷静的准爸爸,你的妻子可能会认为你不尽人意,感觉迟钝。你的冷静和沉稳的个性很容易被误解。有时候她无比兴奋，你却不慌不忙，这样的话，大概不会有个平静的结局。我的意思是，作为一个男人，你有一切保持沉着的理由。因为你不是那个需要面对怎么把7斤左右的宝宝生出来的人。

如果你表现得太冷静也会让她觉得你不关心她。我的意思是，在你体重增加（也许你真的会这样）、变胖、有宝宝拽你的腿的时候，你可能仍然沉着。那么很显然，她大概会想，你这么沉着，你一定没有站在她的角度，没有体会到她的感受。

如果一个男人关心他怀孕的妻子，他真的能这么沉着吗？

凡事都能保持沉着的准爸爸可以继续冷静，但是不论她的各种忧虑是否有来由，准爸爸都要迎合她的感觉，而不是否定她的担忧。当她告诉你她疼痛的时候，你跟她说没事儿，跟你握住她的手给她按摩，是完全不一样的。实际行动可以让她知道你在担心她。如果她感觉痛苦，同时也感觉到被关心和体贴，她也会反过来关心你。你可以保持沉着，但是要让她知道你感受到了她的痛苦。

如果你真正在担心她，那么你最好把时间和精力都花在该担心的事情上。其实很多时候，根本就没什么可担心的，而你可能弄不清楚她多愁善感的是什么。但是如果她感到忧伤，即使是无谓的忧伤，也要让她知道你懂她，并且允许她有这些担忧。

要点回顾

记住，准爸爸更容易沉着，因为他们用不着使劲从两腿之间生出一个活生生的人。

027 爱说"我也是"的准爸爸：不要对她说你也累

小贴士

永远不要对一个孕妇说你也很累，她们不想听到这句话——尤其是在她们的身体出现阵痛而无法入睡的时候。

小故事

  我的3次怀孕都是伴着长期失眠度过的，我确实心力交瘁。而我丈夫却总是在沉沉地一觉睡到天亮，醒来时告诉我说他有多累，就好像我应该同情他。我第一次分娩时，时间很长，足足持续了22个小时，很痛苦，可我丈夫却足足睡了16个小时。当他醒来时，却跟我说，他这16个小时睡得很累。

  ——乔恩（2个女儿，分别4岁、2岁，儿子8个月）

* * *

  有一点令我深思——不是因为知道孕妇讨厌男人向她们表示，说自己也有同感的问题，而是在想，男人这样做为什么会让她们如此气愤。当你的妻子告诉你有些事给她带来了烦恼，实际上她是需要别人关注和关心她，如果你对她说自己也有同感，表示你也需要被人关注和关心，这样，她会给自己平添许多忧虑。

> 我经常会感觉自己是世界上惟一怀孕的人。虽然以前我也认识一些孕妇，但是当我感受到某些状况时，我会觉得自己是惟一有这些感受的人。
>
> ——爱丽（怀孕39周）

  如果你的妻子在诉苦说头疼，你不要说"我也头疼"这种话；如果你妻子累了，不要告诉她你也很累；如果她向你诉说自己的疼痛，不要对她说自己受伤了，也很疼（即使你是个职业足球运动员）；如果她说她整夜都睡不着觉，不要跟她说你也睡不着觉；如果她谈起自己的大肚子和不断增大的三围，你倒是可以说说自己也变胖了，但是需要注意你只是在她面前拿自己开开玩笑（若是你拿她的体重开玩笑，那是绝对不好笑的——她也许会笑，但之后一定会暴打你的）。

  只要她爱你，她就不愿听你诉说烦恼和疾病，不是因为她不关心你，而是因为在这个特殊阶段，她不想听到这些。追溯到提示16——无法接受现实的准爸爸，再读读这一章节，记住，不是只有你才有这种情况。

  如果你想抱怨，那么在说的时候，先告诉她你知道她不想听，但是你要让她知道为什么有些事情你那样做会很难受，这样她才能明白为什么你在搬柜子的时候那么吃力。也许她在看到你做饭时呕吐，她才意识到你身体也不舒适。如果你想抱怨，你也可以打电话给你的妈妈或朋友，向他们倾诉你此时心情很糟糕却没人关心。你还可以在网上发个帖子，把心里所想的都倾诉出来。我了解男人，做男人很累，做一名准爸爸更累。脚疼、头疼，非常疲惫，满负荷压力，变胖，皮肤变差，或者对未来感到渺茫、紧张——男人，我在这里真心地帮助你们，我了解你们，我懂你们，我关心你们——但是你不能对你怀孕的妻子说。

要点回顾

如果你也想抱怨诉苦，可以去找咨询师。但是绝对不要找产科医生。

028 不善于表达情感的准爸爸：男人，你应该表达出来

小贴士

在感情方面，即使是最细微的表达对她也很重要。

小故事

我们刚从医院回来，我的公公和婆婆正好来我家了。我太疲惫了！事实上，他们的来访让我很心烦。我爱他们，我们一直都相处得很好，但是这次因为我实在是太累了，我没法为他们做任何事情。我跑进了卫生间，我只想哭出来！过了几分钟，我丈夫走了进来，抱住我。他看着我的眼睛，温柔地告诉我，一切都会过去，没有任何问题，告诉他们我只是太累了，后来，他扶着我上楼，和我一起躺下，让我感觉到真的不会有什么问题。那一刻让我难以忘怀。我丈夫看着我的眼睛时，他的眼神非常温柔。他不善于表达情感，他能这样对我就足够了！

> 我试着做一个大男人——那种永远不会哭的男人。结果，在她告诉我她的想法之后，我立刻陷入了莫名的忧伤，我紧紧地拥抱她（我比她高一头），忍不住哭了出来，然后我们又笑意莹然，最后开怀大笑起来。
>
> ——凯文（妻子怀孕3个月）

——南希（女儿15个月）

***

相对于善于表达情感、健谈的男人，不善于表达情感的准爸爸却很少表达他们的真实情感，虽然他们隐藏其温柔一面，但却深爱他的妻子或女友。

这条提示不是想改变任何人，如果你是个不善于表达情感的准爸爸，虽然你不擅长，你也需要告诉妻子你的感受。如果你是个女人，你需要明白，表达得少并不意味着他们的爱少，只是他们所表达出来的爱，通常不能够满足孕期的妻子所需要的爱。

虽然你怀孕的妻子了解你，知道你属于不善于表达情感类型的男人，但需要注意的是，怀孕后的她和你第一次见到她的时候是不一样的。她以前也许能忍受你这种不表达、不善于交流的一贯作风，然而怀孕可以改变她对你的态度和看法。她的需要变得更多——无论你对她表达得多或少。

与以前相比较，在她怀孕后，整个孕期你都要向她表达 5 到 10 倍的爱。孕妇有不同的需求，怀孕后，她们也不知道自己究竟需要多少爱。如果你属于不善于表达情感的类型，那么不用说出来，只要做出来就行。比如一起参加孕产培训班，送花给她，给她买孕妇装，或送一张贺卡，陪她去医院做定期检查，请渡乐妇帮忙，鼓励她邀请她的一个朋友参与到分娩过程中，在她分娩的时候邀请她的家人进入产房，给她做孕期按摩，主动问她你在屋子里可以为她做些什么，等等。如果你还是不擅于表达你自己，可以翻翻这本书："The Five Love Languages"（《爱的五种语言》）。我会在下一条详细介绍。

> 我希望他知道，在他见到宝宝时，如果能表现得很兴奋对我意味着什么。我知道他兴奋，但是如果他能经常表现出来就好了。
> ——阿曼达（怀孕18周）

一定要让她经常感受到你的爱，如果你不能说出来，就找个别的方式表达出来。你要想办法让你怀孕的妻子感受到浓浓的爱意，如果她感受不到足够的爱那可是个问题。

要点回顾

不善于表达情感并不意味着你们的爱比别人少，如果你不能够说出来，那就做出来，她们需要感受到你的爱。

不开心的准爸爸：请大声地说出你的困惑

小贴士

如果你确实感觉你们之间的关系出现了问题，那么不要等待它好转；如果你想修复你们之间的关系就提出来，把问题摆到桌面上，试着和她一起谈谈。

小故事

我在很年轻时就结婚生子了。有了我们的女儿后，我想我们的关系会好点儿的。后来，在我们有了第二个儿子后，我意识到太晚了。回顾过去，现在我意识到了我的很多信念和感觉都是应该表达出来的。而我一直都在等待，等待事情好转，等待她能变，结果什么都没发生。让我感到羞愧的是，我允许社会指令我何时该做什么，而没有听从于自己的勇气。这就好像告诉你一个35岁的男人，他应该结婚了，于是他为找一个结婚对象而去约会，却不管对方与自己在内心上是否有些共同的东西。这一点很重要，我已经意识到了夫妻关系的含义，不是两个人拴在一起生活的关系，而是真正的相敬、相爱的一种愉快的关系，其他的都放到一边。这种关系应该是有益于夫妻双方的，不会对任何一方造成伤害，也不至于造成双方付出很大的代价（离婚是非常巨大的代价）。

> 突然，他发现社区剧院的吸引力远胜于我的怀孕！那种强烈的喜爱被摆到了第一位，甚至过去和我一起参加的拉梅兹分娩学习班都被他抛到了九霄云外！不用说，后来我们离婚了。
> ——麦克乐（1个孩子的母亲）

——尼克（大儿子2岁半，小儿子6个月）

***

你知道吗？大约10%的新爸爸会患上产后抑郁症，我原本也不知道。我震惊于竟然没有人谈论这个（现在我就要谈谈这个问题）。这是客观存在的事实，你和你的妻子都应该去认识和面对的。但是，大多数女性连想都不肯想，大多数男性也不考虑这个问题，多数人都不知道还存在这个问题。如果你发现自己经常处于一种飘忽不定、六神无主，脑子里充满了各种危险的想法，特别想逃跑、想袭击人或者想躲避的话，可以去寻求专业的帮助。

如果你想通过生育一个宝宝来改善你们夫妻的关系，那你就错了。事情不会像你想像的那样，至少长远来看，不会有很大的改变。可能在数月后，甚至可能是数年后才浮出水面，但是这些堆积的问题总有一天一定会爆发，也正是以为要个宝宝就会挽救破裂的夫妻关系的这个错误观念埋下的隐患。如果你们过去的冲突没有彻底解决，那么以后在你们发生冲突时也会把以前堆积的问题扯进来。

孕期很容易忽略你们之前原来的问题。而且很容易会期待当宝宝出生之后就一切都好了。然后，也很容易再要一个宝宝。于是，你们的生活里就有了两个孩子，原来的那些问题还是存在，就这样年复一年地过日子。但是，逃避只能产生怨恨。夫妻间互相怨恨，长此以往，就很容易走向离婚的边缘。

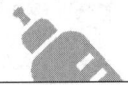

男人与产后抑郁症（PPD）

根据《儿科日志》的一项研究，"接近14%的母亲和10%的父亲患有中度或重度的产后抑郁症。该项研究还提到，抑郁的父亲不愿意管自己的孩子，并呼吁儿科医生应该根据这些症状对这些父母进行筛查。然而，患上产后抑郁症的男士主动去看医生的只占到一小部分，而且此类症状通常出现在孩子出生后的两到三周，因此要想甄别出哪些男士需要帮助，成为了一项更具有挑战性的工作。如果你感觉自己可能患上了男士产后抑郁症，请及时联系当地的医院或拨打你所在社区的产后咨询热线，咨询相关信息并获取适当的治疗。你可以登录网站 www.postpartum.net 查询关于产后抑郁症的信息（想了解更多关于PPD的详情，可以查阅第49条）。

如果在她怀孕前你们的关系就不太愉快，那么，现在就着手去做一些事情去改变。如果你感到不舒服或感到不被重视，千万不要幻想宝宝出生之后就会变好。可以去寻求帮助。可以做夫妻关系咨询，也可以读读"The Five Love

Languages"(《爱的五种语言》)这本书。她也可以读一下(也有电子视频书)。可以利用这些机会去更好地了解你自己和你的妻子。你们两个人都可以寻求一些帮助和支持。

一旦你们有了孩子,你和她的关系就会永远相连。仅这个理由就值得你去努力修复濒临破碎的夫妻关系,而且,即使你认为一切已经为时已晚,你不去试图修复,你永远都不知道还是可以修复的。还有一点值得提醒——夫妻间的沟通远比处理分居和离婚代价要小。

要点回顾

要孩子不能解决所有问题。而且,只会把问题充分彰显出来。

030 家有多胞胎的准爸爸:累并快乐着

小贴士

不要抗争!你今后不得不将自己 90% 的时间和精力投入到家庭,没有什么比这更辛苦,但是很有收获。一开始你可能会疲惫不堪,但是以后会慢慢变好的。

小故事

我不知道发生了什么事,第一次听到这个消息,我几乎完全懵了。接下来,脑子里闪出了这些问题:"我们怎么养得起?""两个!将来我们的生活会有多艰难?"我们从没有预料到这一点。我妻子的孕期过得很辛苦。头 5 个月她一直恶心,必须吃缓解孕吐的药。妊娠才 29 周,通过剖腹产宝宝就提前出生了。10 天后,我们抱着一个女儿出院回家了,而另一个女儿留在医院,直到 4 个半星期才带回家。

> 一切都是挑战,比如:两个宝宝同时哭闹,根本无法入睡。给你一条好建议,就是让丈夫和他的妻子睡得一样少!这样会很公平。
> ——安哥拉(双胞胎儿子 2 岁)

双胞胎姐妹的到来让我忙得不可开交,基本上有 6 个月,我每天只能睡4到5个小时，在这6个月里，为了销售工作，我的车足足跑了35000里程。宝宝们严重影响了我的工作、性生活，以及个人的事情，而我又不能因为自己的事，对宝宝们不管不顾。两年半后，我回过头再看我们经历过的生活，才发现自己喜欢这段经历——让我重来一回我也愿意。那段日子相当的艰难——我从经常参加派对到后来竟然没时间留给自己和妻子，但是我们过来了。相信我，那只会变得更好。我的两个女儿彼此是最好的朋友，她们可以一起玩，不需要人太多照顾，于是我和妻子又有了属于我们的二人世界。现在，我们的生活很幸福。

——肯尼（双胞胎女儿2岁半）

＊＊＊

恭喜！你得到的是双倍的幸运。买一赠一，或者说两个都是半价！好吧，我说实话……如果我是你，我会崩溃。一次生两个的确有点多，而且有点密集。其实，你完全可以胜任，但是你的确需要帮助。你可以借鉴那些双胞胎爸爸的经验，向他们学习。尽量向他们请教，越详细越好。

几年之后，你将有两个或更多的彼此是最好朋友的宝宝。如果你正好只想要两个宝宝，怀孕一次就可能做到！现在就开始吧！双胞胎意味着工作双倍、睡眠减半。但是，别人这样跟我说，尽管很困难，在你喊着"我根本就没有自己的时间了"的时候，一下子有两个宝宝也是相当"酷"的事情。

怀上多胞胎意味着孕期会缩短（标准妊娠期是37～39周），产检更为频繁，附加一些危险（早产、妊娠糖尿病、妊娠高血压症等），体重猛增（孕期标准增重约为35～45磅）及更高的荷尔蒙（一个更大的产后风险问题），被迫提前卧床休息，剖腹产概率增大等，还意味着18年后要交两份的大学学费（这的确不公平，但是别紧张，不是现在，是18年后）。

我要强调一条重要的建议，就是鼓励你的妻子在宝宝出生前找一个可以给她支持的朋友网。早做比晚做好，一旦宝宝们出生，她就没时间管自己了。早点着手，这样你就有个等候帮助你的朋友网。

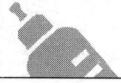

双胞胎类型

同卵双胞胎：由一个受精卵分化为两半，而后发展为两个独立而相同的宝宝。这类双胞胎宝宝性别相同，长相相同。

异卵双胞胎：由两个卵子分别经两个精子受精而来。这类双胞胎宝宝不太相像，只是跟同一父母所生的兄弟姐妹相似程度一样。

照顾多胞胎宝宝会非常耗神的，举一些简单的事，如出去吃午餐或带着宝宝去商场、超市，对她来说，一个人确实难以应付。她可能会感到无助、慌乱，或是孤独。大多数多胞胎妈妈或多胞胎准妈妈没有太多与她们情况一样的女性朋友。在需要求教经验的时候，有一个朋友网（甚至网友）会让事情变得简单。

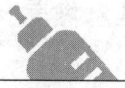

多胞胎类型

三胞胎、四胞胎、五胞胎。三胞胎发生概率为，大约每 7000 至 8000 新生儿出现一次，五胞胎大约是每 4700 万新生儿出现一次。

你们也可以向自己的护理医生或其他护理专家咨询，如何才能找到一个可以给予支持的团体。另外，你们也可以登陆"国际双胞胎母亲俱乐部"（NOMOTC），在该组织的网站上有这样的描述："国际双胞胎母亲俱乐部是由超过 450 个本地的多胞胎父母俱乐部构成的网络，会员包括 25000 对多胞胎（双胞胎、三胞胎、四胞胎，甚至更多）的父母。国际双胞胎母亲俱乐部推行积极支持多胞胎父母的理念，在美国通过当地及跨州际的会议形式向多胞胎父母提供自助及情感支持。"（可以登录 www.nomotc.org 访问 NOMOTC）

如果你做了多胞胎的爸爸，那就意味着从身体上、心理上，以及家庭财政的需要上都会鞭策你比以前工作更卖命，工作时间更长。为了家人，你也许无法在他们需要的时候随叫随到，这也是需要你尽可能多列出谁可以帮助你们的一个理由，这个名单的人选可以考虑从你们的家人、朋友、医生之中挑选。你们也可以找一个夜间月嫂,在宝宝出生后的几周,每天晚上都来家里帮忙(那时宝宝们通常每两个半小时醒一次吃奶,但是双胞胎的生物钟不是总一样,这就意味着你的睡眠会很少)。你们也可以考虑一周雇一次月嫂——这样你的妻子不仅可以休息,还可以有时间洗澡,而且也能腾出几分钟时间给自己了。如果你们是靠父母帮忙,在你们带着宝宝们刚出医院在回家的路上叫他们这段时间多干些活儿。早产的双胞胎一般要比别的婴儿呆在医院的时间要长,要等宝宝们长得壮实些才能回家。回家后,当心你的妻子可能出现产后抑郁症的症状。有研究表明,多胞胎妈妈更易患产后抑郁症。

要点回顾
两倍的大学学费——现在不要去想。

031 准备做养父的准爸爸:请把自己当成生父

小贴士
漫长的等待时光过去之后,我们马上开始忘记这段时光。就像任何痛苦的经历一样,你的大脑有一个忘记苦难的奇妙的功能。我把遗忘归根于宝宝到来后,我的睡眠严重不足。

小故事
　　我们收养了两个孩子。第一个孩子,我们足足等了7个月才见到孩子的生母。我们在家里兴高采烈地布置了一间育婴房,买齐了宝宝基本的必需品后,把房门关好了。因为我妻子没有生孩子的经验,而大部分信息是官方提供的经验。等待宝宝出生的过程是很熬人的,后来,我们终于带着我们的女儿回家了。不仅是缺少睡眠,所有一切都很可怕。从这点上说,我的心情丝毫不比做一个生父要轻松。有一个不生孩子的妻子是件好事——对于收养孩子是个优势。这样你不会觉得自己是在和一个就像被巴士撞到了而浑身不舒服的妻子一起照顾一个孩子。

　　　　　　　　　　——安德鲁(2个女儿,分别20个月、33个月)

这天是星期三，社工在工作时间给我打了个电话："你好，你在干什么？"我回答："我在工作。"她继续说："今天你有重要的事吗？有一个宝宝在星期一出生了。"我接着问："我俩被你们选中了吗？噢，那是个男孩还是女孩？"她说："是个男孩，我想知道你们今天能来看他吗？"我丈夫现在在纽约，3周后才能回来。我回答她，"我今天能过来"。然后我马上给我丈夫打电话，告诉他这个好消息。我们就是这样收养了第2个孩子。

——琳达（女儿5岁，儿子2岁半）

* * *

欢迎将要做养父的准爸爸，我也没有忘记你们。

自己生育宝宝的夫妻会有40周来准备迎接宝宝，你大约只有40小时。当你接到电话，就要马上行动。甚至没有时间去审视这件事情的艰巨性。这一分钟你们还只是夫妻，下一分钟你们就组成家庭了。一旦宝宝来到家里，会有一些情感上的问题出现。

养父母会有一些独特性，而且会面临一些情感上的问题。还有一些需要顾虑的问题，比如，孩子的生母会选择你们的家庭吗？什么时候才能收养？孩子出生后生母会与要收养孩子的养父母签署主张她一定权益的协议吗？你们是采取开放式收养（与生母相见）还是封闭式收养（不与生母相见）方式呢？宝宝自己会有怎样的表现？

答案就是：把自己当成生身父亲，融入生父这个角色，在你亲身经历之前，你也不知道会怎样。

谢天谢地，你们也可以得到支持。大约每年都有120,000对父母正在经历收养孩子的过程（根据儿童福利信息网的数据），你可以找到相关人员来指导你。但是关于一些重要事项请看下面的文字，我希望这本书能对你们有所帮助。

一个重要的事项，要想成功收养孩子需要几个条件，首先，收养者必须接受相关部门的调查和评估。相关工作人员会对你们做出判断，直到确信你们可以做一对好父母。另一方面，孩子的生父生母必须完全不能胜任做父母，但仍有再要孩子的能力。

对养父的阅读建议：

- 《尿不湿解决所有问题：从婴儿期到幼儿期的睡眠、喂养以及活动》特雷西·豪格和梅琳达·布劳著
- 《同性恋爸爸：父亲的仪式》大卫·斯特和苏珊娜·马格里斯著（Gay Dads: A celebration of Fatherhood by David Strah and Susanna Margolis）
- 《我是巧克力，你是香草：在种族意识下养育健康的混血孩子》玛格丽特·莱特著（I'm Chocolate, You're Vanilla: Raising Healthy Black and Biracial Children in a Race-Conscious World by Marguerite Wright）

养父和生父可共同分享的经验：

- 我们同享期待。
- 我们同享生活中要经历的戏剧性变化。
- 宝宝出生后，我们都会体验精疲力竭的感觉。
- 我们都会体验如过山车般的情感起伏变化。
- 为了妻子，我们都想变得更强大。
- 在成为一个父亲的那一刻，我们都会感受到震撼和畏惧。
- 我们也同享着作为一名父亲对子女的那份爱。

事实上我们没有人知道自己在做什么，我们每个人都相信自己适合做父母，而事实证明养父们确实可以胜任父亲的角色。虽然也会有自我怀疑的时刻，尤其是宝宝到来的第一个晚上不停地啼哭的时候，你可能会想："我能做好吗？"孩子的生父生母也只能盲目地相信我们可以做好，但是最终你会知道自己可以——至少应让对你们的收养能力已经作出判断的专家相信你们。

要点回顾

养父母瞬间便当上了父亲。任何紧张激动都是正常的。

孕妇的身体变化

THE BODY OF THE PREGNANT WOMAN

好像第二次青春期

每个女人在怀孕时经历的身体变化都是独一无二的。她的身体不再属于她自己或属于你。接下来的两章将会帮你了解孕妇的身体和思想。不管你妻子的身体出现怎样的变化,切记:没有经过允许,不要碰她的乳房,那样后果会很不妙。

032 孕妇的身体:好像第二次青春期

小贴士
我该如何描述女人怀孕后的身体?四个字:难以掌控。

小故事
　　一切都在膨胀——我的下巴(还好,没那么可怕)、臀部、大腿,当然,还有肚子。每天早上穿衣服时,我都会发现我喜欢的衣服在一天天变小。到了第3个月,我每天都出现新的疼痛,有时是臀部肿痛,有时是腿部抽筋,永远不知道接下来会出现什么状况。怀孕造成我的关节出现松动;在锻炼或活动过量的时候,我的骨盆部位会出现奇怪的抽筋,一下子牵连到我身体的好几个部位;肚子在一天天变大,冬天穿的上衣都包不住我的肚脐;似乎有人在我的腹部下面划了一条深深的线；我不能高举东西，我在怀孕前能做的很多动作都不能做了，这很烦人；睡觉也变得不再是件享受的事。醒来时总会感觉臀部疼痛，而且只能侧睡。晚上，除了醒来上卫生间，我睡觉时整晚都是翻来覆去，调换姿势。我明白这样有助于腹中胎儿的生长，但是我怀孕刚第5个月。我一直担心接下来的4个月还有什么状况在等着我。不要误解，我喜欢第二次做妈妈，我只是想在身体的变化以及感觉上自己能多一些控制权。

——史蒂芬妮（女儿22个月，目前怀孕22周）

* * *

她正经历一次笨重的变形。她的心理和身体似乎在重新经历一次青春期。没有别的事比对自己的思想和身体失去控制力更可笑的了。这些似乎让我悟出了男人不怀孕的原因，如果男人会怀孕，那么他们肯定会因身体不舒服而忍不住乱踢人的。

女性是怎样对付的呢？

值得称赞的是，女人在怀孕后仍可以处理众多事务，他们可以工作，可以照顾我们，关爱我们。这里要提一下，有的孕妇甚至几乎不会经历那些恼人的症状。然而，大多数孕妇还是会经历的，而且甚至还会出现医学期刊上不曾记载过的不寻常的症状（如果你发现了，请将这类信息通过 www.DadsPregnant.com 网站告诉我）。

以下是她在整个孕期可能会难以应付的一些情况：

狂燥的荷尔蒙

她的身体好像是在忍受炎热的天气，其体内的雌激素、孕酮、耻骨松弛激素似乎都在爆炸式增长。你可能在想这是应该经历的必然的变化，并且会过去的（不要叫她停下这些戏剧性转变，否则你只会创造出更多的戏剧）。她身体出现的这些变化是由于她的情绪波动造成的，而她的情绪波动，究其根源，是因她怀孕后荷尔蒙水平迅猛升高造成的（详情请见提示42）。

膨胀的子宫

为了适应胎儿的不断生长，她的子宫会不断生长。膨胀的子宫会将一切器官向旁边推去。想像一下，好像你必须要穿越一大堆的障碍物才能到达公共洗手间，旁边拥挤的人群就像身体的其他器官（然而，现实中不需要穿越障碍物）。由于子宫膨胀的缘故，孕妇会越来越不舒服，而且她上卫生间可能会越来越频繁。

子宫是个很神奇的器官。整个孕期它会变大上千倍（超过大多数准爸爸的胃）。它整个重约 2.5 磅——大得足以装下胎儿和胎盘以及容积占 1/4 的羊水，而在宝宝出生离开母体后子宫又会神奇般缩回到原有的大小。

血压会升高

孕妇在孕期血液量会升高到孕前的近两倍的水平（血液量大约增加 45%）。这样不仅会加大心脏病发病的概率，而且在各种场合也显出一个更臃肿的面孔。

异常疲惫

孕妇常会疲惫——远远超出任何男人可以理解的那种疲惫。她们的身体要比以前运转得更为辛苦，心脏需要比以往带动更多的血液，身体要负担更大的体重。而除了身体变化之外还有内心的疲惫（详见提示 39）。

强烈的饥饿感

孕妇需要更多的热量，需要更多的食物——每天大约需要超过 300 卡的热量。一些孕妇在一秒钟内就会饥饿。如果她饿了，马上给她吃（在喂一个孕妇的时候你的手动作一定要快）。不管你做什么，不要质疑她的饥饿，不要质疑她对食物的选择（详见提示 35）。

孕吐反应

怀孕早期，孕妇的荷尔蒙会增加，她们通常会经历一段恶心呕吐的时间，有些人可能会持续几个月（甚至整个孕期），但有些人也可能根本不会有孕吐反应，这种情况因人而异（详见提示 34）。

可怕的屁

孕妇会便秘，会有很多屁，有时情况糟得连她们自己都无法控制。一但屁酝酿出来，孕妇可以在任何场合自由地放（详见提示 36）。

巨大而敏感的乳房

一段时期后，孕妇的乳房可能增大到双倍。不要太兴奋，那不是为了满足你的幻想的，而是为宝宝准备的（详见提示 33）。

阴道分泌物增多以及痔疮

女人总会有分泌物，但是现在会更多。至于痔疮，那只是伴随怀孕而来的另一个自然现象。直肠周围增大的血液量以及静脉压力是导致这一常见现象发生的原因（详见提示37）。

打鼾及腿抽筋

孕妇疲惫的一个原因是她很难睡好觉。而夜晚伴着她的打鼾、腿抽筋，以及不断地往卫生间跑，结果使你也睡不好觉（详见提示40）。

情绪失落及心理健康问题

每次荷尔蒙的变化都可能会引起她情绪上的失落，这种失落可能出现在妊娠期间，也可能出现在分娩之后。不要害怕，会有很多办法可以解决这个问题（详见提示49）。

孕早期的问题

- 呼吸变短促。
- 便秘（对她温柔些，给她买些有意思的读物）。
- 轻微痉挛（尤其是在性高潮后，你很幸运也是一份子）。
- 唾液分泌过多（亲吻时会湿湿的）。
- 胃烧灼痛（造成她晚上失眠）。
- 痒（她可能需要挠脚、挠肚子）。
- 妊娠纹（一半多女人会有）。
- 偶尔出血（不舒服）。
- 小便频繁（记住这点，尤其在你们打算出行的时候）。
- 头痛（那不是她的借口，而是不可思议的普遍现象）。
- 身体酸痛、腰部疼痛、关节肿胀。

要点回顾

可以理解，为什么她时不时会生你的气——怀孕要经历的疼痛使她坐立不安（详见提示37）。

033 孕妇丰满的乳房：你可以看，但不能摸

小贴士

孕妇的乳房对很多男人来说是个让人两难的问题。突然间，你有了个真正的大餐，但是不允许你享用。

小故事

那是不能摸的宝贝，是禁果，她的胸部真的很大。

最好不要碰它，因为它总是处于疼痛中。我每天都想靠近，但是每天都被她拒绝，按道理我应该有权碰它，但是如果我敢这么做，她会杀了我（这样我就没法碰任何女人的乳房了）。我从不抱怨，我不怨恨她怀孕后变大的乳房，但我还是更喜欢她怀孕之前的样子，因为那时我可以摸它。尽管我不心甘情愿，但我还是要建议其他男人不要触摸你怀孕的妻子的乳房，而且不要向她抱怨。因为最后把一个8磅重的宝宝生出来的人不是你。

> 她的乳房变大了，胸罩罩杯从原先的B杯变成了D杯。她看起来还不像是怀孕了。她的乳房看起来挺自然的，不像硅胶的假胸，这挺有趣的。
> ——埃里克（儿子14个月）

——拉利（女儿2岁半）

＊＊＊

孕期的乳房变得很不一样了，真的变大了，真的。

怀孕后乳房变得跟它们的主人一样——它变得捉摸不定，有时变得敏感而易怒，有时会开心、兴奋、乐于表现。如果你有幸见到它（注意要在她允许的前提下，而且不要用手触碰），你会发现它跟你以前见到的真的不一样了。它不仅变得更大、更敏感了，而且上面有了一个更粗的黑色的叶脉间网隙（或乳头）。还有不要被一个（或两个）巨大的乳头给吓倒。

> 如果我丈夫知道我现在变大的乳房以后还会变小，不会总这么神气，他一定会更珍惜现在的时光……
> ——米斯蒂（女儿2岁）

怀孕后大多数孕妇的胸围都会增大一个型号（或更大）。这意味着小号的胸罩罩杯会换成中号，或大号。一些男人会对他妻子怀孕后的乳房更感兴趣。

很多男人在看到妻子变大的乳房时都会表示出赞赏、好奇，甚至痴迷。不管你是不是一个迷恋大乳房的男人，即使你怀孕的妻子乳房变大了，你也不要表现得太过兴奋了，沉住气！小心，容易激动的男人更容易惹出麻烦，对她变大的乳房过于着迷，可能会让她感觉你一直对她以前的胸围不满。女人在这方面都很敏感，因此你表现出的欣赏可能会让她误解。有个事实女人可能没有意识到，就是大多数男人都喜欢摸女人的乳房，各种型号的——小的、中等的、大的、超大的、巨大的——男人就是喜欢靠近它。男人对更大型号的乳房表现出兴奋不仅是因其型号大，也是一种新奇的体验，就像摘到了树顶的樱桃一样。

不管妻子的新乳房让你多么浮想联翩，多么兴奋，也要控制好自己。如果你情不自禁总想表达对她新变化的乳房欣赏时，要控制一下自己，取而代之告诉她你多么喜爱她整个怀孕后的身体。如果你忍不住想跟她聊聊她新的大号乳房，那么也问问她对此变化是怎么想的；如果她告诉你她觉得它的样子很可怕，那么就附和她的说法；如果她说总感觉肿痛，感觉别扭，那么就不要主动给它按摩（在不确定那是什么意思的情况下）。

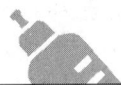

怀孕小问答

关于乳房的提示

如果你妻子正在用母乳喂养宝宝，那么她的乳房就会经常肿痛，人也会比较疲惫，而且也没什么兴趣去关注你。在宝宝断奶后，她的乳房仍然需要一段时间休息。在你妻子哺乳期间，即使她想和你亲近，你也要多加小心，因为这一时期，她的乳汁常会溢出或喷出。弄脏眼镜是小事，重要的是你们的亲近对她的乳房会有危害。

要点回顾

孕妇那浑圆的、肥大的、超大的乳房将来是为宝宝准备的——不是为了你的性欲。我知道，这真的不公平。

034 呕吐的孕妇：像警犬一样灵敏的鼻子

小贴士

问问她需要什么，避免制造出新的气味。

小故事

　　她吐得很厉害，她吃了防呕吐的药整整 5 个月之久（那种药看起来跟医生给癌症患者吃的药一样）。

——肯尼（双胞胎女儿 2 岁半）

　　孕妇呕吐就好像患上了不会发热的流感一样，一到晚上它就会袭来。那段时间，我基本上每天都会呕吐两三次。我们住在一个很小的一居室公寓里，所以我丈夫通常就在旁边，但是他会给我一些空间。我不想让他太注意我，而他总是关切地问我需要什么。他通常给我做汤——鸡汤、犹太面球鸡汤，如果是晚上，就是馄饨汤或一些煲汤。我嘴里通常有含着金属的感觉，我不喜欢罐装的汤——必须是家里现做的。

　　怀孕后，我的嗅觉似乎灵敏了上百倍。垃圾的气味以及食物混合的味道最让我忍受不了，我一进超市就想呕吐。我甚至对气味产生幻觉。我们刚搬进新房子的时候，我确信自己闻到了有什么东西在厨房里腐烂的味儿。我问其他人有没有闻到，我的手指向地面的一个方向，然后他们蹲下慢慢地寻找到底是什么东西让我恶心，他们每个人都相信我，但是没人闻出来。我想那就是孕早期要经历的事情，后来这种情况渐渐消失了。

——丽莎（儿子 20 个月）

＊＊＊

　　大约 70% 的孕妇都会经历恶心和呕吐（数据来源：梅奥诊所健康孕期指南）。

　　大多数孕妇的早孕反应不仅是发生在早上，而且中午、晚上都会发生。少数孕妇根本不会出现孕吐现象，而有些孕妇呕吐现象则会持续几个月。大多数孕妇的孕吐现象会在进入怀孕中期时消失。

男人看到自己的爱人受孕吐煎熬是件很折磨人的事，那是一种帮不上忙干着急的心情。而且，在她犯恶心吃进去的东西在胃里翻滚的时候，你还会担心胎儿也跟着受苦。不必担心！胎儿很安全，早孕反应不会影响胎儿的。早孕反应消失之后，这一切都会从她的记忆里渐渐褪去，但是在孕吐发生时你却什么也做不了，你能做的只能问问她你能帮上什么忙。

> 我第一次怀孕的早期几乎每天晚上都呕吐，难受得睡不着觉。他抚摸着我的头发，和我待在一起。但是当他对我说呕吐对宝宝没好处的时候，他的话对我一点用都没有。
> ——艾米丽（儿子21个月，女儿3岁半）

呕吐何时何地袭来是难以预料的，可能是在家吃早餐时，或在购物时，在吃正餐时，在床上亲热的时候，或者在汽车上、飞机上、火车上、巴士上、直梯上、扶式电梯上，或在机场的自动行道上。

为什么会发生早孕反应？原因并不完全为人所知，但是一般认为这与雌激素、荷尔蒙的增加以及胃部肌肉放松有关。它一般发生在怀孕早期，进入中期便渐渐消失。但也有少数孕妇会持续到中后期（多出现在怀有多胎、初次怀孕，年纪越轻的孕妇这种症状会更严重）。

虽然你无法消除早孕反应，但以下几种方法对你还是有帮助的。

- 身边放一些薄脆饼干或其他零食。在晚上睡觉前和早上醒来后吃点东西，可有助于抑制呕吐感。最好的办法就是在她枕边放上一个装有食物的罐子，食物罐子不但可以帮助她自己去找吃的，也避免你大清早到处给她找吃的。
- 避免制造让她恶心的味道（停止使用气味重的古龙香水）。
- 不要因她的恶心而跟她生气，或叫她忍住（是的，我曾经干过这种蠢事）。孕吐是孕期很正常的现象。
- 鼓励她少吃多餐。
- 食用姜汁酒和姜味糖果（很浓的姜味），可以帮助她抑制恶心。
- 给她做清淡的食物，避免油腻（不要使用很深的煎锅）。
- 让她保证充足的睡眠（叫她早点儿上床休息）。
- 可向你们的护理医生或健康咨询顾问咨询关于针灸、防恶心手镯，以及孕期维他命（有时维他命会引起恶心）的事情，咨询一下你们何时才需要帮助。

注意，万一出现体重下降、吐出血或看似咖啡豆状的东西，并且不见好转时需要马上就医。

要点回顾

虽然孕妇会呕吐无数次，但她们都生下了健康的宝宝。你只要照顾好她，不必操心她肚子里的胎儿，胎儿会照顾好自己的。

035 变胖的孕妇：这样会比以前更美丽

小贴士

她的体重增加得越多，就越需要丈夫说她美。

小故事

很不幸，我的体重增加得超出了我的预期。到目前为止，我已经增重了40磅。我在怀孕前是130磅，现在已经是170磅了，而且还在增加。我想我不会达到200磅吧？每天早上让我找衣服穿是很头疼的事，我永远不知道穿什么合适。

有些人在怀孕后会感觉自己真的很漂亮，而我没有这种感觉。我感觉自己变臃肿了，变成了大块头，毫无魅力可言。当我照镜子时，我意识到我的身体现在要比脸蛋更引人注目了。

医生说我身体很好，一切正常。但我还是难以接受，因为我所有的朋友整个孕期都只增重了25磅。我丈夫却一直支持我，安慰我，说每个人的身体是不一样的。他知道我为此苦恼，每当看到我照镜子后失落的表情，他都会很心疼。我被他吸引不仅仅是出于他的外表，他的确是那种难得的好男人。每当

> 如果他觉得我太胖了，他就不会带回曲奇饼给我吃，是吧？
> ——匿名
>
> 在我分娩后，他给我买的第一件东西是一辆用于帮助我减肥的慢跑婴儿车。我告诉他，他买这件东西伤害了我的感情，因为它让我感觉他嫌我胖。他解释说，他真的以为我会很想恢复到原来的身材，还以为买这个我会高兴呢。
> ——吉尼（女儿4个月）

我这样说他时，你猜他怎么说？他对我说："你变得更漂亮了，因为你怀着我的孩子！"我笑着跟他说："你可真会哄人！"但是说实在的，一遍遍地听这种话真的有好处。毫无疑问，我知道我的体形以后会恢复的。

——艾莉森（怀孕 7 个半月）

* * *

可以告诉她从后面看根本不像是怀孕了。如果她从后面看也的确是怀孕的样子，那就告诉她，她坐在高桌子前看不出是怀孕了。

现在偶尔犯浑的时刻

在我大约怀孕 7 个月的时候，我从镜子里审视我自己。我就哭了起来，我丈夫就问我怎么了额，我说："我又胖又丑！"他的反应却是"奥，亲爱的，你美着呢！"

——杰米（2 个儿子，分别 2 岁和 6 岁，女儿 4 岁）

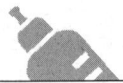

准爸爸小问答

提问：是什么造成她体重上升的？

回答：胎儿占 6.5 至 9 磅，胎盘占 1.5 磅，羊水占 2 磅，乳房增重 3 磅，子宫增重 2 磅，脂肪储存以及肌肉增重占 6 至 8 磅，增加的血液容量占 3 至 4 磅，体内增加的液体含量占 2 至 3 磅，结果总重增加 24 至 32.5 磅。

（数据来源：梅奥诊所健康孕期指南）

有些女人发现自己变胖后会比较坦然，而有些女人却认为这是丢人的事。一般说来，大多数孕妇在整个孕期会增重 25 到 35 磅（大多数男人这期间也会增重 10 磅左右）。有的孕妇体重增加得更多些，也有的会少一些，但不管是哪种情况，记住，不要刻意监测她的体重。她怀孕早期过去时也就是她所有过去穿的裤子的末日，孕中期结束的时候（或更早些），就没人注意到她的双脚了，而进入孕晚期时就根本穿不了有一点儿收腰的衣服了，过去曼妙的身材彻底消失了，而且这段时间，有些她看不到的事情就需要有人提醒她了——这正是我们的工作。

作为变胖的女人的丈夫，也是作为过来人，我奉上一条最好的建议，就是"让她感觉自己漂亮"。有些女人喜欢变胖些，当然，一般来说是指过去比较瘦弱的女人，因为变胖后她们便不再因为自己的瘦弱形象不符合社会公认的标准或男人所认为的美的标准而烦恼，她们变胖后终于卸下了这种心理包袱，变得坦然多了。另一类女人则会觉得变胖就会变丑，她们因此憎恶肥胖。不管她是哪种心理，你定期地称赞她美，即使是违心——在她心情不好的时候，你适当地恭维恭维她，这样，不会让人感觉你很做作，她会相信你说的。

从她胖得穿不上平时穿的牛仔裤的那天起，直到她身体恢复到可再次穿进去为止（至少9个月的时间），这期间都是需要你恭维她漂亮的时候。然而，你不能连脑筋都不转一下，一上来就夸，首先，找出她身上值得称赞的地方，比如她的微笑、眼睛、大肚子，或者她的勇气。如果你在她身上找不到可以恭维的地方，那么你需要看看心理医生了，我说的是真的，如果你在你怀孕的妻子身上找不到任何闪光点的话，这可是个问题。

以下是一些小提示，提醒你一些不能说或不能做的事，以及一些你应该经常说或经常做的事。

- 永远不要说她吃得太多了（如果你对她的食量感到担心，那么你可以问问医生）。
- 如果她真的"需要"吃东西时，永远不要问她为什么。
- 永远不要这样问她："你确定饿了吗？你不是刚吃过吗。"
- 永远不要拿她的食量开玩笑，或拿她吃的食物开玩笑。
- 永远不要取笑她的体重（即便是她先提的，否则她会反过来取笑你的）。
- 永远不要跑去给她买超肥的衣服（应跟她一起去买，或给她一张购物卡）。
- 永远不要用"羊脂球"这个词指代她。
- 永远不要给她指出她身体哪部分胖得最厉害。
- 永远不要跟她说她的体重都要赶上你的了。
- 永远不要在你头脑里还没有答案时问她问题。
- 永远不要问有没有人比她变得还胖。
- 永远不要拿她的体重和别的孕妇做比较。
- 经常对她说她有多漂亮。

> 千万不要指出她的裙子的腹部位置上掉上了食物残渣，哪怕是她自己没有发现……
> ——布莱恩（女儿1岁）

- 经常对她说她有多性感。
- 在她问你:"我看起来胖吗?"答案永远是"一点儿也不胖"。
- 在她问你:"你喜欢我现在的身体吗?"答案永远是"是的"。
- 经常当面赞美她身上你所喜欢的部位(不只是胸部)。
- 经常给她拥抱和热吻。
- 经常跟她说,她看起来一点儿也不像怀孕的样子。
- 不要在乎她的妊娠纹。

如果你担心她的体重,可以和她一起预约医生,跟医生单独谈谈。如果她有过饮食失衡的历史,一定要告知医生或健康顾问。荷尔蒙和身体的变化能够唤回她过去的心理问题或饮食失衡问题。除了医生或健康顾问,她可能还需要见一见营养专家,以便帮助她在饮食上能够做出良好的选择。

在她吃东西的时候,永远不要当着她的面表现出对她食量的担心,记住,这是一个法则。如果你觉得她吃得太多了,或者觉得她在食物的选择上有错误,那么你在向她提及此类问题的时候,一定要注意时机和场合。你应该知道一个孕妇在怀孕早期每个月都会增重2~4磅,而孕中期和孕晚期每个月都会增重3~4磅(总计25~35磅),还有,整个孕期她每天平均需要消耗300多卡左右的热量,据此标准,如果你发现她的体重增加有些异常,什么也别说,先去预约医生(这就是为什么要陪她去见医生的好处)。不要把问题的关键放在食物上,而应更多地关注她的身心健康。如果你忍不住一定要和她谈谈你发现的她的体重异常的问题,不要在她吃东西或身体裸露时谈此话题,这两个时期都是她很敏感的时候。在错误的时间谈此话题会让你无意间成为混蛋(见第17条提示),而在合适的时机谈会让你看起来更像个好男人。还有一条好建议,就是夫妻一起活动,比如一起散步和做一些其他的轻微活动,一起参加瑜伽课程,还有,应改变你外出的时间,以适应她的生活节奏。

要点回顾

时不时地称赞她的美丽,学会欣赏她的"新的"身体——就像和别的女人在一起(但没有做错事)的感觉一样。

036 爱放屁的孕妇：孕妇在放屁的时候有不被指责的特权

小贴士

爱放屁是孕妇正常的生理现象，不要怕邻居们听到。

小故事

  我怀的是双胞胎，有一个难以启齿的问题是在我进入孕晚期的时候几乎失控了。我记得那天我们要去看医生，是孕产期前最后一次产检，在我们正走向车库的时候，不知道为什么，我突然停下来，感觉双脚好像绑上了铅块，我站在那里，大声放出了响屁。屁声从地下车库水泥墙反弹出来，紧跟着听到一声巨大的回声。我和我丈夫一下子都笑了起来，笑到眼泪都流出来了，后来，突然间他发现我们的一个邻居从车里走了出来，整个过程他都看到了，我们都很尴尬，他从我们身边走过的时候，甚至看都不看我们，而事实上我们一直是很友好的邻居。我真的觉得他肯定会想赶快躲开的。我丈夫在他走过我们身旁的时候，对他开了句玩笑，"如果你觉得那声音很糟糕，你应该闻一闻"。

——安吉拉（双胞胎儿子2岁）

* * *

  我说出来可能会让你吃惊，但是所有女人都会放屁（包括你深爱的女人）。我知道——你的妻子在某种程度上可能会让你感觉她从不放屁，但实际上她会。如果她以前从没在你面前放过屁，那么现在躲着点儿——她的下面马上就要喷发了。

  很多女人在怀孕期间都会便秘，便秘会经常伴随着放屁，所以很多孕妇会不停地放屁。很多人已经习惯了他们的妻子经常性的胃肠气胀，有些人会矢口否认她会放屁（认为她从不放屁），有些人不介意她放屁，有些人却很反感，还有些人则觉得有趣。

> 她的屁简直异乎寻常。清晨我会因它而醒来3次。不是因为声音，而是气味！
> ——哲思（2个儿子，分别2岁半、8个月）

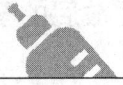

亲爱的，怎么会有这么多的屁

不断增加的孕酮对孕妇的胃肠区域起到放松的作用，从而导致便秘的发生而产生屁。

可缓解或控制这种状况的方法有：多喝水、少吃多餐、多锻炼，还有，在她感觉要放屁的时候赶紧告诉你离开房间（你必须离开，因为她现在是怀孕了）。另外，她还敢吃卷心菜、花椰菜、洋葱、芽甘蓝，或焗烤青豆洋葱酥等这些食物，尽管这些食物对孕妇来说会是"喷气式飞机燃料"，也不要惊讶。

根据我的亲身经历以及专业调查，我发现孕妇可能在这些场合放屁：床上、车里、火车上、飞机上，或吃饭时、看电影时，在一个路途遥远的旅行中。当孕妇放屁时，男人该做什么？如果是你，你妻子的不雅行为就这么过去了，你能视而不见吗？如何看待她的屁确实是个难题，这涉及到严肃的道德问题，这个问题已经困扰了数代的好男人。

当你的妻子放屁时，怎样做呢？有以下3种选择供你参考。

1. 以彼之道还至彼身。

2. 羞辱她，用嘲讽的语气冲她喊："有人需要去看看医生了！"

3. 像个英雄一样，把她在公共场合弄得臭气熏天的"屎盆子"扣在自己的头上，说："对不起，诸位。"

我的建议是：如果她在路途上、在吃饭时，甚至是在你们正甜蜜地亲吻道晚安的时候，或者其他场合放了个响屁，你不要因此而恶语攻击她，而是学会友善和包容，毕竟她不是故意的，只是有些情况孕妇真的控制不了。

> 每次我以为是宝宝在我肚子里活动，但其实是我要放屁了。
> ——凯莉（1个孩子的母亲，目前处在孕中期）

彬彬有礼地、宽容地让她放屁的事过去。你应做好心理准备，她第一次不小心放的屁还只是一个"小测试"，是用来探视后面的屁是不是招人讨厌的臭屁，一旦臭味扩散，你和周围其他人在一定程度上需要对她彬彬有礼而宽容。之后她自己会打开窗户或喷空气清新剂。

永远不要采用"以彼之道还至彼身"的方法。选择报复的行为在她面前是很无力的,因为孕妇的屁会奇臭无比,你是比不过的。呆在那儿报复,你会恶心甚至呕吐,这样不但不公平,而且还得不偿失。

要点回顾

你怀孕的妻子有可能爱放屁。如果她把臭味怪罪在狗身上,而你家并没有狗,你也别去跟她争辩,这就是你成为好男人的一个基本要求。

"滴漏"的孕妇:像个漏水的水龙头

小贴士

如果你看到了什么,告诉她,但要选择适当的时机。一个刚生完孩子的女人不想听到"哦,顺便说一下,你屁股上挂着个一寸宽的痔疮气泡"。

小故事

她在使劲的时候,身体下面会有东西冒出来。我确实看到了她肛门那块有个比一粒葡萄干小一点儿的东西冒了出来。我没有跟她说,因为当时我并不能确定那是什么。女性的生理真的很神秘,两周后她告诉我她身体有些不舒服,当时我也没有联想到那事。之后她去看了医生,被诊断患上了痔疮。当她告诉我的时候,我说:"其实我并不吃惊——让我告诉你发生了什么吧……"

——麦克(3个女儿,分别2岁、5岁、7岁)

> 我曾经问过医生:"我总觉得裤子湿湿的,怎么办?"医生说这很正常。我就回家告诉我丈夫,裤子湿湿的是正常的。我想让他理解正在发生的事情。
>
> ——斯泰西(怀孕29周)

* * *

怀孕的妻子并不想告诉你孕期会有各种"滴漏"。

孕妇可能会流出血,会流出分泌物、尿液或者黏液,会渗出乳汁,或者会有其他你从没见过、摸过或闻过的东西。女人不愿听到我们谈这些东西,因为她们希望自己在丈夫眼里永远都是美丽的。

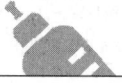

作者小记

我妻子刚患上重感冒,咳嗽很严重,有时候她甚至咳嗽得尿了裤子。她告诉我她一天要换3条内裤。我把这个秘密透露出来,就是想建议你,在你跑到药店去给你怀孕的妻子买感冒药的时候,别忘了给她买护垫,在不方便的日子里,没有比护垫对她更贴心了。

怀孕时,女性可能会分泌出一些东西。子宫颈黏液塞(或者叫"血先露"),因痔疮而肛裂出血,羊水破裂(如果羊水带要破裂),也可能在不方便的时候漏出尿液;在哺乳时,乳汁可能会意外地渗出或喷溅出来(如果突然她衬衣的上半部分湿了,一定要及时告诉她)。还有,在她分娩的时候你会看到一些从没见过的东西——你永远不想看到的东西。

如果你发现她有异常,如出血,或有奇怪的味儿,或者看到别的不同寻常的东西,一定要告诉她,不要对她保密,女人需要知道这些状况。

> 我问了医生:"我觉得我好像把裤子给弄湿了,这是怎么回事?"他回答说这很正常。于是,我回到家赶紧告诉我丈夫说弄湿裤子是正常的。我想让他理解女人到底会经历什么。
> ——斯黛茜(怀孕29周)

怎样告诉她也需要一些技巧。孕妇希望自己在丈夫的眼里是漂亮的,尤其是在她们身体臃肿得无法控制的时候,所以当你的眼睛和鼻子发现一些情况后,过几分钟,等她这种状况结束了再告诉她(如果你发现的东西让你一时接受不了,那么等你恢复平静,可以控制自己之后再向她解释发生了什么)。与她谈这类敏感的话题,我发现最棒的办法就是在说此话题之前和之后说些好话,说些恭维的话,即"三明治"法。这不是我原创的方法(我忘了是谁教我的了)。"三明治"法是这样的:首先,面带喜色、和声细语地表示现在你对她哪些方面非常喜欢,之后再告诉她你看到、闻到、摸到,或尝到(这有可能发生)了什么,告诉她事情,最后再说一些能够表明你爱她,而且仍觉得她很美的话。

如果你说不出口,那么你把医生或一个跟她关系比较近的人拉过来,让他们替你说。总之,最好还是需要有人说出来。

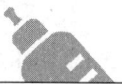

孕妇会流出的液体

- 子宫颈黏液塞:在她怀孕晚期你能看到带血的(棕色或带有红色)黏液,这可能是黏液塞(用以堵住子宫颈出口的黏液)。失去黏液塞通常意味着她的子宫颈正在膨胀和张开,宫颈管正在消失(变得更细更柔软),这说明宫缩马上就要来临,或者可能在几天内来临。
- 羊水破裂:羊水破裂意思是羊水从羊膜囊中流出(也称为薄膜破裂)。她的羊水破裂时,羊水或是滴流缓缓而出,或是汹涌而出。正常来说,女性10%的羊水会流出。
- 尿液:不要逗她笑或咯吱她,她真的会尿裤子。她腹中的胎儿的压迫会使她小便失禁。
- 阴道分泌物:正常来说,女性在怀孕期间阴道分泌物会增多。如果它没有味儿,或几乎没味儿,那么情况正常。如果你发现分泌物颜色发绿或发黄、发灰,黏稠,或气味强烈,就应该告诉她可能受感染了。

要点回顾

如果你看到了她看不到的东西……摸到了她够不着的东西……闻到了她没闻到的气味……告诉她!

038 局部痉挛的孕妇:不要怕,这是正常现象

小贴士

她可能会流血——如果发生了,先不要惊慌,应打电话给你们的医生或带她上医院。

小故事

　　她在怀孕晚期的时候出现了出血现象，她告诉我的时候，看得出，她吓坏了。她打电话给医生，医生告诉我们直接去医院急救室。那天，我感觉驱车去医院的路显得那么遥远，不过，到了医院之后，他们一点儿也没有让我们等待，医生马上就给她做了检查，结果查出是胎盘在子宫内开裂而导致了流血。幸亏我们及时采取应对措施，否则会有更严重的后果。现在生宝宝还早，所以医生嘱咐她卧床休息。其实，卧床休息很有效，她的情况很快就稳定了下来。一个月后，她生下了宝宝，不过还是早产了4周。宝宝的个头儿很小，幸运的是他很健康。那次是我们最惊魂的一幕，至今难忘。

——史蒂文（儿子3个月）

*　*　*

提示：

倾听她的身体，也倾听她的话。

小故事：

　　我的妻子在怀孕25周之后，开始感觉到胃部疼痛，她说她感觉到像抽筋一样。我告诉她只要睡一觉就好了，因为你原来没有过这方面的问题。但是，每过一小时疼痛都会变得更严重一些，就这样她的疼痛持续了五六个小时。现在回想起来，其实就是宫缩。而且当时就去了医院，其实是挺可笑的，因为刚到孕期的25周，我压根儿就没想过这时候宝宝会出生。我们去了医院，也没有人认为我妻子要临产了。我们认为这是假宫缩，一切都还正常。当时大约是凌晨1点钟，我们还盘算着大约在半小时内回到家。然后，内科医生就开始对我的妻子进行检查，瞬时间，医生的脸色就变得很惊恐，她非常震惊，她的手竟然摸到了一条小腿。当她把手伸过去的时候，宝宝正好踢了她一脚。我的妻子的确是临产了，而且宫口已经开了6寸了。接下来，我完全摸不着头脑，麻醉师和产科医生也进来了，我们在医疗文件上签了字，然后他们就开始准备手术，告诉我们他们必须要尽快娩出宝宝。6个小时之后，我就当了爸爸。我的女儿重820克，她在保育箱里呆了13个小时，3 个月后，她离开了新生儿加强监护病房，我们一起回到了家。现在她两岁半了，是个健康漂亮的小姑娘。

——丹（女儿 2 岁半，儿子 4 个月）

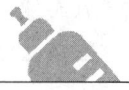

假宫缩

子宫的演习性宫缩可能早在怀孕第 22 周就会开始。怎样辨别它是预演性质的宫缩的一个方法就是让孕妇改变身体姿势（如坐着变为躺下，或变为走动），如果姿势改变后，子宫收缩变缓或微弱了，那么它大多是假宫缩。真正的宫缩则会持续并且强度越来越大。不管宫缩结果被判断为哪种，应马上给医生打个电话，以防早产。

有时，她会无助地找你，告诉你她现在疼痛或流血、痉挛，或感觉浑身不舒服。那一刻，你的世界似乎一瞬间停了下来——即使没什么可担心的事。如果连续发生 3 次，我的心跳就加快了。

举个例子，我妻子在怀孕第 16 周的时候，开始出现痉挛，严重时她竟然在购物时疼得坐到了地上，过了好一会儿痉挛才消失。她打电话给医生，医生告诉她伸直腿，以后注意监视痉挛的现象。痉挛是由膀胱炎症引起的，或是因韧带拉伸导致的。现在，我不再因恐惧而头脑一片空白地去咬自己的指甲了，但还是担心会有什么事情发生。有时，还是有一些让人手足无措的事发生，注意一定要随时跟你们的护理医生或顾问保持联系，即使真发生了不良的状况也要乐观处理。

后来，在怀孕中后期，经常会出现各种怪异的情况。一旦感觉到宫缩，首次怀孕的女人就会以为自己要生了。我妻子在第一次怀孕的第 38 周时，她的宫缩整整持续了 60 分钟。看起来像是真要分娩了，而不像假分娩，因为它表现出了所有的真分娩的症状：

1. 有规律的间隔时间。
2. 每次宫缩至少持续 30 秒钟，之后持续的时间越来越长。
3. 在她挪动位置时，宫缩并没有消失。
4. 宫缩出现在她的腹部和后背的下方。

我坚信她是要分娩了，并告诉她开始整理行李。我将每次宫缩都跟踪记录在笔记本里。过了一个小时，她数累了，结果居然睡着了。3 个星期后她才生下了宝宝。（当然不是宫缩持续了 3 周，那次还是假宫缩）。怀孕也意味着要经历疼痛、不适，还有可能会流血、宫缩和痉挛，有时会多次出现。如果你很不安，尽管给你的医生打电话咨询。但需要注意，如果她出现以下症状，一定要立即打电话。

- 阴道流血或涌出大量液体。
- 面部、手部或手指突然肿胀，或肿胀变得严重。
- 出现持续时间较长的严重的头痛。
- 下腹部不适、疼痛，或抽搐。
- 发烧或发寒。
- 呕吐或持久恶心。
- 排尿时不舒服、疼痛，或有灼烧感。
- 视线模糊，看东西有问题。
- 头晕。
- 感觉到胎儿活动的改变。
- 在怀孕28周以后，怀疑胎儿的活动比以前要有所减少（如果你在2个小时数的胎动次数小于10下）。

如果她感觉异常，最好给你们的医生打电话。不要担心是否打扰了他。有一条重要的提示：这本书不是一本医学指南，你的医生才是你的指导者。在你们怀疑有什么问题时，一定要给你们的医生打电话。在等待医生给你们回电话期间，如果你想了解更多的信息，可以翻阅《梅奥诊所健康孕产指南》或访问一个你信得过的网站。你也可以登录医疗在线 www.nlm.nih.gov/medlineplus，可以查到许多权威来源的数据或出版物。但是，我再次重申，所有这些都可以代替你的医生的意见。

你知道宫缩、痉挛甚至流血等情况都可能是正常的之后，就可以安慰她，告诉她这很正常，只不过以前没人告诉你们而已。

要点回顾

我从来就不知道孕妇流血和痉挛也是正常现象，我希望之前有人告诉过我。

039 疲惫不堪的孕妇：她们不是在演戏

小贴士

如果一个孕妇说她很疲倦，那么请你帮助她，不要责难她。

小故事

我刚怀孕后，总是感觉非常疲倦，我希望丈夫能帮忙打扫房间，因为我真想好好休息一下。我跟他说我想躺一会儿，他却说："我不知道打扫哪里，简直到处都是垃圾！"我马上感觉歉意，不该躺下，于是强忍着继续干活。记得那一刻我的眼泪都流出来了，因为我真的太累了，而且后背也受伤了。可我丈夫根本不理解我有多疲倦，之后，我很后悔，没有对他说出来我当时的感觉。于是在我第二次怀孕的时候，我吸取了第一次怀孕的经验，把一切都说了出来，结果我得到了很好的休息。

——安娜（儿子1岁，目前怀孕5周）

***

总会有一些时候，你怀孕妻子的所言所行会让你质疑她是不是有表演的成分。我建议你不要说出你的怀疑，或者说不要拆穿它。那是她的特权。事实上，我就犯过这种错误，所以你就不要再犯同样的错了。

事情是这样的，我妻子第二次怀孕的第9周，有一天，在我上班的时候我们通了个电话，在电话中她的声音听起来没有一点儿力气，好像嘴皮都张不开了。当时，我正好工作特别忙，没有耐心听她有气无力的声音，她的电话让我停下来不

> 鲜花、礼物和约会的夜晚纵然美妙，但是做饭、洗衣服、做家务也弥足珍贵，做一个真正的伴侣，而不要只是花前月下。
> ——乔恩（儿子3岁，目前怀孕33周）

能专心工作了，也弄得我很烦。听着她的声音，你想像不到一个人能累成这样，我觉得她是在逗我。我应该把嘴闭上，什么也不说会更好，但是出于顾虑，我不能不说话。

晚上我去问她："你是在演戏还是真的这么累？"她愣了一下，叫我重复一遍

我的话，她不相信自己的耳朵，我的话让她很震惊。

她跟我说这辈子从没这么累过，还说不喜欢我说她在演戏。我接着向她解释说，如果她不是真的这么累，那么确实让人以为是装的，我想弄明白她的真实感受，这样我才能做个更体贴的丈夫。她说，她无法相信我问了她这么一个愚蠢的问题。她并没说我愚蠢，而是说我的问题愚蠢。但是后来她几乎是歇斯底里地喊道：“你这个麻木不仁的蠢驴！"那天晚上，我感觉很愧疚，我伤害了她，但现在我终于明白了她有这么累。

孕妇在说自己的感觉时，不管她所说的有多么不可思议，你永远都不要质疑。即使你觉得她多半是在表演，也要把你的想法装在肚子里，将我们脑子里的电路板编好程序，你永远不说出那种话（我的线路当时一定是坏了）。如果你急切想知道她表演的水平，把你的想法跟我说，或跟陌生人说——最好是跟你的狗讲（如果你没有狗，那么找一个，这样你就有倾诉对象了）。

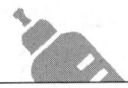

帮助她就是帮助你自己

阅读一下提示 57：孕期性爱指南。帮助她做家务可以帮她为后期节省许多能量。引用一句关于女人的真理，"她的精历是有限的。帮助她就意味着她能把一些精力放在你身上"。

我妻子第三次怀孕的时候，我终于可以很从容地聆听她诉说自己的疼痛和不舒服方面。我只是回应：“你这么不舒服，我也觉得很难过。"孕初期就让她感到筋疲力尽。孕中期又让她更加疲惫和不适。孕晚期简直就是各种症状各种疼痛不断。总是往洗手间跑，被胎儿踢来踢去，处理各种状况。总之，她有理由说自己一辈子从来没有过的疲倦。

如果你妻子怀孕后仍在上班，或在家里照看其他孩子，那么她回到家是根本顾不上你的。她需要人帮她做饭、洗碗，以及做其他平常她做的事情（假设她平常会去做这些事）。对那些习惯了一屁股坐下不干活的男人来说，听到这些会让他们很吃惊。

你应该这样想：你帮忙一次，就会让她少受累一点儿，还能让她感觉到你在支持她。

要点回顾

我也很累，但是我没法告诉任何人，感谢你的聆听。

040 打鼾的孕妇：像睡在飞机场旁边

小贴士

你可以以沙发为床，因为有时候你只有在这儿才能睡个好觉。

小故事

在有噪音的房间里我永远都睡不好觉。我妻子睡觉很安静，这是我们婚姻的一个秘密。她过去从不打鼾，直到她怀孕后，一切都改变了，她居然打起呼噜了，而且晚上总是要起来，一个晚上要去洗手间好几次。我没有抱怨，而是起身睡到了客厅的沙发上，因为这里是惟一能让我睡着的地方。我从没跟她提过这事，只是顺其自然，沙发很自然就是我的地盘，没有人聊起过这个话题。我妻子并不想我，而我也喜欢我的沙发，就这么简单。

——加利（2个儿子，分别2岁、6个月）

***

现在是另一个犯浑高发期

上周有一天凌晨，我的丈夫打鼾打得很厉害，我就想背过身去睡，我轻轻地摇了一下他的胳膊想让他停止打鼾，他说："我自己控制不了。"我回应道："但是摇摇你就可以让你停下来呀。"他睡眼惺忪地说："可能你应该去睡沙发。"我一下就愣住了，我告诉他这是他讲过的最犯浑的话，他还问我为什么，我说，"你知道你在说什么吗？因为你打呼噜，你就让你怀孕8个月的妻子去睡沙发？！"那天晚上，我又捡起这个事情，问他是否还记得早上跟我说了什么话，我说他那时候还在睡觉，所以根本不记得自己说了什么，听到这里他就哈哈大笑了。

> 我以前睡觉总是仰卧，现在需要换成侧卧了。所以我买了一个长的孕枕以防我的头翻转时落枕，结果我丈夫比我用得时候更多。
> ——斯黛茜（怀孕25周）

——杰西卡（女儿3岁，怀孕33周）

和一个孕妇睡在一起，就如同坐飞机时，坐在一排三个的中间座位，而且后面有个小孩子一直在踢你。你会被不断地打扰。你也许能睡一会儿，但马上又被吵醒了，而你又不大可能换个睡觉的地方或者投诉孕妇的睡眠习惯。纵然非常不舒服，但是要相信妻子的睡眠比你更辛苦。以下是原因：

- 不断膨胀的子宫会压迫膀胱。膀胱持续受压意味着她需要不停地上厕所，也意味着她的睡眠会被不断打扰（希望她睡在靠门的一间卧室里）。
- 不断长大的胎儿将会对她的脊椎和循环系统施加压力。因此孕妇在孕晚期不能仰卧睡觉，更不能趴着睡，这意味着她睡觉时总要翻身、摇晃。
- 半夜，睡着的她会不断受胎儿嬉戏、蹬踹的折磨。胎儿的活动会把她弄醒。
- 大约 1/4 的孕妇会打呼噜——她们在怀孕前大多并不打呼噜。
- 不管是白天还是晚上她们都会饿。有时候晚上她会醒来找吃的。如果她太臃肿了或因太疲惫了不能去厨房，你就要去给她弄吃的。
- 她腿部抽筋也会在夜里醒来呻吟（伸展、站立、活动双脚，以及热敷等可以缓解这种症状）。
- 孕期充血可能会使她整夜打喷嚏、喷鼻涕，或者呼吸吃力。
- 胃灼热、胀气、便秘、疼痛、浑身不适、焦虑，以及荷尔蒙等各种原因会使你们的睡眠变得苦不堪言。

以上任何一种情况都会把你吵醒。如果你被吵醒了，千万不要埋怨她，只能是接着睡觉，或轻声地走向沙发（前提是如果你到沙发上睡是否会让你妻子伤心或感觉受到侮辱，如果会，先问问她愿不愿意让你睡到沙发上）。

要点回顾

在她的床边随时备上食物和水。以免你在夜里为此起床。

想获得更多信息，更好地迎接你的小宝宝，可以关注 Dad's Expecting Too 的每周孕期指南，专门为准爸爸准妈妈设计，登录 Dad's Expecting Too.com 会让你了解孕期每周宝宝的情况以及准爸爸准妈妈的情况。

想获得关于准爸爸准妈妈的最新的信息以及资料，可以关注 @DadExpecting 微博，或者登陆 www.Facebook.com/DadsExpecting 这个网址。

6 孕妇的思想
THE MIND OF THE PREGNANT WOMAN

情绪时刻变化的女人
以及准妈妈的"腰带束缚感"

一个没有怀孕女人的已经很难让人捉摸了，等到她怀孕了，她的所言所行所感又常换常新，她可能连自己都不知道为什么要那么做，什么时候会做出什么事。本章内容会帮你了解如何去说如何去做，而且，更重要的是，明白什么是坚决不能说不能做的。

041 快乐的孕妇：享受怀孕得到的优待

小贴士

许多人的孕期是非常轻松顺利的，因为怀孕并没有她之前想像得那么恐怖和艰辛。

小故事

我的预产期是明天。我的整个孕期都过得很轻松。我感觉自己很幸运，似乎我就没有遇到什么好抱怨的情况，我觉得自己甚至要比没怀孕的时候还放松。我学会让自己看

> 我不理解为什么很多人不喜欢怀孕，我就喜欢。我都说不出怀孕有什么可怕的，只是，我觉得有种被骗的感觉，因为我的宝宝早产了一个月。
> ——曼迪（儿子2个月）

到希望，欣然地欣赏生活之美，看着自己身体的变化就像是亲历了一场精彩的探险，我喜欢这种感觉。每走一步我都不知道接下来会发生什么：我期待肚子变得更大，然而没有；我期待生场病，然而没有；我期待更多不适的状况降临，然而也没有。我和我丈夫只是看着对方，摇摇头，因为我们所听到的全都是说怀孕是怎么恐怖，怎么艰难，而我们在别人眼里就是这么不可思议。我们也很惊讶，怎么我们俩这么享受？我们认识那些是怀孕后过得很舒服、从不抱怨的夫妻吗？不，我想没有，所以我感觉自己是个特例。

——艾米（怀孕第40周）

* * *

如果不考虑可怜的肚皮承担着无比的压力的话，有些女人喜欢怀孕，有些则相反，对于不喜欢怀孕的女人，我主张读读以下这几条，它可以教她们如何快乐起来，认识到怀孕对于她们是一件很好的事（当然，也许她们会把这一页撕了）。可以在合适的时机选择下面几条跟她分享：

- 孕妇必须多吃饭，增长体重。这可是享受美味的大好时机。
- 人们会优待孕妇。他们会为她们开门，给她们让座，会让她们先过马路。
- 孕妇会有优先的座位。
- 孕妇会得到男人的积极关照。
- 孕妇可以有很多购物的机会。很多女人热爱购物。
- 孕妇可以得到更好的停车位。很多繁华的商场有专为孕妇和新妈妈保留的车位（却没有新爸爸专用车位 - 这是不是一种严重的性别歧视？）
- 孕妇的头发会变得更浓密，皮肤会更润泽，指甲也会更坚固（通常是）。
- 孕妇可以随心所欲地说我忘了，并把责任归咎为怀孕。
- 孕妇可以随心所欲地看想看的电影，不管在什么场合想吃就吃，而且，如果觉得累了就可以提前回家。
- 孕妇不用隆胸就会变得很丰满（胸围小的女人肯定高兴）。
- 孕妇可以一个人占据整张床（打鼾、焦躁、放屁，以及不断地上厕所会把男人赶跑的）。
- 孕妇可以收到礼物（珠宝、孕妇装、按摩、鲜花，以及其他特别的优待）。

- 孕妇可以有专属休息的场所，以及放零食的地方。
- 孕妇正在孕育生命——非常了不起。

要点提示

做孕妇可以享受这么多优待，很难想像女人为什么还会抱怨……

 被荷尔蒙控制的孕妇：脑筋转得像只猴子

小贴士

被荷尔蒙控制的孕妇（火药）+摸不着头脑的男人（火花）=爆炸场。

小故事

  我妻子跟我说她不喜欢晨星牌的芥蓝切达芝士蔬菜粒的味道。我午餐时做的这道菜，我认为自己是在帮她把这味道赶出房间，因为把它做了后，她在冰箱里就看不到它了。在她走进厨房的时候，我很得意，脸上挂着个大大的微笑，对她说："亲爱的，好消息，我决定把冰箱里剩下的芥蓝切达芝士蔬菜粒给解决掉了！"她先是大吃一惊，进而变为大发雷霆。她又生气又委屈，觉得我太不体谅她了，明知她在房间，我竟然还做这些吃。光是闻到味儿她就想吐，她已经恶心一天了，这个味道更是让她忍无可忍。她的眼泪夺眶而出，然后转身跑回了房间。我端着我做的芥蓝切达芝士蔬菜粒，莫名其妙，在那儿傻站，不知道刚才究竟发生了什么。

——布雷德（儿子2岁，妻子怀孕26周）

* * *

  我可以这么说，跟一个孕妇生活在一起就如同踩在鸡蛋壳上。我知道那是一种什么感觉，因为我曾经为了写这本书想专门研究一下踩鸡蛋壳的事。但是在我把蛋壳放在厨房地面上的时候，我怀孕的妻子生气了，因为我把干净的地面给弄脏了，于是实验泡汤了。结果，我从未真正踩过蛋壳，如果你也尝试踩蛋壳，你肯定也会惹一个孕妇不高兴。她们怎么会这么敏感？

由于雌激素、孕酮以及其他荷尔蒙的原因,她的脾气、性格发生了改变。举个例子,有一天我妻子告诉我,她感觉到不可思议的疲倦。我说:"亲爱的,你为什么不小睡一会儿?"她回答:"我可不想睡觉,我还有事要做。"我接着说:"那就不睡。"她马上反驳说:"我不用你告诉该做什么!我知道我根本不需要睡觉。"她的话马上招致我的反感,我烦躁地跟她说:"很明显,我看你现在很累,所以才劝你休息一下。"我没有指出她的情绪暴躁,因为我知道说了,只会更加激化矛盾,那样对我的生活没一点好处。

> 在我生气或哭的时候,他根本就不理解我。我只能一次次地提醒他,那只是荷尔蒙在作祟。
> ——苏珊(儿子4岁,怀孕36周)

因为我已经是第三次做准爸爸,所以我知道得多一些。我知道这不是真实的她——而是荷尔蒙控制了她。因为荷尔蒙,孕妇也有了交通狂躁症,因为荷尔蒙,孕妇在看商业大片时也哭泣不止;因为荷尔蒙,孕妇也会很没有耐心;至少这些是我的经历(不是所有女人都这样)。在荷尔蒙控制下我妻子说出的话、做出的事以及觉察到的感受的确会让我难以忍受。有时候,她甚至意识不到自己为什么会这样做,直到荷尔蒙的阴霾散去以后,她才清醒——她总是在事后补救。

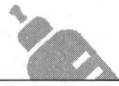

适应准妈妈的"腰带束缚感"

1. 接受生命里的这段比较不舒服并且难以捉摸的时光。
2. 可以照镜子观察一下自己。
3. 在那些反应过激濒临失控的情况下,可以寻求帮助,平稳度过。然后,你们就能够平衡内在和外在,更懂得相互扶持、更有同情心、更博爱。

受荷尔蒙控制的孕妇通常会有以下行为:

- 更爱哭。
- 更容易哭。
- 易怒。

- 没有耐心。
- 幽默感减退。
- 更需要和渴望受到关注。
- 对周围的人更苛刻。
- 对自己更苛刻。
- 隐藏情感。
- 感觉混乱，难以控制。
- 攻击陌生人（观看这个场面是很有趣的事）。

> 给你一条建议，你最好尽量成熟些，尽量能帮上忙。还要在孕晚期她容易跟并没有可疑之嫌的侍者、美容师、超市收银员们无理取闹的时候把她拽开。
> ——杰（女儿20个月）

你要理解她，尤其是她对你过去说话、做事的方式的接受力，可能在她怀孕后就变得不一样了，也就是说，某个玩笑在她怀孕前可能很逗乐，但现在她可能没什么感觉，甚至认为受到了侮辱；一个温柔的触摸都可能把她激怒；你过去喜欢的一个床上动作，现在可能会激怒她，然后她把你踢下床。

除了荷尔蒙变化的缘故，使她变得极其敏感的另一个原因是，第一次做妈妈，她大概有一种"腰带束缚感"，让我来解释一下这个词：在整个人生中我们会扮演各种不同的角色，有些角色会让人更难适应，让我们感觉就像站在一面镜子前，自己用力束紧一根腰带（比喻的或是真实的）。当你感觉腹部受缚的时候，你会浑身不自在，而一些微不足道的小事都会让你失控；无意的玩笑都会被你视作侮辱或挑衅；一个善良的建议都会视为恶意；一个友好的姿势都会被你漠视或视为不怀好意。

例如，一位准妈妈的体重正在不断攀升，但是她自己又颇为烦恼，很明显她正在为她的"腰带束缚感"所控制。在她不舒服的时候，任何针对她的言论或眼神，或是触摸她的动作都会被她曲解；温柔地轻拍她的臀部，可能会让她猜疑你是在暗示她的臀部太大了，而事实上你只是想表达你的温柔而已。她的束缚感越强烈，人就越尖酸刻薄，至于荷尔蒙只会使她这种坏情绪更加恶化。

然而，不仅是女人会有"腰带束缚感"，准爸爸也会有，只是这种感觉没有女人那么强烈。我们男人看到的这种变化，让我们以为只有女人才会这样。

我们应该知道孕妇的种种反常，只是因为她不舒服。而且，我们应该试着帮她找到一条路，把她从荷尔蒙的迷雾中解救出来（备注：每个女人在经历第二次怀孕时，她们的"腰部束缚感"会减轻——怀孕会变得更轻松些，但那是需要在众多的现象中摸索后才能得到的经验）。

她可以变脸，可以哭，可以发火，也可以不理智地爆发，作为准爸爸，你要理解她、原谅她，因为她不是冲着你的。她只是想解决在她脑子里和身体上可恶的感觉。在她浑身不舒服的时候，她不得不拿身旁的人出气而已。

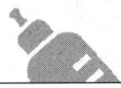

消除你的"腰带束缚感"

1. 接受这个事实——束缚感是自然的。
2. 看看镜子，了解让你腹部有束缚感的是什么东西。
3. 寻找可以帮助你解决这种不适感的信息、资源，或人，以便帮助你消除这种束缚感。没有了束缚感，你就不会有过激反应；你的注意力会变得更集中；你会变得更体贴，更有同情心；在你遇到不愉快的事情时，也会变得更容易移情，不再苦苦纠缠。

我们应该多包容正在变胖的准妈妈——她的腹部真有"腰带束缚感"（尤其是孕前腰围是4号的女人）。

可导致她失控的做法

1. 漠视她的感觉（"你只是荷尔蒙又发作了，很快就好了。"）。
2. 用"神经病"、"暴躁"、"泼妇"等词语说她。
3. 不听她说话，不去了解她的感受。

可以让她恢复状态的做法

1. 表现出无比的耐心。
2. 给她空间让她发泄自己的感觉。
3. 经常夸赞她很美、魅力十足。
4. 不时地为她做些什么。
5. 跟她出去约会（电影、美食、咖啡）。
6. 听她诉说，耐心地和她在一起。
7. 为她提供专业的帮助。

要点回顾

在她情绪不佳时，帮她尽快走出来。

 坚强的孕妇：我们的性别并不高她们一等

小贴士

如果你认为她坚强，你就应该告诉她，女人爱听这句话。

小故事

在我的整个孕期，我丈夫一直都夸赞我坚强，总是感激我所做的一切。我是顺产，而且没有注射麻药。整个临产和分娩过程他都在我身边，他紧紧握住我的手，我没有意识到自己的力气有多大，但是他后来告诉我说，我的手劲儿太大了，把他的手都握伤了，结果生完宝宝好几天后他的手才好。在他看见我脸上痛苦的表情，感受到我把他的手抓得如此紧后，他意识到了自己永远不可能像我一样能忍受这种经历。他不时地强调这一点，这让我感受到了他的理解与爱，这种感觉很美妙，我喜欢享受。

——爱丽娜（2个女儿，分别5岁、8岁）

* * *

我们的性别并不高她们一等。

我解释一下：我们不能创造和孕育新生命，不能将新生命从胯部用力娩出。

大多数男人没有意识到，随着科技和医疗水平的提高，我们甚至哪天会变得没有存在的价值。如果女人想接管这个世界，她们可以储存男人的精子，然后叫男人消失（或者把我们关在笼子里）。我们每个男人都有数百万的精子，女人能通过人工授精的方式创造出一个完全属于女性的世界。好在女人没有这样做，但是如果我们真把她们惹恼了，她们可以这么做。女人的这种可以自给自足的能力，可能就是为什么男人会试图主宰和控制她们的一个原因。男人可能被驱逐出地球，人类仍然会繁衍生息，甚至更加繁荣昌盛，而且气味芬芳（因为女人的气味会更美妙），这对我们还真是个威胁！

　　第一次感觉到你妻子强壮的体格和坚韧的意志，可能是在她照超声波的时候；可能是在你感受宝宝踢她的肚子的时候；可能是在她每天呕吐20次连续20多天后，她仍然工作、做饭、和你做爱；也可能是在分娩时宝宝的头冒出来的那一刻，或在宝宝即将完整娩出时，她使用最后的力气的时候，或是在你听到宝宝第一声啼哭的时候。这种感觉在何时何地会发生是你无法预知的，这种感觉让你有怎样的震撼你也无法预知，但有一天你肯定会感受得到。女人们在意志上和身体上都很坚强——坚强得让人吃惊，甚至可怕，但她们喜欢听到你的惊讶和赞叹，这样她们心里会美滋滋的。

　　女人喜欢听我们说"我可干不了"。她们喜欢知道我们佩服她们，那样会让她们感受到钦佩和感激。这也就是男人做不了生孩子这种事的一个原因——男人甚至喝了几杯酒就控制不了自己。想象一下，一个神志清醒的年轻男子，如果怀上双胞胎32周是什么样子？他会见人就打，让大家都知道他的不适和疼痛。这就是造物主不让男人怀孕的一个原因！

要点回顾

我们要对女人好些，否则她们会封冻我们的精子，将我们扫地出门，然后通过人工授精方式迎接未来的数百万年。

044 情绪反常的孕妇：这不是她的错

小贴士

你最好记住，即使她状态极其糟糕，反常得让人难以忍受，你也不能冲她发火。相反，温柔地告诉她你爱她。

小故事

　　在我们有了两个孩子后，他终于知道了我的反常举止的根源，也知道了怎样可以不让我的行为影响他的情绪。他知道我的反常是因为烦躁、疲倦或敏感，所以当我冲他发火时，他大多是忍耐和顺从。偶尔他会说我是泼妇，但通常不会跟我打架。有一次，在我冲他发火的第二天，我给他写了一封电子邮件，他是这样回复我的——我爱你。还有一次，也是同一个星期，我在帮他整理合同（我是个律师，现在是个全职妈妈），我给他打电话，冲他大喊，说他的秘书需要检讨自己的工作，因为合同漏洞百出，他没跟我争辩，只是照做了。即使在我情绪最糟糕的时候，他也从不跟我争执或打架。

——布里奇特（2个女儿，分别3岁、1岁半，目前怀孕16周）

* * *

暴躁的孕妇与暴躁的非孕妇很不一样。最大的不同是什么？如果她没有怀孕，她顶多是脾气不好，而你怀孕的妻子脾气暴躁则意味着她的暴躁与你直接相关，意味着她变得暴躁不只是她的问题。

一些女人希望你能感受到她的烦躁。这种坏情绪可能会蔓延到你身上。她要通过把自己的暴躁情绪转嫁到你身上，或者向你发作一通来卸下思想压力。

下面有5个步骤可以帮助你应对她的暴躁脾气。

1. 集中精神：不要一边干着别的事，一边玩缄默游戏，把闲杂电话挂掉，将全部注意力转向她。

2. 静静地、专注地、耐心地听她说话：眼睛直视她，不要转来转去。

3. 同情她的反常：向她道歉，且不奢求原谅（见提示46）。

4. 问她你能帮上什么忙：询问时要表现得真诚些，如果她提出建议，那么高高兴兴地为她真正做些什么。

5. 适当回避：有时候需要给她空间让她发作（会平息的）。

下面让我们看看以上5个步骤是如何在现实剧情中上演的：

当我妻子走进房间情绪发作时，我会停下手头的事关注她。她说话时，我会静静地、专注地、耐心地听她说（不打断她的话，不干别的）。如果她解释说太累了，我会回应说："你太累了，我很难过。"她知道我了解她，知道我懂得她的痛苦，我也知道她会经历这种不适而我不用经历。接下来，我会问问她我能帮上什么忙。可能有两个意思：首先，我很愿意去做点什么事情来帮忙；

如果她说没有什么需要你做的，那么我会继续看电视、玩电脑游戏、出去工作，或上网。我想说的是，有时候以上做法不一定有用，但是男人主动帮忙是女人们所希望的。

如果你正在与一个反常的孕妇发生争执，那么你要知道赢她可不是目标，你要做的应该是如何努力及早结束这场争执（参照第46条，不可理喻的孕妇）。而且不管你做什么，不要拿她的心情开玩笑（开玩笑时至少不要以此为题），即使那天她觉得这样有意思，第二天她也会变脸（见提示42：被荷尔蒙控制的孕妇）。因此，即使是她先提出的也不要开此玩笑。她的玩笑可能是个陷阱，不要上她的当！

如果她暴躁和易怒的情绪始终消减不了，那么你要考虑给她预约一个治疗专家，或者将她的情绪问题与她的护理医生谈一谈。暴躁和易怒可能是一个更深层问题的征兆，诸如产前抑郁或产后抑郁等（见提示49）。

要点回顾

是你让她怀孕的，所以在一定程度上你也要为她的暴躁负责（我知道这听起来有点荒谬，但这是事实）。

045 愤怒的孕妇：不是因为我们，而是因为他们

小贴士

一些孕妇就是会生气，我们帮不上什么忙。

小故事

在怀孕早期的时候，我忍受不了气味。有一天，我丈夫下班回家后用我们的乔治上厨牌烧烤机做晚餐——通常是混合着烧烤鸡肉、蔬菜，以及几种面条。有时候完全是他一个人做。烧烤架上的鸡肉味儿让我直犯恶心，更糟糕的是做完后他也不清理烧烤机，于是仍旧残留着烧烤的余味儿。我不想说他什么，但是我真的会火冒三丈。我发火不是因什么人犯了错，而是我自己的问题，但是我的愤怒经常会达到一触即发的程度。我在怀孕早期经历了所

有这些变化，我感觉自己是世界上惟一怀孕的人——好像我的怀孕是世界的头等大事，我只关注自己。当我看到烧烤机的脏样，闻到它的味儿的时候，我没有说一个字，而在他第二天回到家看到烧烤机的时候，我已经把它清理干净了，我抑制住自己的怒火，告诉他我很生气。

——艾菲（怀孕第 39 周）

＊＊

如果暴躁是"炖"，那么生气就是"煮"。

如果你没做错什么，请多一些包容，要知道她对你的攻击可能只是她身体不适、不开心以及难以自控的衍生品，而这可能是由于她的身体、情绪或性格出现了问题，或者由于其他什么浮出水面的问题。在"腰带束缚感"的控制下，是很容易生气的。

要理解她在怀孕期间确实难以自控，自己生气或招你生气可能是她最后能控制的。允许她让你生气可能就意味着给她想要的，她们期待准爸爸做一些事情来让她们开心，而不只是跟他们顶嘴。

并且，我想澄清一件事——你的每项权利都应该被尊重。如果你感觉到自己没有得到尊重，要告诉她（可以选一个风平浪静的时刻来分享你的感受）。

现在，如果你已经犯了某些错（例如把一个又脏又有味儿的烧烤机留在厨柜上），而她有理由生你的气，那么你就不要为自己的行为狡辩。不要找借口，这样只会让她更生气。相反，你应该承认错误，然后在一旁等待，直到她消气。如果坚持继续招她生气，你只会把局面弄得更难控制。相反，对你的妻子可一点好处都没有，要知道她现在可是个孕妇！

如果你确实委屈，就在她冷静下来后再告诉她。然后问问她你做些什么才能让她开心。如果她一直在生气，你就要考虑让她接受专业护理了。生气和易怒可能是正常的，但也可能是一些更深层的问题的征兆。

要点回顾

她可能会感到失落沮丧，但是言辞激烈或是滥用感情牌也是不能接受的，无论怀孕与否。如果你认为她触及了底线，等她冷静下来后，跟她解释你的感受。

如果她一直不能安静下来，那就考虑寻求专业治疗。

不可理喻的孕妇：即使她错了，也要说她对

小贴士

如果你因为她一些不可理喻的举止冲她吼叫，那么给她时间，让她认识到自己的过错——她应该会理解的。

小故事

有一次，我的妻子情绪不佳，我想帮她走出困境，想帮她做些什么。我以前从来没有刷过盘子，那天，我在她小睡的时候刷了一遍家里的盘子，然后把它们放到洗碗机里。当她醒来看到洗碗机里盘子摆放的方式之后大声地对我说："你知道你把盘子这样放在洗碗机里有多可恶吗？"她认为我应该在开动机器之前多放些盘子。我则觉得她已经很幸运，我把握了开洗碗机的时间。在她冲我发了一通牢骚之后，她走开了，继续做她该做的事，后来她用了8个小时才意识到是她错了，那次我没有跟她争辩。但我得出一个结论，就是处理这种问题的要领是你在为妻子做好事的时候，应确保你的做法准确无误。

直到今天我们还拿我用洗碗机时"可恶的放盘子的方式"开玩笑，也就是从那次开始，把盘子放进洗碗机这件事就成了我的。

——吉姆（女儿2个月，儿子3岁）

***

> 你根本赢不了，所以就不要试了。就当自己错了吧，而且，既来之，则安之。
> ——马克（2个儿子，分别10个月、2岁半）

跟一个处在暴怒的孕妇争辩简直就跟与一个街头醉汉讲理没什么区别。你不可能赢的。

我是伴着妻子第一次和第二次怀孕的经历，开始写这本书的。现在她已经处在第三次怀孕的孕晚期。但每一次都是新鲜的——完全新鲜的。我妻子忙活着许多经历过的事，而这个第三次对

我来说意义变得很不一样了，我人生第一次"不需要别人告诉我什么是正确的"，我的意思是我不用妻子告诉我孰是孰非了。但是，我不是说自己做什么都总是正确的，事实上，我仍是个犯错专家。但是当妻子犯错时，我用不着让她看到自己的错误了。我遵循着这样一条理念：我也会做错事。

有时，即使我妻子错了，我也会因为我的争辩惹她伤心而向她道歉。我使用"不求原谅的道歉"这种方法来化解争端。这种道歉方式是基于对她心烦的原因的理解。这样说："如果我伤了你的心，我向你道歉。"如果她身体感觉疼痛，你说："我很难过，你这么不舒服。"记住，你不是要得到原谅，而是要给她同情。

事实上，即使过错在我妻子，我也会为她难过，宽容她，同情她。有大概99%的情况是她在事后头脑清醒的时候向我道歉。如果哪件事她真的气我了却不向我道歉的话，我会找个合适的时间、合适的场合跟她重提此事。我会澄清自己，然后让事情过去，但有时我不会计较，干脆就让它过去，因为我知道她有孕在身，需要应付的问题应接不暇。

我并不是说你总是大度地让事情过去（那样就曲解了我的意思），在大的问题上跟她谈一谈还是很有必要的，但是一定要注意谈话的场合和时机。作为一个初次当准爸爸的男人，你可能认为自己有权坚持自己的观点，但是这种想法往往会让你犯错，因为即使你是对的，她是错的，和她争执的结果也是在她怀有身孕、身体疲惫、难受的时候伤害了她，那么，不管怎样你都是错的。所以，有时候，如果你总是誓死捍卫真理，那么即使你捍卫的真理是对的，你也是错的。

要点回顾

有时候，你坚持自己很明显是对的反而让她更觉得你错了，即使你的观点是正确的也不行。

 恐惧的孕妇：如果你是她，你也会害怕

小贴士

你要经常夸奖她，鼓励她，不断地安慰她，告诉她一切都会顺利的，她可能需要经常听到这种话。

小故事

　　她不是第一个,也不可能成为最后一个。我妻子在害怕的时候我就是这么对她说的。

——弗兰克(1个孩子的父亲)

　　由无知造成的恐惧是最糟糕的。有一段时间,我相信剖腹产可能是更轻松的分娩方式,因为我懂外科手术,而且我的工作与之有关,所以我知道选择剖腹产就意味着不需要这么费力,也不用像顺产一样经历这么长的时间。但现在一想,我知道还是阴道分娩好。我顺产生完宝宝后远比那些做了剖腹产手术的亲戚朋友们康复得要快。这多亏了我的丈夫,当他知道我害怕顺产时,他肯定地对我说,我正在做应有的准备工作,所以你不必担心,而且他确实列出了一个清单,记录下所有我已经完成的事情。他对我肯定地说一切进展顺利。我听到他说,我已经做了所有可以完美度过孕期的努力,我真的放心了。现在想想,之前我在整个孕期对分娩的忧虑远比真正的分娩要可怕得多。

——凯特(儿子2周)

＊＊＊

> 我失望地离开了孕期学习班,我知道尽管在这里教授的生个健康宝宝的课程很轻松有趣,但是生孩子真的并不那么有趣。我丈夫总是安慰我,告诉我说真到了进入产房的时候,我的心思只要放在生孩子上就可以了。这一点他是对的。
>
> ——詹(女儿2岁)

　　有时候,当我们一起散步、吃饭或者在路上的时候,我妻子会突然冒出这样的话:"一个孩子是怎么从我身体里出来的?""我的裤子太紧了,我讨厌这样!很讨厌!无比讨厌!"接着又说,"现在做妈妈太年轻了"。

　　如果没有经历怀孕和分娩,你们是不可能知道那是一种怎样的感觉,对她和对你来说都是这样。

　　她可能会因疼痛、宫缩、分娩、难产、流产、家庭财政问题、医生、照顾宝宝、剖腹产手术而恐惧；因担心能不能哺乳而恐惧；因听说生宝宝的艰辛（普遍的担心）而恐惧；害怕身体的变化可能会让你厌烦（尤其是分娩后精疲力竭的样子）；担心宝宝出生后会发生什么；担心你们的婚姻、为人父母面临的问题，以及担心所有其他在这个旅程中可能发生的未知。

以下是可以让她放心的方法：

1. 告诉她你知道她觉得恐怖。但是在告诉她一切都没事之前，先让她知道你懂得她的恐怖。肯定她的恐惧感会帮她很快度过恐惧。避而不谈，或者压制反而适得其反。

2. 提醒她恐惧是正常的。所有的变化、可能的疼痛、医疗问题，以及责任问题都有其危险性。如果她不害怕，那才不正常。

3. 提醒她孕产过程自古以来无数个女人都经历过，告诉她如果真有这么可怕，女人就不会要宝宝了。每个女人都会在经历过这种感觉之后，顺利度过这段历程。生宝宝将她与所有生过宝宝的女人联系了起来。鼓励她主动和生过宝宝的妈妈们联系，那样对她顺利度过艰难时期是很有裨益的。她不是第一个生宝宝的女人，也不会是最后一个。

4. 鼓励她与护理医生谈谈她的问题和恐惧。建议她列出一张问题清单（或者由你来列）。如果她不想和她的医生谈，那么你可以帮她找一个新的医生或治疗专家。

5. 与她一起参与到整个孕期中。包括产妇定期检查、分娩学习班、购物，以及阅读她看的书等等，你的参与可以让她感觉不再是孤军作战，有你陪伴，她会在无形中获得力量。

6. 考虑给她请个渡乐妇（渡乐妇是个分娩教练，可以给她提供帮助，让她在产前、产中及产后得以安心、获得自信。见提示4）。

7. 经常夸赞她很美，一遍又一遍夸赞，她需要听到这句话，再多也不嫌多。

8. 听她倾诉，拥抱她。只要你静静地和她待在一起，拥抱她，让她感觉有依靠，有安全感就可以了。

9. 在一起做一些有意思的事情，让她忙着做一些她喜欢的事情，从而让她无暇恐惧。

看到她的恐惧，我多少也变得有些恐惧了。我也不想恐惧，一旦我承认自己的恐惧（参照第3条），反而更容易倾听和理解她的感受，因为这是你们共同的感受。

一旦你能克服不适，适应变化的节奏，并让自己不总去想以后会发生什么，你就能够将精力放在自己可以掌控的事情上。为了你们彼此的感情，你和她静静地呆在一起就是一件可以把握的事情。

要点回顾

如果她感到恐惧，你要帮助她，让她看到数十亿妇女在数百万年都经历过怀孕和分娩而平安无事——说明这并没那么可怕。

 "筑巢"的孕妇：恨不得用牙刷来打扫房间

小贴士

如果她想在婴儿房挂一个大枝干型吊灯，那么你就有必要出来干预了。

小故事

那段时间，我每天都在想如何设计婴儿房，下班回家后我什么也不做就上网，从网上剪辑图片，粘到PowerPoint软件，循环播放幻灯片，并且构思如何设计宝宝的房间。我选中了一个很漂亮的枝干型吊灯（我们住在一个天花板矮的公寓里）、一个价值4万美元的漂亮的古典铁艺婴儿床、一套价值1500美元的华美的床上用品。我丈夫上楼看我，他不阻挠我，而是让我玩。我穿着睡衣，吃着冰淇淋，在电脑里装饰着这间梦幻般的房间，一连干了几个小时。我的一个疯狂之举是，明知自己怀的是男孩，却坚持打造出一个女孩的房间。我连着设计了5个星期。后来有一天，我丈夫有事出门，5个小时后他回到家里，发现我仍然是一动不动地坐在屋里上网，他走过来，直视我的眼睛命令我必须住手了。现在我回想起那一刻还觉得好笑。那时我确实想要一个女孩子的房间，却苦恼于我的宝宝并不是女孩，后来我意识到这是很愚蠢的想法，于是就停止了这种设想。

——克里斯汀（儿子3岁）

* * *

你的妻子实际上不是真的要筑个鸟巢（如果她真的在你们家用树枝柳条搭造个鸟巢，那么赶紧给她寻求专业心理治疗）。"筑巢"是指孕妇为了迎接新生宝宝的到来而急切地准备，为宝宝收拾房间。这种感觉通常是在怀孕中期的时候来临，之后持续到宝宝诞生来到那个小巢。

筑巢行为实际上是一种控制，而不仅仅是打扫和计划购买宝宝需要的物品，"控制"是贯穿整个孕期的一个主题。这种控制会体现在她能够施以影响的方方面面（你的家，你，等等）。网络给女人们开通了一个新的查询渠道，可以让她们花数百个小时搜索完美的育婴用品（这是一种面向未来的筑巢）。

"筑巢行为"对于男人来说，意味着必须去做一些过去敷衍了多年的事情——一些你永远不会相信自己会真的去做，而只是说说而已的事情。当她的筑巢本能来临，她会变成一台专门打扫卫生和组织劳动的机器，又像是一名指挥官，她会征你入伍，如果你不参与到她希望你参与的事情中，则意味着你不想与新生宝宝的人生有何干系（我知道，那是极大的遗憾）。而她的筑巢本能会在她最糟糕的时候袭来——即在一个星期六的夜晚、在工作之后、在亲热的时候，或者在吃饭时。

如果她的筑巢本能刚刚袭来的时候，你在她身边，但是懒得加入她的计划中，那么还没关系，但是当你看到她在怀孕第9个月的时候挺着大肚子吃力地搬着书架上楼，你一定会看不下去，而上前帮助她。

筑巢省钱策略

可以从亲戚朋友家借他们闲置的宝宝物品。他们会很乐意相借，因为他们处理了东西，同时你们也省了钱。

筑巢本能来临后，她会开始扔东西（有些是不要扔的东西，或是你还想要的东西）；她也可能开始用牙刷到处用力刷洗和消毒（是的，我妻子就这样）；她会重新安排房间布局，但很快就否定，然后再重新安排；在你工作的时候，她可能在家自己粉刷墙面，或擅自做主动一个工程（告诉她不要刷墙——一些涂料的化学物质对孕妇身体有坏处）。

另外，在筑巢本能来临之前，你应跟她谈一谈这件事（最好在怀孕早期就开始这个谈话），共同做好一个计划，以便在她的筑巢本能来临而盲目行动的时候，你能够及时提醒她你们所制订的共同计划。你可以将时间表作为计划的一部分，严格遵守，或在时间表之前完成所有事项。这样，你就不必被她的筑巢行为牵着走，而是提醒她你打算按照日程表做事。但是你要有心理准备，她可能会说，"调整一下你的时间表（她有几张嘴）"，然后她又扛起书架，好像没有什么能阻止她。

要点回顾

当她开始筑巢的时候，她会忍不住去刷墙、搬弄重型工具、挪动很重的家具等，所以，一定要常伴左右。

049 情绪低落的孕妇：本书最重要的部分

小贴士

如果你看到你的妻子不和宝宝玩、不管宝宝、不离开床，或者有些异常，那么你要帮助她。

小故事

我的护理医生给我丈夫和我妈妈每人一张她的名片，告诉他们如果觉得我需要帮助就给她打电话，因为我怀的是双胞胎，怀双胞胎就意味着我的风险会更大。我的宝宝们出生后，我在医院既开心又兴奋，她们是健康的早产儿——两个女孩。但是我们离开医院时并没有把她们两个带回家，这很让人难受，我们只带了其中一个宝宝。回家后，我很疲倦，但并不悲伤或沮丧。反而是在第二个宝宝回到家的时候，忧郁不期而至。她们这么需要人照顾，结果我完全没有了属于自己的时间。我要起床喂她们，自己也吃东西，还要挤乳汁（我的奶水不够，一直都没能挤出满瓶的奶水），在此期间我抽空刷牙、穿衣服。喂过她们后我就没什么兴趣再跟她们玩或逗她们乐了，那感觉就像学生不情愿地走进教室上课一样。每次她们醒来，我都要喂她们——我不愿意，但不得不做。她们永远都是要不停地吃，她们是早产儿，喂奶尤其漫长，她们还有严重的吐奶症状，而且总是哭，一哭就是好几个小时。

我没有和朋友们谈我的感受，因为我不想让她们知道。我不是觉得羞愧，只是不想让她们觉得我精神有问题。我的朋友们谁都没说过她们患过产后抑郁症，而且她们没法将它与一对双胞胎联系起来，她们总认为有双胞胎宝宝是件幸福的事。我丈夫很体贴我，但是因为早产的缘故，他更加担心宝宝们的健康，而不是我，我常想："我感觉很糟糕，而他担心的却是她们的健康。"

在产后6周的定期检查去见医生的时候，我告诉她发生了什么，以及我宁愿出去购物也不愿回家。医生说："你这种情况是产妇不愿意回家的第11种原因。"之后他给我开了一些药，3周后，我的情况有所好转了，我开始愿意跟宝宝们有更多的互动，也更愿意和她们在一起了。现在我偶尔还会有心情不好的时候，但是感谢上帝，我能够得到帮助而没有伤害自己或伤害我的女儿们。

——安妮（双胞胎女儿20个月）

***

她有可能感到沮丧，你可以多加观察。

大约10%~15%的妇女在产后一个月到一年内会患上产后抑郁症（PPD）（数据来源：根据美国国家健康研究中心统计）。正在读这本书的准爸爸们，大约会有1/10以上的人会患上产后抑郁症（PPD）。

> 如果她不想管她的孩子，这是一个说明她需要帮助的信号。请尽快为她寻求一位精神专家来帮助她。
> ——史蒂夫（2个女儿）

你的妻子可能在痛苦，却永远都不告诉你，她可能有伤害自己或伤害宝宝的念头，但瞒着你。有个好消息，就是这个问题有了相应解决的办法（医疗的或非医疗的），但不论是哪种方法，若想她有所好转，她必须得到帮助，而这意味着你必须参与进来，并且你的参与和支持是很重要的。

如果你的工作时间很长，或者经常出差，或者在她产后几个小时内都无法在她身边（甚至长达1年），而你又感觉到了有什么问题，那么你务必找来你的妈妈、岳母、其他的家人或她的朋友照顾她或看看她，保证她没事。如果她表现出了一些本章节所述的症状，或者你感觉有什么地方不对劲，那么，你应跟她的护理医生谈谈，确切地得到一个她心理健康或病症的专业名称。

有很多患上产后抑郁症的女人并不主动寻求他人帮助。她在出现痉挛的时候会打电话给医生，但是在表现出抑郁症状的时候，她却会为自己保守秘密。如果你的妻子出现了以下所列的症状之一（怀孕期或产后），并且这种症状持续超过两周，一定要让她的护理医生知道。

以下是需要警惕的产后抑郁症的征兆：
- 感觉焦躁不安或易怒。
- 感觉忧伤、无望，以及挫败感。
- 经常哭泣。
- 没有力气，没有活力。
- 吃得过少或过多。
- 睡得过少或过多。
- 过于关注麻烦，总是回忆不愉快的事情，并武断做出决定。
- 常感觉生活没有意义，或感觉到罪恶感。
- 对从前的爱好失去兴趣。
- 躲避朋友和家人。
- 头痛、胸闷、心悸（心跳过快），或呼吸急促（呼吸轻浅短促）。
- 对宝宝没兴趣，或表现出对宝宝的冷漠。
- 害怕一个人跟宝宝在一起。
- 表达出想要伤害自己或宝宝的言语。

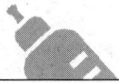

产前抑郁症

产前抑郁症（孕期忧郁症）很难被诊断出来，因为其表现的多种症状是怀孕正常现象的一部分。与产后抑郁的预防一样，与你的妻子的护理医生经常保持联络，以及定期检查对预防产前忧郁症是很有裨益的。

下面是每一个准爸爸应该做的一些事情。

1. 在孕早期就提前想到产前和产后抑郁症的风险。帮助你的妻子认识到这是一种病，而不是她多么爱你或宝宝的正常反应，你要帮助她减轻她的羞愧感。抑郁症是有解决方法的（医疗的或非医疗的）。作为丈夫，男人需要做个好的倾听者，如果你不听她哭诉寻求帮助的话，她以后便不再会寻求他人的关注了。

2. 在孕期多关心她，问问她的感觉（如果你跟她一起去做定期检查，你会发现医生会这样做）。将她的心情和行为判定为是荷尔蒙的作用太武断了，因为现实中还可能有别的问题发生。如果她情绪不好，建议她找个她愿意交流的心理治疗专家。孩子出生后，她需要与她信任的人构建一种关系。如果你不得不把她一人留在家里，那么应确保有人可以来照看她，或经常能来看她。

3. 孩子出生后，鼓励你的妻子这样做。

- 尽量多休息——让她在孩子睡觉的时候也小睡。
- 不要强迫自己做任何事。只做自己力所能及的事，不要管其他的事情。
- 在家务上和夜里喂奶时你要尽可能地帮助她。比如帮她把孩子抱给她喂奶，为她找一个朋友，或亲人，或专业护理人员到家里帮忙一段时间。
- 和你的家人和朋友谈谈她的感受。
- 避免她独处的时间过长。应鼓励她和朋友、亲人或其他妈妈们在一起。
- 你要尽可能和她待在一起。
- 鼓励她与其他妈妈们聊天，这样她能从中学到一些经验。
- 如果她觉得自己可能患上了产后抑郁症，那么你可以陪她加入一个抑郁症母亲援助组织。

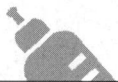

产后精神病

大约有 1% 的新妈妈会患上产后精神病。通常发生在产后的最初几周内，状况可能表现为食欲不振、有时会歇斯底里、失眠、偏执、胡思乱想。患有产后抑郁症的女性需要及时就诊（来源：美国国家卫生研究院）。

对妻子患上产后抑郁症男人的揭示

对于一个男人来说，家里有一个患上产后抑郁症的妻子是很痛苦的，因此你不仅要照顾好她和宝宝，还有照顾好你自己。新妈妈需要帮助，同样，你也需要找到一个可以帮助和支持你的关系网，主动找到一个组织，或一对一的疗法，这绝对有必要，因为现在你成了一个既要照顾宝宝，又要照顾你的妻子的孤军奋战者。你可以咨询一些针对妻子患抑郁症的男人的组织或网站。需要提醒的是，照顾患抑郁症的妻子有可能会涵盖在保险中。

要点回顾

有了恰当的措施和支持，抑郁症没什么大不了的。

宠爱你怀孕的妻子
SPOILING YOUR PREGNANT PARTNER

7

让她喜欢肚子不断变大的感觉

050 与孕妇约会：她是你的妻子

小贴士

你们的约会不必很昂贵或很花哨，只要让她知道你仍然认为她很迷人就行。

小故事

现在已经大腹便便的我对于周六晚上到城里享受烛光晚餐并不感觉兴奋。除了晚上8点的时候我感觉累了以外，我还讨厌现在自己臃肿的样子，我的衣服看起来简直像个帐篷，还有，我不想花钱。在一个特别的夜晚，我丈夫突然叫我打扮一下，说我们要出去转转，我对此完全有抵触心理。我们驱车到达了另一个区的一个不是很高档的意大利餐厅。这一晚，他的嘴变得很甜，他不停地跟我说我看起来有多么迷人，多么性感。我不知道这一晚是否就是他说的浪漫

> 在带她出去约会时不要东张西望，甚至瞥一眼房间里别处的一件漂亮的小东西也不行——尤其是在她刚分娩完、感觉自己很胖的时候。
>
> ——凯西（2个儿子，分别4个月、3岁半）

时刻，但是我并没有阻止他。我们共进晚餐之后，又一起去看了场电影——这是 9 个月以来我们看的第一场电影。我丈夫所做的这一切真的让这一天变得很特别，让我感觉他仍然为我着迷，仍渴求与我相伴一生，太美妙了。想起当初他向我求婚时，只是因为我给了他明确的答复，他高兴得一下子喝了两瓶酒。让我告诉你，他的酒喝得很值——我现在做了他的孩子的妈妈。

——爱丽（女儿 11 个月）

* * *

如果你从未有过跟一位孕妇约会的经历，那么现在，机会来了。

想像一下，你又可以约会了，而且名正言顺。约会对象虽然有孕在身。

不是一个少女了（所以你很幸运）。还有一个福利 - 她看起来与你初次见到她的时候不一样了。所以，从某种意义上说，你就是像和一个新人约会一样，你和她会度过一个美妙的夜晚。

一旦孩子来到你们的世界，一切会有翻天覆地的变化（是的，每个人都这么跟你说）。但是，事实上，生活是变得越来越好了（我知道我一直在强调这点）。那也就是说，在有了孩子后，作为一对夫妇你们一起过日子，一起做事将需要双方付出更多，做更多规划。产后你们俩的单独约会会比较麻烦，产后几个月内，如果你们俩想一起外出，你们肯定需要找个人来照看宝宝，那么还要付给护理人员一些费用。如果你的妻子采取的是母乳喂养，那么她需要提前准备好乳汁，以便护理人员喂宝宝。那时，看一场电影会花费你两张电影票的钱，以及一小时 10 到 12 美元婴儿看护费（在芝加哥是这个价），另外还有买爆米花、糖果和水的钱。

> 和一个孕妇一起出门，你必须照顾到她的体力和心情。如果她不想去那里，就躲开那儿。要确保你们旁边没有人抽烟，因为她会对一切可伤害宝宝的东西极度敏感。
>
> ——麦克（儿子 3 个月）

所以，你们最好在自由之身，而且花费低的时候享受你们的约会。最好赶个星期六的午场电影，然后抢占个午餐座位。除了利用好这个机会在一起享受轻松快乐的时光，你最好尽力借此机会表达出你仍然非常爱她，还有渴望与她永远相伴。当然，有少数女人会多疑，认为你说了此话之后会借口买奶粉、面包离开，然后永远不再回家。经常在一起度过浪漫而有品质的时光，可以使你们的婚姻关系更牢固、更长久。如同你们还是单身，如果你想和她做爱，那么赢得她的芳心以及请她共进晚餐，可以增加你成功的概率（只要你们在晚上9点前回家就行）。但是，请不要让她喝酒。

带她吃饭、看电影、逛博物馆，带她看比赛（注意避免她走到高层看台），带她听一场音乐会（最好在胎儿满26周可以听到音乐的时候），带她挑选衣服，带她泡个温泉，带她去乡间小路散散步，带她一起骑车，带她去个新地方享受你准备的烛光晚餐（我的意思是提前预定）等等，任由你选择。

由你来组织，让她注意你。约会的目的不是让她有何行动（尽管那可能会增大你所希望的结果的概率），而是为了让她开心，也为了提醒她，她很美。为了多给她一些关注，提醒你对她的爱，而这一切都能使她开心、放松，总之，这是一段美好时光。

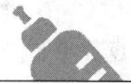

带她出门时的注意事项：
确保她的身体条件适合你们要去的地方。
确保不要突然走得太快，把她落在身后。
确保要去的地方有洗手间、食物和水。
确保一旦她真的觉得疲倦或情绪不好，能随时离开那里。
——麦吉（女儿20个月，儿子3个月）

要点提示
约会不是为了幸运地得到她行动上的回馈——是为了告诉她，在你眼中，她依然很美丽、很迷人。

051 产前浪漫的短途旅行：你们能跑多远就跑多远

小贴士

你们应该去一个有东西可看的地方——而不是需要见某人的地方。将路程控制在两小时以内。如果你妻子打算在美餐的时候喝上一杯葡萄酒，那么要先问问医生。

小故事

  我们研究了可去的地方，选择了华盛顿区。其他更好、更浪漫的地方需要太长的航程，而我妻子在怀孕32周时不能坐得太久。我们大概在中午飞到了华盛顿，在一个紧邻国会大厦的、一个叫做"老国会大厦烧烤店"的地方吃饭——我强烈推荐这里。我妻子的医生说她偶尔喝一小杯葡萄酒没有问题，所以我们看了看菜单，她点了一杯最贵的酒。她说："要喝就喝最好的！"后来，她没有喝完——是我帮她喝完的。之后我们逛了逛国会大厦、史密森学会，以及间谍博物馆。

  这是我们可以两人度过周末的最后的机会——只有我们俩人。我们不认识那里的任何人，这样很好，如果我们去了个有亲戚或熟人的地方，那么我们大概就会想有义务去看看他们。这次短途旅行真的很棒，因为我们不知道何时才能再有一起旅行的机会了——下一次就不会只有我们俩了！现在，我们正在享受儿子在身旁开心玩耍的幸福生活，享受着我们所看到的一切变化。

——克里斯（儿子2周）

> 在我怀孕中期的时候，我们计划去加利福尼亚的拉古纳海滩。我们去游泳、享用美食、在小镇里溜达，非常舒适惬意。感觉很不错。
>
> ——曼迪（女儿2个月）

* * *

克利夫斯景点的孕期特别攻略

在宝宝出生之前，夫妻二人可以在克利夫斯享受一下最后的二人时光。皮斯莫比奇度假地是准父母放松休闲的很好去处，还提供按摩服务。可以在著名的玛丽索尔酒店享用 50 美元一人的自助餐。可以一边吃着玛芬蛋糕一边看电影。浪漫皮斯莫比奇度假套餐包括：

- 豪华的住宿环境。
- 配有宝宝篮的大手提袋。
- 起泡酒。
- 玛芬蛋糕。
- 两次 50 分钟的按摩。
- 50 美元的自助餐券。
- 电影。
- 两位早餐。

（消息来源：www.cliffsresort.com）

现在就出发，就是现在！带上这本书和你的妻子，走吧。

此时不去，更待何时。孩子出生后，一时兴起离开家去旅行可不是件容易的事。那意味着你们要带着宝宝一起去或者要把宝宝留在家里。如果你们采用的是母乳喂养，那么把宝宝留在家里意味着你妻子要提前挤出几天的奶留给宝宝。如果你们带着宝宝一起旅行，那么意味着你们要带上婴儿安全车座、婴儿床，或者一大堆的婴儿配方奶粉、瓶子、枕头、纸尿裤、婴儿臀部护肤霜、婴儿香皂、浴盆、玩具、换洗的衣服、篮子，以及我可能忘了说的一大堆别的东西。同时，带上宝宝旅行还意味着你们的假期内必须要围绕着宝宝的作息时间转，比如宝宝的睡觉时间、小憩时间、凌晨 3 点的吃奶时间等。总之，你们得围着宝宝转。

孕期旅行的好处是你们夫妻二人就是中心。所以，即使你们有个吃紧的财政预算，打算节俭些，也可以找个方法让你们度过一个愉快的短程旅行，享受一个有品质的二人世界（不是 3 人）。你们可以挑一个晚上，或两晚、三晚出去享受。为了节俭，你们可以选择就在当地玩，享受舒适的一夜以及丰盛的早餐之后回家。如果你们的预算足够宽裕，也要避免惊奇的非洲之旅，因为那样的话她要挺着大肚子在飞机上坐很久，而且到达目的地后她不能没水喝。所以尽量将旅行设计得简短而甜蜜。你们可能要选择一个专为孕妇设计的行李包。

如果你买得对，那种孕妇专用行李包里包含着两个按摩的器具。也就是说，也有你的一份。

如果你们想犒劳自己一个美妙的孕期旅行，最合适的时机是在你妻子刚进入怀孕中期的这一段（黄金时期）。另外，要确保你们的旅行是个可获赔付的，要主动购买旅行意外险（询问一下怀孕是否可上该险种）。

其他需要提醒的要点：
- 将旅行时间控制在几个小时以内。她坐时间久了会不舒服，心情会变糟，也会失去兴致。
- 如果在怀孕晚期的后期乘坐飞机（预产期前两周内），那么需要医生开具同意登机的证明。
- 做任何的旅行计划之前都要先咨询一下你们的护理医生。
- 如果驾车旅行，要确保安全带不要勒住她的腹部，应低于她的骨盆。但要有心理准备，你们会频繁停车，还要小心她会放屁（见提示36）。
- 如果是乘船游览，了解一下其相关规定和惯例。一些航线是不允许怀孕超过26周的孕妇登船。必要时带上一封医生的证明。注意，避免在怀孕早期乘船——运动加上早孕反应会让她吐得一塌糊涂。

如果是出国旅行，检查一下你们的健康保险，看看它是否涵盖此项。如果没有，多买些保险，或者改变你们的旅行目的地。

下面是出国旅游应注意的事项：
- 在美国之外，不要喝外面港口的水。
- 如果孕妇坐了好几个小时，就叫她站起来走走。如果她的腿抽筋、腿疼，以及出现血块就有可能是孕期综合征的症状。
- 在她感觉不太好、没有足够信心去旅游的情况下，考虑买旅游保险（孕妇的情况总是难以预料）。

要点提示

孕期你们还没有出去玩过吗？现在就去吧。

产前按摩：给她按摩任何她允许的部位

小贴士

在给她做足部理疗时，你要记得穿件内衣。

小故事

　　我已经卧床休息几个星期了，我丈夫想要给我做个足部按摩，于是他买来了洗足液，挑出了一个鲜亮的红色——真的很难看的颜色。我喜欢他给我做足部按摩。他先把我的脚放到盆里泡上一段时间，搓洗擦干后按摩5分钟（他没有给我修剪脚趾甲，我倒是宁愿他不这样做），然后他又打磨脚趾甲。他没有穿内衣，我怕他冻着，给他披上了一件上衣。我没有对他做什么——只是说了个"谢谢"，我可能显得不够有诚意，但是我不愿成为一个重复的顾客。

——雷尼（女儿2个月）

* * *

　　女人喜欢被抚摸，而男人也喜欢抚摸女人（这就是让你们进入目前这个境地的原因）。

　　如果你从没给她做过按摩，那么给她个惊喜吧。可以先按摩两分钟，或者20分钟，不需要你做得有多好，只要能给她做就可以了，这样结果会很奇妙。按摩可以促进血液循环和皮肤弹性，减轻肿胀，减缓肌肉疲劳，减轻心理压力，并且有助于睡眠。而抚摸也可能导致其他什么好事发生。除了可以与她近距离接触，以及可能导致的进一步的行为（见第8章），其实按摩就是能让她感受到被爱。

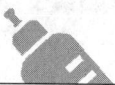

怀孕小问答

提问：准爸爸怎么做才能提高他成功做爱的机会？
回答：给准妈妈按摩双脚或肩膀，给她准备一个泡泡浴（不要太烫），还有称赞她美丽、性感（但是注意，你一定要说的有诚意，如果不真诚，她能分辨出来）。

——苏珊（1个孩子的母亲，目前怀孕）

提问：送给孕妇什么礼物最佳？
回答：等同于亲自给她按摩的礼物。

——布里坦妮（初次怀孕）

如果你从没给她做过按摩，也不想给她按摩，那么请她去一个可以做按摩的地方，比如温泉浴馆、健康俱乐部或酒店。看看他们有没有合格的孕期按摩治疗师。按摩身体的某些穴位可以诱发宫缩（如果她怀孕已经42周了，想赶快让宝宝出来，那么请按摩师给她按摩所有这些穴位。但愿有这样的按摩师出现吧）。

如果你想给她做按摩，但是又不知道怎么做，或者害怕做不好会伤害她，那么可以预约一个按摩学习班，你们夫妇可以一起报名学习。我和我妻子就在她怀孕前报了个按摩班，上了两次课（按摩还有助于让她怀上孩子）。我们学到了诸如击打（用整只手从脖子到后背底部自上而下快速击打）、揉捏（用拇指和其他手指转动和挤捏的动作），以及摩擦（张开拇指和其他手指，呈圈状，边移动边戳入肌肉）等动作。

按摩力度不要重，预产期前务必禁止按摩她的踝关节，因为某些穴位会诱发她早产。最好的姿势就是让她坐着或侧躺（不是平躺或趴下）。如果你想把按摩搞得隆重些，你可以把灯调暗，放些舒缓的音乐，然后给她按摩，或者你准备好按摩油、蜡烛、枕头、毛巾，然后开车带她去市区找个专做按摩的地方。惟一的风险就是她可能会爱上那里，以后总是盼着你带她去。

要点回顾

孕妇都喜欢按摩。

053 孕妇装：她感觉越好，生活就越顺心

小贴士

鼓励她买孕妇装。为了省钱而买肥大的非孕妇装是个馊主意，这样会让你们在别的方面多花钱。

小故事

在我第一次怀孕的时候，我丈夫觉得买大号的衣服代替孕妇装是个好主意，因为他想反正只穿9个月。穿肥大的衣服的主要问题是不合身，而且只会让人看起来像头巨大的牛。他跑到打折的货架捡些14号的衣服给我当孕妇装——而我的衣服应该是6号。

我们都认为在孕妇装上花钱是愚蠢的事，但事实上，让自己难看9个月是很坏的感觉。第二次怀孕时我在孕妇装上舍得花钱了（我说舍得花钱，意思是我舍得去盖普（GAP）孕妇用品商店买孕妇装了）。结果不同于上一次怀孕的经历，我变得更快乐了。我会感觉自己很漂亮，想去参加更多的社交活动，因为我感觉自己看起来真的不错，我也更乐意出门或去找朋友玩了。我穿上孕妇装显得很可爱，我不再感觉自卑，整个人变得自信起来，也开朗了很多。因为我变得开朗了，所以别人和我在一起的时候也觉得更轻松了。美丽的形象以及舒畅的心情的价值远远超过衣服的价格，即使你只穿9个月！

——埃尔尼（2个女儿，分别7岁、5岁，儿子6个月）

* * *

省钱小贴士

可以问亲戚朋友借用孕妇装。可以在eBay网和Craigslist上购买。可以在寄卖商店购买，可以花少量的钱就能够买到高质量的二手物品。

你可能会盘算她只不过要穿9个月孕妇装，但我要告诉你，孕妇装将是你买的物品中最物有所值的东西。

这是她花的最值的钱。她的外表越好，心情也越好。孕妇对自己的外表的感觉将决定她整个孕期有怎样的心情。随着身体不断趋向臃肿，她会越来越依靠服装来获得自信，美丽的衣裳可以使她感觉更舒服、清爽和自信。如果她所穿的衣服让自己看起来很蠢笨或苍老，那么她会如同在地狱煎熬一般。如果她喜欢购物，那很好，只要她不是个购物狂，就可以鼓励她

> 我强迫妻子让我为她花几百元钱买孕妇装，但是她坚决反对。出于某些原因，她抵触某些乱花钱的行为。
>
> ——托德（儿子4个月）

去买几件衣服。如果你们的亲戚朋友家有孕妇装，可以鼓励她去借来穿穿。

在你知道她怀孕了，或在她穿不上怀孕前的牛仔裤时，送给她一张孕妇用品商店的购物卡——或者是某地区的时装小店或是更大的品牌连锁店的购物卡（她也可以在线购买孕妇装——见下页提示）。如果你想到时装店买孕妇装，那么你可以找一个生过孩子的朋友问问，让这个朋友给你一些建议，告诉你最好去哪里买孕妇装（同时要请她保守这个秘密）。

> 我知道买那条牛仔裤很奢侈，但是如果花 200 美元能让我在怀孕时看起来可爱一些，那么我觉得它值。
> ——塔米（女儿 22 个月）

警示：一些孕妇装贵得惊人。我和妻子去购物，结果被那里的牛仔裤的价格吓跑了。我看到斜纹布牛仔裤要花 275 美元，而我曾见过一些卖 25 美元的。我很不满，我承认它们有明显的不同，但仍然不能接受。所以，在用购物卡买孕妇服装的时候，多逛些商店，或到网上比对一番，然后再决定你用这卡买什么以及到哪里买，因为同一种商品在不同的商店也可能有不同的价格。

一个在高级孕妇用品商店工作的销售小姐告诉我，她惟一一次亲眼看到顾客在购物时发生争执是发生在一对夫妻身上，因为一条牛仔裤——丈夫觉得裤子太贵了，而妻子不这样认为。对待这个问题，准爸爸可以换一个思路，就是假设孕期只穿 100 多天，那么将这个 200 多美元的牛仔裤分摊到这 100 多天，也就是平均每天花两美元。考虑一下，一天花上两美元让一个孕妇开心值不值？答案是肯定的（尽管我觉得要我痛快地点头很难）。

如果你喜欢直接给她买东西，觉得送购物卡太冷漠，那么重新再想一想吧。如果给她买的衣服尺寸不对——如型号太大，你会无意间成为混蛋的。女人不喜欢从惟一能看见她裸体的男人（而不是诸如护理医生或 20 岁实习医生的男人）那里收到大得超过她的型号 10 个号的衣服。所以，还是送给她购物卡吧。

孕妇装专门商店（可以购买购物卡）

- Gap 孕妇装（www.gap.com）
- Old Navy 孕妇装（www.oldnavy.com）
- Loft 孕妇装（www.loft.com）

- H&M 孕妇装（www.HM.com）
- Forever 21 孕妇装（www.Forever21.com）
- Due 孕妇装（www.duematernity.com/）
- Mimi 孕妇装（www.mimimaternity.com）
- Motherhood 孕妇装（www.motherhood.com）
- A Pea in the Pod（www.apeainthepod.com）
- 当地的时装店

不可不知的购物提示

- 如果你们夫妻二人一起购物，注意在她试衣服的时候说话不要太直接了。千万别说她太胖了，而是告诉她，那件衣服她穿起来感觉不太合适。
- 孕妇装由于使用周期短暂，故关于退货的政策比较严格（专卖店或商场里），所以要提醒她在购买孕妇装之前，应了解一下其退货政策。有些女人习惯于买了衣服，带回家试一试之后就退货（我不知道有哪些男人也这样），所以，提醒她弄清楚能不能退货很重要。
- 提示她在买衣服之前听取一些有过购买孕妇装经验的亲朋好友的意见。一般来说人们是乐意分享她们的经验。
- 寄卖店或二手店里能找到许多质量很好的商品。多数女性只会穿几个月孕妇装，因此，许多二手孕妇装跟新的一样。
- 不要给她买孕妇内衣或者很性感的衣服，你最好选择给她购物卡。虽然你可能是想表达你的爱意，但是买一件太大的内衣是新手常犯的错误，这会让你成为混蛋。
- 如果她买了许多高档衣服，那么不穿了之后可以在 eBay 网上卖掉。
- 孕妇牛仔裤在拍卖中很受欢迎。

要点回顾

她感觉自己越漂亮，她的感觉就越好。那么，你的感觉也就越好。

054 分娩礼物：可以减轻她痛苦的小礼物

小贴士

你送给她的礼物不必非得是珠宝……

小故事

> 如果我丈夫知道生个孩子有多疼就好了！他可能就会送我一件产后礼物！
> ——卡琳（1个孩子的母亲）

> 我收到了分娩礼物，也正好是我30岁生日礼物。我把包装打开——噢！是个钻石项链。
> ——海蒂（1个孩子的母亲，准备第二次分娩）

在我怀孕第20周的时候，有一天，我回到家发现桌上有一个包裹和一张写有"亲爱的妈妈！"的卡片。这是我丈夫送的礼物，庆祝我度过了一半的孕期。贺卡上有木质工艺的"珍重"二字，下面是一个孕妈妈轻抚着肚子的照片，非常精美。在前一天，还是在这里，我丈夫送给我一束花（我的至爱）——6朵漂亮的花，庆祝我们的宝宝是个女孩，插在花束上边的小卡片上写着我们未出世的女儿伊丽莎白的乳名——伊丽。我太高兴了，我有一个超级浪漫的丈夫！

——沃尔列（女儿1个月）

＊＊＊

无论是顺产还是剖腹产，都值得你感谢。难道不是吗？产后为新妈妈买一个特别的礼物，这个主意可不是女人最初想出来的，而是个传统。在欧洲，为刚分娩完的女人准备一份礼物是一种传统习惯。在英国，男人要给新妈妈戴上一个漂亮的戒指；在印度，新妈妈会收获金饰和珠宝；在美国，珠宝商和想要珠宝的女人们更是推动了一种送礼品的新传统。

有些家伙并不支持送"分娩礼物"的做法。不是因为他们小气（尽管有些可能是），他们说没有比得到一个健康的新生宝宝更好的礼物了，而

> 分娩礼物有点太物质化，就像情人节礼物一样。
> ——杰西卡（女儿3岁，怀孕36周）

> 男人送给她妻子的最好的礼物是什么？睡眠！！！
> ——米斯蒂（女儿2岁）

诸如珠宝这种与金钱挂钩的物质则会降低了这种伟大和神圣，宝宝才是最大的礼物。

如果你也认可这种观点，

给这份礼物起个显得高尚的名字也可以，也可以是送给她的第一份母亲节礼物，并且就在宝宝出生那一天送给她，你也可以称它为宝宝送给妈妈的礼物，然后等孩子长大工作后让孩子还你钱！不管你怎样称呼它，我很难找出你送给你爱的人（尤其是在这个特殊的伟大的时刻）礼物有什么错。也就是说，如果你对分娩礼物这个问题有哲学上的想法，那么你要向你的妻子解释一下——只是为了防止在她所有朋友都送给她礼物之后，你却没有机会解释她对你的误解。

比较经济的方式是将产后贺喜与其他要送礼物的理由联合起来送一件礼品。这样也会给这份"大礼"增加一个更大的意义。你可以把它变成一份惊喜，或作为一个工程，在她怀孕晚期就准备好。要记住，送给她珠宝，可以让你借机说出平常对她难以启齿的心里话，或做出平常不大会做的事。她可能会高兴得流泪，甚至对你过去的积怨一下子都会烟消云散。

关于礼物的花费——你可以买不到 100 美元的礼物，也可以买超过 1000 美元的礼物。拿婴儿吊坠举个例子（吊坠是指挂在项链或手镯上的坠子）。便宜的吊坠可低于 100 美元，贵的可能也低于 1000 美元。我曾见过一种很酷的吊坠，就是类似硬币一样的上面可以刻宝宝名字的银吊坠。可以把送给她的吊坠挂在项链或手镯上，以后如果你们有了更多的孩子，可以在上面添加更多的吊坠。如果你们的预算比较紧张，可以和她一起去卖珠子的小店。你也可以找一个非常恰当的诞生石。如果你不确定选什么，那么可以打电话给一个孕婴用品店，咨询一下店主或店经理，他们会告诉你。

低于 100 美元的分娩礼物

- 带吊坠的婴儿项链、手镯。
- 个性化的纯度标准的婴儿银项圈。
- 她挺着大肚子时的大照片装裱并嵌上文字。
- 挂有宝宝诞生石的项圈、手镯，或耳环。

- 睡眠。
- 搪瓷雕刻的婴儿鞋挂坠。
- 一般从几百美元到 1000 美元不等。最好先上网查询一下"搪瓷婴儿鞋",然后你就能找到我所说的东西。如果你喜欢在网上买东西,那么一定要阅读一下他们的退货条款。她可能喜欢这个创意,但不喜欢那个礼物。
- 嵌字的礼物。
- 如果你挑选一些贵的东西,却又不太确定她喜欢,那么等着,直到让她看见它的那天把日期刻在上面。在你送给她的时候,告诉她你早就在等待孩子出生,等待可以把日子刻在这份礼物上。不过需要注意的是,一旦你在礼物上刻上字,这件东西就不能退货了。

诞生石指南

以下是关于诞生石的一些指南,包括石头的种类、颜色。

出生月份	诞生石	颜色
1 月	石榴石深	红色
2 月	紫水晶	紫色
3 月	绿玉灰	蓝色
4 月	钻石	透明、白色
5 月	绿宝石	绿色
6 月	珍珠	白色或紫色
7 月	红宝石	红色
8 月	橄榄石、缠丝玛瑙	灰绿
9 月	蓝宝石	深蓝色
10 月	猫眼石、粉电气石	多色、粉色
11 月	黄晶	黄色
12 月	蓝晶、绿松石	蓝色、绿色

事实上孕妇不会为了得到"分娩礼物"而选择自然分娩方式。做剖腹产手术

的孕妇当然也有资格得到"分娩礼物"。我难以想像一个男人对自己妻子或女友说："这是一件顺产产后礼物——你是自然分娩吗？它可不是剖腹产产后礼物，对吧？"

要点回顾

如果她想要一件产后礼物，千万不要告诉她你也想要礼物（除非你穿着一件盔甲防护下身）。

为她做一些小事：给她一个惊喜

小贴士

小事情，有大效力。

小故事

　　过去，我可以给房子动大工程，却不擅长做一些微小的事情。我妻子怀孕后，我才开始变得更加关注小事——比如不仅叠好她洗完的衣服，还把它们拿上楼放进衣柜里。一次，我带回家一本她喜欢的杂志，她非常高兴。女人都有相似的喜欢的"小事"，我发现即使是做最小的事情也都会有很大的不同。

　　我只是做了一些诸如收拾好衣服的小事，她竟然被感动了，竟然有那么大的反应，我想她可能是不知道我会去帮她做这些小事，而现在她惟一需要知道的不是我会不会去做，而是我能不能做到。

——AJ（儿子18个月）

* * *

　　给她惊喜。可以做一些不起眼的小事，比如打扫地板。

　　多数男人都能继续做他们在孕前就一直做的事情。但是，女人不能。而且，的确不公平。我们可以吃鞑靼牛排，喝5杯杰克酒，可以穿旧裤

> 如果你的妻子喜欢喝酒，那么你不要在家喝酒。因为她在怀孕期间不能做的事情也不想看到你做。
> ——杰森（儿子8周）

子，可以早上一直睡到很晚，可以待在烟雾缭绕的酒吧，也可以随意去旅行，搭乘邮轮，跳蹦极，玩高速、剧烈而震动的冒险游戏，玩到想吐。

但是，她会疲倦，会不舒服，有时会反胃恶心，还要对付一切伴随怀孕而来的情绪变化。改变你的生活方式也是对她的一种支持。不吃她不能吃的东西，不喝她不能喝的东西，这对她也是一种同情和支持。因为我们感受不到她身体上的变化，所以很容易忘记。做一些不同寻常的事情来提醒我们即将发生什么。诸如打扫房子这样的小事，不仅可以帮助她感受到我们的支持，还可以给她留下深深的感动（详见提示57）。

以下是一些你可以帮忙做的小事：

- 不吃她不能吃的东西。
- 不抽烟喝酒，不服用非法药物。
- 不喝含咖啡因的饮料。
- 增重30磅（只是向她表示你完全交给她管）。
- 增重10磅（只是向她表示你部分交给她管）。
- 像她一样有个大肚子（他们真的这么做）。
- 如果她太疲惫了，不要留下她一人出去（这样会让她感觉更糟）。
- 询问她想看什么电影，而不是听从你的选择。
- 打扫房子（一点小事可以起很大的作用）。
- 洗盘子（但是要注意放入洗碗机的方式——见提示46）。
- 为她做饭。查询菜单和烹饪方法，可登陆谷歌网站，输入"简易——做法"（横线内容由你来填充，填入你想要准备的菜名）。
- 陪她一起去购买孕妇用品和宝宝用品。
- 跟她一起参加孕期瑜伽学习班。
- 给她身体上你很少碰的部位按摩。
- 读《超级奶爸陪孕记》（或她的一本书）。
- 把洗完的衣服叠好（留心她的内衣，可能会有什么东西）。
- 给她的肚子拍照，留作以后给她的一份礼物。
- 对她的肚子表示出兴趣（俯身倾听，轻轻抚摸，在上面用手指画画）。
- 送她一张购物卡或别的小礼物。

- 送给她鲜花或一张祝福卡片。
- 如果你以前不善于倾听,那么学会倾听。
- 每次争辩都让着她。
- 做任何她叫你去做的事,即使你不情愿(至少40周)也要去做。

要点回顾

要想取得她的芳心,先要扫扫她的脚下。

孕期性爱指南
PREGNANT SEX

8

做还是不做，幻想做

056 孕期性爱指南（一）：18英寸阴茎的问题以及更多

小贴士
在她碰到你的阴茎的时候，你会想马上和她……

小故事
　　这真的很尴尬——但是，要知道，一个男人和一个孕妇做爱会有多么冒险？我的丈夫很好，即使遇到尴尬的事，他也会克制自己，冲我堆起笑脸。我知道自己很难控制下阴地带的肌肉，有一次我们在达到高潮的时候，我不小心尿到了他嘴里，很大一泡尿。但是他却说很甜美——我的意思是非常甜美，他告诉我没有关系，不要担心，因为他知道我感觉很尴尬。他在冲洗干净他的嘴、刷了牙之后，跟我说他没事。这一提示对每个人都是一个警示。
　　　　　　　　　　　　　　　　　　　　　　——格洛瑞亚（女儿2岁）

※ ※ ※

我们要说的重要问题是：孕期做爱会不会伤害到胎儿？

鉴于你可能不相信我，就此我咨询了一位该领域有着 30 年经验的医生。

问：如果有人拥有 18 英寸长的阴茎，他与怀孕妻子做爱会不会伤及胎儿？

答：首先，拥有大号阴茎的男人肯定对自己阴茎有着无比的想像力。至于孕期是否能做爱的问题，科学的原则是：如果她不舒服就不要做。

他不建议用大的性爱玩偶，但是如果是大号阴茎应该不成问题。只是要确保她不会对此感到不舒服。他进而解释说如果涉及你们私人问题，最好向你们的护理医生咨询。这些问题很普遍，医生和其他的护理人员愿意为你们解答。

从医学角度来说，孕期性爱是安全的，把那种你的阴茎触及胎儿头部的想法踢出脑外吧。我知道你很难不返想你的阴茎会接近胎儿，因为你总是听到"阴茎靠近胎儿"这种话。我要说的是你根本不会伤害胎儿的。在做爱的时候，不要想着"分娩阴道"，而是只考虑"性爱阴道"。事实上，性爱阴道是用于怀孕时男女相爱的天造之物。即使你的阴茎很大，胎儿也能被很好地保护起来且接触不了外界的（包括你的阴茎）。子宫颈黏液塞、子宫（女性体内最强大的器官），以及羊膜囊都在保护着胎儿。你担心会碰到腹中胎儿的想法完全是杞人忧天，因为胎儿在他/她的保护泡中生长得很好。一些男人对深度插入极度担心，再重申一遍，你的阴茎并没有靠近胎儿。那么孕期做爱最大的风险是什么？是她的不慎滚落，是隆起的腹部撞击你，或是在你抓住她乳头的时候她反击你（见提示 57）。

嘴上性爱警示

不要向她的阴道内吹入空气——这样会引起宫口栓塞，致使胎儿和母亲都会死亡。

如果哪个家伙喜欢向她阴道里吹气，请找别处去吹。

如果她对性爱没有任何兴趣，你不要试图改变她，也不要尝试。

——安德鲁（儿子 3 岁，怀孕 33 周）

当然，对任何性爱问题你都要咨询你们的护理医生。当你的妻子不能过性生活时，预约个医生，向医生咨询（如果你或她都感觉不舒服就一起问）。你也可以打电话给你们的护理医生所在的办公室，找任何接电话的医生咨询。除非你们的医生说："你们不能有性生活。"否则你们是可以有性生活（条件是她愿意，有兴趣，以及能够做）。

但什么样的医学问题可能会让你们禁止性生活？

例如前置胎盘（当胎盘位于或接近子宫颈）、早产、有过流产史、出血，或者子宫颈闭合不严等问题都是必须禁止性生活的。如果她有怀孕常见风险，以及有过出血、痉挛、非正常宫缩的经历，那么你要向你们的护理医生咨询能否有性生活。另外，如果出于某些原因而禁止阴道插入方式，那么除了插入，你还可以做些其他的性活动。

假设你有明确的意愿要进入性爱环节，那么你就要了解将会发生的变化。她可能做不了以前你们习惯做的动作了。她可能滑落、不舒服、兴奋、更放不开、分泌物更多、阴道更干涩，或者她的身体会有突然吓着她的异样反应，她在床上可能变成了一个完全不一样的女人。你不会知道会有怎样的状态，直到你们做了才能发现。具体怎样做请见提示57。

要点回顾

虽然怀孕期的阴道有时会很吓人，也会让人捉摸不定，但是我们需要坚持——我们必须坚持，我们能够坚持。

057 孕期性爱指南（二）：每个男人都需要知道的要点

小贴士

1. 让她感觉你对她有兴趣。
2. 帮助她，爱护她。
3. 制作些小东西。

小故事

1. 我了解到如果一个女人觉得你很吸引她，那么她会非常想要——即使她怀着孕。我也知道所有女人都敏感，尤其是在身体肥胖或怀孕时。你必须让她们觉得你对她们一直都很着迷。在做爱时不要怯懦，像你一贯的做法尽管去做。不要改变你的风格，否则她会觉得自己的魅力减退了。你要自然一些。

2. 不要总是在某些特定的地方抚摸她，挑逗她。举个例子，我们总在刷有普通清漆的橱柜上做爱——那种清漆能导致胎儿畸形，后来我找到了一种对胎儿无害的有机清漆并给那个橱柜刷上。我妻子认为那是世界上最甜蜜、最体贴的东西，她非常喜欢我们这种在孕期能勾起幻想的性爱。帮助她跨越鸿沟并表现出你的关心，是孕期性爱的一个巨大的启动钮。

3. 最后的建议是准备些能让她感觉难以置信的浪漫和性感的东西。有一次，我用蜡烛和音乐营造了一个浪漫的时刻，轻声对我妻子说，我对孕妇有种神秘的迷恋。我告诉她我对孕妇很好奇，并上网浏览过有关怀孕的网站。我问她能不能满足我一次，结果这招奏效了。第二天，她意识到我对此没了兴趣，才知道上当了，但是后来她原谅了我。

——丹尼（4个孩子的父亲）

* * *

我猜你读到这里可能还是想要过性生活。是不是？

为了帮你拥有最棒的孕期性生活，我采访了许许多多准爸爸和准妈妈，分享他们孕期性生活（或者没有性生活）的秘密。总体上说，大多数夫妻的性生活都是随着孕期的增加而减少，有诸多方面因素对这些现象起到影响作用（比如敏感度、恶心、医学问题、恐惧等）。

那么，现在揭晓答案……

孕期最佳性体位

- 侧进式。
- 女侧位。
- 后进式（一些女人也会称之为最差的）。
- 女上位。
- 保持自然。
- 在她腹部下面放一个枕头，垫在胯骨位置（在她显示胎儿开始动的时候要小心，因为她的胯骨有些变软了）。

- 女人正常躺在床上，而男人在女人臀部下面，全部动作由男人做。

最糟糕的性体位

- 传教士体位——不可以。
- 任何需要平衡的姿势。
- 任何动作过于激烈的姿势。
- 任何需要柔韧性的姿势。
- 后进式有时会不舒服。
- 女人在上体位。
- 一切体位（一些女人怀孕后会变得性欲减弱，甚至变得厌恶性生活）。

男人怎样做可以提高做爱的机会

- 不造成她怀孕（最流行的答案）。
- 让她感觉像一个女神，并且多试验些新花样。
- 按摩、摩擦她的肩膀、脚……还有哪里，你可以列出。
- 给她准备一个泡泡浴（水不要太烫）。
- 甜言蜜语，说她仍然看起来不可思议、热辣、性感。
- 总是先考虑她的感受，而后就会顺其自然发生了。
- 承包所有家务，这样她就有精力享受性生活。
- 有耐性，外表性感些。
- 亲吻她的脖颈，温柔地抚摸她。
- 播放些好听的音乐，配合她。
- 试着吻她，并说，"让我们亲热一下，迷人的女士"。
- 帮助她照看第一个孩子，这样她就不会太累、太烦。
- 很好地照顾她。
- 在她想要冰淇淋时给她弄到。
- 不要命令她（或恳求、要求）。
- 什么也不要做。如果在她不想要的时候，你的强求会激怒她。
- 不要强迫（男人不知道女人怀孕了有什么感受。女人已经有足够的理由拒绝你的要求）。
- 一定要让她知道她是你惟一的女人，让她知道她现在仍很吸引你。

- 尝试在早上做爱——那时她不太可能疲惫。
- 手淫……轻而易举解决。

给满足一个孕妇的床笫之欢的提示或建议

- 在前戏多花些时间。
- 做爱前给她按摩。
- 刷刷你的牙。在她对气味非常敏感的时候,口臭会成为美好气氛的破坏者。
- 适当用嘴。
- 动作舒缓温柔,在孕早期避免触摸她的乳房(疼痛通常让她心情变糟)。
- 让她随意在床上做想做的。
- 加入标准的搂抱。
- 找出她身上的兴奋点(她怀孕后可能会改变)。确保每次都是先让她有被需要的感觉,让她觉得自己很漂亮,然后再开始。
- 问问她想让你做什么——她的欲望可能会改变,她也许会有非常特别的指示。
- 不要过分去考虑她身材的变化。
- 把性爱当作一件有趣的新鲜的事,而不要当作麻烦。
- 给她任何她想要的。
- 主动做很多工作,尤其快要到最后时!
- 一直都要让她感觉自己很美。

男人在床上永远不能对怀孕的妻子做的

- 吹她的阴道——会引发一个空气栓塞,会发生胎儿和母亲都死亡的惨剧。
- 谈论她的身材。
- 抓或咬她的乳头。
- 说她身体太胖,不适合性爱。
- 用力挤按她的踝关节压力点,会诱发她提前分娩。
- 如果出现一点血或臭味会让她心情变坏。
- 问她是否想要肛交或跟你做口交。
- 让她为性爱烦恼,或让她因没有同意你而感觉内疚。
- 一边看着电视播放体育比赛,同时情不自禁地在床上剧烈地运动起来。

- 错误地认为她想要。
- 使用诸如"肥胖"和"受荷尔蒙影响"的词汇。
- 跟她说胎动实在影响做爱。
- 在没征求她的意见时尝试新的东西（那更容易伤害她的肚子）。
- 希望她任何时候都随你愿。
- 做爱过于激烈（尤其是之前没征求她的意见）。
- 做任何她不打算做的事。
- 对她变得不耐烦。
- 采用任何让她感觉不舒服的体位。
- 揉她的肚子，说"喔"，就好像你不相信它是真的这么巨大。
- 如果有东西渗漏或喷发，表现出厌烦的样子。

最有趣或最尴尬的性爱时刻

- 我放屁了。
- 距离我们的预产期还有一个半月，在我们无所事事的时候，他拦住我问，为什么我看见你的胸脯在流口水——我没有！
- 我比他更想要。他赶不上我。
- 在采用传教士体位做爱时，胎儿踢我了。我的丈夫也感觉到了她在踢他。
- 随着孕期的增加，我总体上缺少合作——蠢笨的做爱方式。
- 到怀孕中期，我的身体已经很臃肿，我的肚子会撞击他。
- 我们做爱的时候，胎儿开始动了——但是我们仍继续。
- 我只要看到他的精液，闻到精液的味道就会感觉恶心。
- 胎儿会用我的子宫颈当作一个弹簧垫。
- 在我的快感达到高潮时，我却滚落了。
- 在我怀孕38周时，我无法动弹。我身体太庞大了，我下身什么都做不了了。
- 早上起来我突然很有性欲，我跳到他身上。那很刺激，我从没有在早上做过爱。
- 我把尿尿进他的嘴里了。

要点回顾

你永远不知道孕期性爱是什么情况。

058 不想做爱的男人：如果你拒绝你怀孕的妻子

小贴士

如果在她怀孕后你不想与她做爱，那么你要保证让她感觉自己仍然很漂亮，很迷人。

小故事

　　我们在怀孕初期经常做爱。随着孕期的增加，他的性欲减退了。在最后两个月，他根本就不想要了。我知道对他来说这样很尴尬（我曾经在做爱的时候腿抽筋），而且他也是为了宝宝着想，但是他兴趣的减退让我觉得自己很丑，这种感觉很不好。即使他不想要性，如果他能找到其他方式，让我感觉自己仍有吸引力，感觉到他的爱也很好，不必非是性爱方面的事。他可以筹划一个浪漫的晚餐，我不奢求别的，只要能感受到他仍然关心我就可以了。

　　　　　　　　——蕾莎（2个儿子，分别8个月、2岁半）

※ ※ ※

许多男人不想跟孕妇过性生活。他们就是不能接受。

这只是做了准爸爸后的一个现象，可能是怕伤害到胎儿，也可能是由于你的妻子身体外表的巨大的改变（女人不想听到这个，但是真的是这样），可能是长时间工作或不断增加的焦虑使你的性欲减退。如果你不想要，而你的妻子想要，这时你就要注意，该如何向她解释，能让她不至于胡思乱想。

孕妇在遭到拒绝后会难过。通常来说，没有人喜欢被拒绝。而一个有"腰带束缚感"的女人尤其容易受伤害（见提示42：被荷尔蒙控制的孕妇）。丈夫的拒绝会让她以为自己犯了什么错误，她会认为自己对你没有了吸引力，会觉得你对她疏远了，没有兴趣了。这种感觉对她来说超过了性冷淡的行为。

> 怀孕前，我们几乎天天做爱。怀孕以后，慢慢地越来越少了。我开始怨恨他，因为我也有需要。这是两个人共有的孩子，而他仍想让我随他的意愿。
> ——克莱尔（怀孕37周）

如果你对性爱没有兴趣的话，可以尝试一些别的方式，多给她一些拥抱、亲吻和抚摸。所以，如果你心情不好时，向妻子解释清楚性拒绝背后的现实情况，这对她来说是很重要的。如果你感觉这些问题太敏感了，开不了口，或者如果你不确定自己为什么会有这样的感觉，而且与她是否漂亮无关，那么就告诉她性爱让你不舒服。但是如果是因为顾虑阴茎距离胎儿太近了，就比较荒诞。不管你做什么，你要尽量跟她有身体上的接触，表示出你仍然很爱她。也可送花或礼物给她——为她做些事情，让她永远不会怀疑你对她的爱和关心。

关于无性的警语

如果你发现怀孕的妻子的身体对自己没有诱惑力，你要认清这可能与她的身体无关。虽然她的身体出现了变化，但是从某种层面来说，还是由于她的新的形象能够不断地提醒你一个一生的责任，提醒你将会来临的巨大改变（顺便说一下，那是伟大的改变）。这也就是一些男人为什么会反常、会疏远妻子（情感上或身体上）的一个原因。

如果你不能接受这个变化，不要放弃对她的爱。可以对她做一些其他的事情来关爱她。找到其他的方式来取悦她。我敢保证在孕期的某些时候（或一生的某些时候），她也会为你做这些的。

要点回顾

如果她想跟你做爱，可能的话，可以试着满足她。

059 自慰的男人：孕妇会觉得下流

小贴士

一些孕妇不喜欢男人看性感的全裸或半裸的美女。对于这一点，你最好不要跟孕妇争执。

小故事

一个邻居给了我几本杂志，也给了我丈夫一本《男人装》杂志，我直接把这本杂志扔进了垃圾桶（因为我过去在这类杂志上看见过一些美女，但很明显，我没见过有比这本书中的美女图片更过分的）。事后，我还是跟他说了我把《男人装》杂志扔掉的事情，结果他质问我为什么要扔掉它，继而跟我争吵起来，因为他从没买过这样的杂志，说他一直都很想看看！这时我心中的怒火暴发了，坦白地说我感到了威胁和嫉妒。我现在怀着他的孩子，而他根本不想和我做爱，却想看那些穿着我从没穿过的昂贵内衣的美女，这一切都是因为我怀了孩子！

——克莱尔（怀孕 37 周）

* * *

你可能喜爱色情，但多数女人会对之反感。

许多孕妇鼓励他们的丈夫去看色情，这会给她们时间休息。也有些孕妇对此非常反感，无法接受。如果你怀孕的妻子反对色情，而且也对性爱不感兴趣，那就不要去看。

你看另一个女人并为之着迷的做法，会让你怀孕的妻子感到威胁（尤其是她怀孕后你不和她做爱了）。不管它是一本男性杂志，还是一个黄色网站，当它将你的性欲吸引到别处，你就不可能跟她解释得清楚你对她的爱，也解释不清你的行为是与你们的性生活无关的，且无害处的发泄。但是准确地说，一旦你的妻子在感情上受到了伤害，它就不是无害的。

许多女性（无论是否怀孕）都感到色情对她们是一种威胁和亵渎。她们就开始质疑她们的婚姻，质疑他们的夫妻关系，甚至质疑她们自己。而且怀孕的女人会对色情更加厌恶。你一旦接触色情的东西，你就很难向她解释。并且，我知道色情并不影响你对她的爱，但是她却不这么认为。以下是几条原则：

1. 不要让它发生。
2. 如果被撞见，不要与她争辩。
3. 运用你的想像力。

如果她发现你在看色情东西自慰，她会伤心，会怀疑她对你的吸引力，会感觉你背叛她。这时你不要与她争辩，如果争辩的话她可能会认为你在狡辩，那样的话她可能会哭喊，或者直接离开你（是的，有可能发生）。大多数女人，不管是不是孕妇，她们都不认为色情和手淫是压力和焦虑的宣泄出口——她们视之为一个威胁，或者认为这是你对她不满意或是你缺乏责任意识的反映。

女人可能意识不到一些男人在结婚前很久就喜欢浏览色情内容，喜欢手淫。这样虽然不好，但是实际上它是个习惯，而且通常与他的责任心或对他的妻子有无兴趣无关。当然，有一些更健康的释放压力的方式，就看你如何去选择。但是男人观看色情内容对自己的妻子造成的威胁不至于像女人受到色情狂的威胁那么强烈。

对于不好解释清楚的事，你还是应该尽量向她解释，告诉你的妻子这主要是由于压力和焦虑造成的，让她知道屏幕上的影像并不重要。如果她无法接受，那么你可以跟她一起去咨询。总之，一定要让她知道你爱她，不要给她更多的理由怀疑你的责任心。如果你想要停止自慰却欲罢不能，或者如果她想要你停止而你无法戒掉，那么你可以去寻求帮助，寻找治疗方法。你可能会想色情无害处，但在它伤害到你们的关系的那一刻起，它就已经有害了。

要点回顾

如果在她怀孕的时候被她撞见你在自慰，那就糟了……

9

为宝宝购物
SHOPPING FOR BABY

这么小的家伙需要如此之多

060 为宝宝购物：这个小家伙怎么需要如此之多

小贴士

你们最好去商店做个登记，这样在工作人员想要帮你们选购东西时，他们会知道你们该买些什么。

小故事

很多人愿意帮忙，但是他们不知道帮什么。我们想买淋浴器，想在网上做登记，但是网上的东西多得让人眼花缭乱。我发现网上选购东西的好处，就是可以帮助我们事先更多地了解想要的商品。这个周末，我们花了4个多小时购物——两小时在沃尔玛，另外两个半小时在Babie "R" Us婴幼用品商店。这是我们在那里注册之前的事：我站在商店的四个通道面前，从没感觉过如此茫然。我们需要这个吗？选哪种奶瓶才对？她茫然地看着我，好像在说"我不知道该拿哪种"，而我也有同感。

> 我妻子讨厌出去购物，她只在网上购物。
> ——托德（儿子4个月）

还有一条建议是选购宝宝用品时，要携带便当和水——你不想让你怀孕的妻子饿肚子吧。

——斯考特（妻子怀孕 6 个月）

＊＊＊

　　欢迎来到婴儿用品超市。请让我给你做向导。在这里你会看到：童车、汽车婴儿座椅、婴儿床、摇篮、与大人床相连的婴儿床、监视器、纸尿裤、纸巾袋、抽取式纸巾、婴儿臀部护肤霜、婴儿消毒纸巾、防水软垫、尿布更换台、婴儿家具组合、摇椅、安慰奶嘴、奶瓶、奶嘴、毛毯、襁褓、护肤液、肛式体温计、小秋千、婴儿床上用品、婴儿全套衣服、帽子、袜子、鞋、毛巾、换洗的内衣、婴儿浴盆、婴儿香皂、浴盆玩具、酒精棉花棒、棉球（用于擦净肚脐）、防胀气药、吸鼻器、婴儿药、婴儿指甲刀、梳子、镊子、奶瓶刷、玩具、弹力座椅、儿童CD、母乳储存瓶、吸奶器，以及很多很多！

　　很显然，这么多东西真的会让人不知所措。所以我在这里列出一些提示，你在为宝宝挑选东西时一定要留意：

> 视频监控器非常有必要购买。
> ——乔恩（儿子 3 岁，怀孕 33 周）
>
> 在亚马逊上买就行了，你不必跑来跑去，她也不必。
> ——吉姆（女儿 2 岁，儿子 11 岁）

- 首先带上便携式折叠椅。以便她购物累了的时候有地方坐。
- 找出可以让你感兴趣的东西，这样你就不会漫不经心了（比如看看童车、玩具，或者一个你可以参与的宝宝房用品）。
- 带好食物以防她饿（不要一下子吃完）。
- 去朋友或亲戚家"买"东西。我们就这样买了一辆童车、一个与大人床相连的婴儿床，还有婴儿服、孕妇装，以及一些他们没有看见我们拿的东西，我们下手很快（只是开玩笑，我们跟亲戚问好的）。
- 不要打开包装，直到你们需要它的时候再打开（这样你们还可以退货）。
- 攒着所有收据（如果你们在组装的时候弄坏了什么东西，你会需要它们的）。
- 了解清楚退货规定，有些商店对退货有所限制，因为宝宝长得太快，一般的在退货有效期内衣物等就变小了。

- 买个储存箱（适合于收藏所有小东西）。
- 让专业人员组装婴儿床（将之计入预算），除非你也是专业技工。
- 每次付款时要问一下是否有优惠券（有时文员不会提醒你）。
- 如果有人送给你们一些用不了几个月的东西，可考虑退掉它们换取商场积分，然后在你们需要买其他东西时用它。

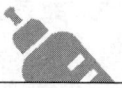

购物必读

丹尼尔和艾伦·菲尔德的《宝宝特价商品》(Baby Bargains)是一本非常值得一读的书，此书可以回答你们大多数人如何选购婴儿用品的问题。你可以订阅他们的电子邮件简讯，简讯也可以提示你们关于召回产品或在此书中提到的问题产品的信息。此书罗列了所有常见的必需品，并且提供了正面和负面的理由，也涵盖了大多数重要产品的信息（www.babybargains.com）。

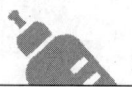

怀孕小问答

问题：你们在购物时最大的争端或争论焦点是什么？

回答：他想读消费者报告来检查我们登记的每一件商品，而我只想买我的朋友们推荐的东西。

——简（女儿22个月）

我丈夫总是盯着最便宜的东西，觉得花钱少才好，却完全不管这东西是否是被人推荐的，他连安全性都不管。

——麦吉（女儿11个月）

- 昂贵的衣服同不昂贵的衣服一样，穿在宝宝身上都很快会变短。
- 与宝宝的祖父母一起购物会更省钱。
- 不要马上就添置大件东西（双职工可能花钱更大方，结果被忽悠买了一辆可笑的童车）。
- 先买关键物品，然后等到需要的时候再买别的。

- 网上购物时要善于利用免邮费和折扣。
- 购买又大又重的物品时，确保能够直接送到你家（比如纸尿裤、配方奶粉等大件东西）。
- 宝宝总是在打嗝、流口水、大小便，所以最好买既能让宝宝睡觉很香又不会心疼弄脏的便宜的床品。
- 如果你在组装婴儿床、婴儿安全车座，或所有会摇荡、移动并能发出声响，或需要电池的东西，首先要读清楚说明书（这部分比较难）。
- 总体来说，所有用过的擦宝宝小屁股的抽取式纸巾闻起来都像夏日里的厕所的味儿。
- 在你买的所有东西的厂家联络单上登记你的信息，这样你就能够收到召回信息或其他重要的信息。
- 如果买的是二手货，一定要确保它们的安全性（不要买二手的婴儿车座或者来路不明的婴儿床）。可以登录 www.recalls.gov 来查阅召回列表。
- 汽车安全座椅也有时效性（听起来很可怕，我知道）。

警告

如果你在 Craigslist 或 eBay 上借用或购买了物品，确保这些物品本身的安全性。政府规定的安全规定是随时变化的。可以登录 www.CPSC.gov（消费品安全委员会）获取最新信息。

婴儿车安全标准的最新变化

从 2011 年 6 月 28 日起，所有的生产和销售（包括再次销售）的产品必须符合最新更改的联邦安全标准。新的规定适用于所有的标准尺寸婴儿床和非标准婴儿床、可调整床头板以及床垫，所有硬件的质量标准都有所提高，而且要求进行更加严格的检测。可以登录 CPSC 网站 www.cpsc.gov/businfo/frnotices/fr11/cribfinal.pdf 来获取详细信息。

要点回顾

手里只有 10 英镑，而又有那么多东西需要买，这是个让人头疼的事。

061 不理智地购物：当你看到账单时，你会哭的

小贴士

你要坚持一个法则：购物要理智（除了少数情况例外）。

小故事

我妻子一直就是个不理智的购物者，很多次她在给宝宝选购用品时都很不理智。那次购买价值2000美元的童车的事情，让我记忆深刻——那个东西只能用两个月，比它便宜一点儿的童车是500美元，我们的钱有限，那天她想退掉所有东西来买这辆童车，后来被我阻止了。我不是强硬地说"不"，而是跟她讲道理，我估计，如果我们的宝宝是个女孩的话，我就更要经常跟她说"不"了！如果你认为你的妻子能花钱，那么她和女儿加在一起要花的钱足以让你破产。如果东西可以试用，那么"不"可以变为"行"。这就是我们"想要的"与我们"需要的"之间的区别。一次又一次，我们买各种"想要的"。

我妻子怀孕后想要一件有纪念意义的珠宝首饰，所以在我们的女儿出生后，我给她买了一个，以女儿的名誉买的送给了她。买童车只是考验我的理智的一个小练习，就像电影《偷天情缘》——我们挑了一遍又一遍，直到最后终于买下了一辆童车，我发誓我们再也不会买了。我妻子开玩笑说我是地球上最有意思的男人。我的箴言是：管好你的小钱，大钱就会管好自己的。

> 可以跟一些过来人讨教一下。比如花样繁多的为了宝宝的开心、健康、安全的各种物品其实是并不需要的。其实好多广告促销策略就是抓住了你想给宝宝最好的这一点。
> ——布莱恩（女儿1岁）
>
> 她的叫卖技巧真是高。销售员知道卖给一个孕妇昂贵的婴儿床品有多容易。她们会说得天花乱坠，让你买一大堆你不知道需不需要的东西。
> ——艾米丽（2个孩子的母亲）

——凯文（女儿3个月）

∗ ∗ ∗

如果你有预算，那么为宝宝选购物品就要理智了。查询信用卡余额是大多数男人要哭天抹泪的时候。有太多东西要买，而理智与所有物品绑在一起了（甚至一个温度计），从床品到小床，到散步童车——如果你不小心，你就可能容易多花很多的钱。

男人通常是扮演制止的角色。女人们全身心地将所有时间投入到购物搜寻上，在她准备扣动扳机、准备掏腰包时，男人站了出来，抱怨太贵，或者跟女人说《消费者报告》说这种选择是错误的。接着，冲突会演化为一场战争。如果战争一旦爆发，即使你打败了一个孕妇，结果也是很可怕。

以下是一些可以防止她伤心或防止你感觉不愉快的方法：

- 解决你"需要什么"与你"想要什么"这个问题。列出一栏"需要的"和一栏"想要的"东西的清单。本着以你们需要的东西为主的原则购物，然后看看能不能把想要的东西作为一个礼物馈赠给自己。感性消费可以等一等。
- 提前做好一个预算，计算出你能够支付得起什么，然后找到一个坚守预算的方法。如果你有一个预算，你就可以在她（或你）心潮澎湃的时候提示她。而且可以归咎为预算的问题。
- 提早进入这个对什么东西贵，以及为什么这么贵有所认识的过程。举个例子，不是所有的童车的平衡性都好。贵的学步车可能比便宜的更耐用，但是价格并不能告诉你全部的事情。
- 如果你订购一些大件物品，要确保卖家能送货上门，并且确保他们送来的商品是安全的。在我们有了第一个孩子后，我见证了附近一个儿童家具连锁商店歇业，另一家更换了店主。所以，就会出现这种现象，即一个公司可能因为被人接手而永远不送来婴儿床。可以在购物之前先了解他们的客服政策（可以在线搜索或者到新手父母论坛上发帖子询问）。
- 先等等再买。等宝宝出生之后，你才能真正知道需要什么，而不是像现在这样你觉得你会需要什么。

要点回顾

哭——不理智地购物。

1. 销售员高兴得哭了,因为她的佣金特别高。
2. 你怀孕的妻子哭了,因为育儿室特别漂亮。
3. 你哭了,因为你不得不"卖血"来支付所有这些费用。

062 完美的童车:童车不能达到时速 55 迈?能的,只要不计价格

小贴士

所有的童车的拆卸方式都是不同的。一旦你知道如何拆卸一辆童车,就请帮帮你的同伴吧!

小故事

给宝宝买童车的经历让人很难忘怀。你沿着商店过道看见一排人正在争论如何拆卸童车,但是没有两个人是以同样的方式拆卸的。你看见一些人就站在那儿直直地盯着童车,同时其他人或是踢,或是拍,或是推,或是拉,直到车子被这群壮汉拆掉。童车有那么多不同的操作杆和按钮。如果我弄明白怎样拆卸一辆童车后,我一定会帮助其他家人。如何拆卸是我们决定购买一辆童车的一个因素。我们最后买了两辆,我们把小的便携式伞车放在了车的后备箱里,笨重点的那辆童车放在家里。坦白地说,我仍然没有弄懂它是如何拆卸的。

> 我们购置过的最大的物件就是童车了。我当时倒是并不在乎价格,我就是考虑到它的实用性能,我可以跑步推着也没问题,而且也适合在城市里使用,非常方便才行。选来选去我们选了 Valco Tri 牌的一款,真的是非常不错。
>
> ——莫斯(2个女儿,分别3岁和5岁)

——克里斯(儿子 22 个月)

* * *

19 世纪标志着工业革命的到来。21 世纪早期则以童车的革命而闻名。我们

都在伞式童车上跟父母一起度过了很长的、悠闲的散步时光。

顶级的工程师、技术研发，以及新材料将童车很快推向高潮。童车技术的发展如此之快，甚至有人（我不知道是谁）干脆称现在是童车的黄金时代。

童车在功能上、款式上、价格上差异很大。你可以买到 10 美元的童车，也可以买到 1000 美元的。完美的童车就像一条完美的牛仔裤，它是基于一系列特殊工业标准的一种个性化的选择。最便宜的童车和最昂贵的童车之间真的存在很多差别。如把手是否可调节、塑料轮与橡胶轮、空间的大小及功能的多少等都是购买童车时，需要考虑的一些因素。

> 确保他也会用这辆童车。他能弄明白怎样打开和收拢童车吗？他是不是太高了，够不到扶手？还有，要保证这辆童车禁得住颠簸、碰撞，因为童车经常会发生这种情况。
> ——艾米丽（2个孩子的母亲）

当你走进一个童车展厅，你的头脑中需要提前装好一个预算、你们某些特殊的需要，以及与你们有过相似经历的朋友们的一些建议。最好再带上《婴儿特价商品》一书，或者一本《消费者报告》，随时保持头脑冷静。如果你的脑子里没有预算，也没带什么购买指南，你就如同走进了一个在同一场地既卖奔驰又卖福特旗下的"护航"的经销店一样。你会被销售人员煽风点火而心潮澎湃，结果买了一个超出你的需要或预算的童车。

购物时头脑中应记住如下要领：

- 清楚你们的预算（在踏入商店前你们要俩先商量好这个问题）。
- 这辆童车结实吗？（查阅一下《婴儿特价商品》这本书）
- 试用的时候感觉如何？（放进一个与宝宝重量相似的东西，以便检测它的旋转、刹闸及加速）
- 散步时你会踢到童车的轮子吗？（一些男人比他的妻子高很多）
- 你必须要弯下腰推它吗？（那样会非常累的）
- 推这辆童车时它会伤害你的后背、肩膀或下身吗？（可调节的扶杆会很有帮助）
- 车篮下的放物品的空间有多大？（如果没有空间放袋子，你就不得不拎着袋子了）

- 你们打算在路边推着它散步,还是只在商场里散步?(在街边推车散步会引起磨损和破裂)
- 这辆童车容易清洗吗?它的零部件都是能清洗的吗?(残留的奶会散发臭气。我家的童车就不得不每两个月清洗一次)
- 型号对吗?(一些童车太宽了,过不了商店通道,就像是公路上的"悍马")
- 你们觉得什么最重要——是华丽的外表还是功能?
- 最后,我要告诉你们,你们是可以买两辆童车的。我们就买了两辆,一辆轻的,在旅行时用,放到车后备箱里。另一辆大的、更贵的放在家里(适合在城市里散步)。我们惟一的遗憾是我们买的那辆大一点的童车的座位不能旋转,散步时我们不能看见女儿的脸。要是想看见就得多花 400 美元。所以,我们后来想了个办法,在童车上放了张宝宝的照片,这样在推她散步的时候可以看它。

童车小贴士

可以先问问亲戚朋友家有没有闲置的童车。而且可以上 Craigslist 或 eBay 去看看有没有品相特别好的二手童车(你的宝宝可不在乎是不是新的)。如果你在维吉尼亚的里士满发现一辆蓝色的 Maclaren 童车的话,一定要记得告诉我。我妻子和我在一个商场的停车场丢了一辆。当时我认为她已经装进了车里,而她认为我已经装进了后备箱里,就这样,等我们回家想取出来的时候,却发现车里根本就没有。它丢了,但我还是很想把它找回来的。

我采访过一位童车专家,问答如下:

问题 1:
男人在购买童车时最容易犯什么错误?

回答:
准爸爸通常不重视童车使用的频率,而完全顺从他们的妻子的意见,认为童车主要是她推,所以应该买更适合她的。然而,一个身高 190cm 的爸爸和一个 150cm 的妈妈推同一辆童车的时候不可能一样舒服,除非手扶杆可以根据使用者的身高进行调节。

问题 2：

对于有预算的家庭购买童车，你有什么建议？

回答：

不管买什么，你都要考虑到你现在的需要，以及随着孩子身高的增加会有怎样的变化。问问你自己，以后你们会最常去哪里使用这辆童车，据此来决定轮子的类型，而这也会影响车子的重量。关于散步，问问自己你们的孩子出生后，你们是否会推着宝宝散步，也就是你们到底用不用它。还有，你需要考虑你和你妻子的身材和体重的因素。如果你们有消费预算，那么最好购买一辆或两辆质量好的铝框童车（一辆适用于粗糙的路面，另一辆用于旅行），但不要买便宜的塑料推车，那样用不了多久就要换一辆。

问题 3：

对于无预算限制的夫妻购买童车，你有何建议？

回答：

如果你们没有预算限制，那么对自己慷慨些，选购顶级的产品，让你的妻子开心。不过，童车还是需要限制在 2～3 辆，除非你们有无限的存储空间（作者注：我不确定我现在是否还同意这一条）。

问题 4：

你见到一对夫妻在购物时吵架吗？

回答：

是的，见过，尽管我不能回忆起特别的细节，但是通常如果男人失去参与购物的兴趣而表现得冷漠或不高兴，那么作为妻子就要迁就一下。在不太重要的方面，妻子应该不仅关注童车的颜色和品牌，而且也要参考丈夫对力学和安全性方面的考虑。

问题 5：

男人与他们怀孕的妻子一同购物时，应该掌握什么要领？

回答：

男人需要保持理智，集中精力，因为他们怀孕的妻子在购物时通常会头脑发热。

要点回顾

童车的安全性、舒适性（你的、她的、宝宝的）、保修期、价格等都需要考虑。如果选购一个不时尚的童车，还要考虑售后服务、低音喇叭及后部扰流器。

063 家具、儿童房：最好请专业人员组装

小贴士

在让你的妻子和宝宝使用它之前应先做个测试。

小故事

　　我总想买一个老式的摇椅——不是那种加垫子的带轮滑的椅子，而是一个真正的摇椅。我的丈夫给了我一个很大的惊喜，他送了我一把我一直想要的摇椅，那是他按照我的构思亲手做的。第一个晚上，当宝宝在半夜醒来，我抱她起来走向那只摇椅，准备坐在上面喂她。我刚刚坐下，结果，突然间，摇椅倒了，我也跟着摔到了地板上。太突然了，我下意识地大声尖叫，我重重地摔倒在地上，我用肩膀保护着女儿不磕到地板上。摇椅的木头散落满地——我没开玩笑，那就像动画片一样。这是我丈夫亲手制作的东西，之后，我再也不相信他改造的东西了。

　　　　　　　　　　　　——瑞贝卡（2个女儿，分别2岁、4岁）

* * *

儿童房需要一张小床、衣柜、摇篮（或摇椅），一张可以变化的桌子，以及一个42英寸的平板电视机（开个玩笑——应该需要一个52英寸的平板电视机）。所有这些都要考虑几个重要因素，即购买的时间、费用，以及安全性。

有两个时间问题。第一个问题是从你们订购家具到运到你们家有时会花上好几个月的时间。所以，当你妻子在怀孕第13周开始为宝宝购物的时候，她并不是兴奋过了头，她也是为了确保你们所有家具都能按时准备好。第二个问题是在一个孕妇的筑巢本能来临之时，她会想干什么就要马上干完——除非你抢在她的

时间前（详见提示 48）——而且她会变得不留情面。所以提前制订一个时间表，在她的筑巢本能来临之前完成所有该做的事情。

提到花费，你可以花上数百到数千美元。你可以买新家具，也可以买旧家具。可以是提前安装好的成品家具，或需要你组装的家具。如果出于节约你想买旧家具，一定要保证它的安全性。如果你想买需要组装的家具，我建议你请专业人员来安装（一般来说送货人员都经过了安装培训）。如果需要花费 50 美元就能保证婴儿家具安装正确，这对于保证家人的安全来说就是小钱，对于宝宝的安全，容不得有半点闪失。如果你想自己组装婴儿床，那么你一定要对照着产品说明书上组装好的成品图片，或者查看展厅上的家具，用数码相机全方位地拍下展厅样品（包括底下）。即使盒子里有一张图纸，对于那么多安装步骤，也应该有视频指导可循。如果你发现有个多出来的部件，不要就这么丢到一边，而是给厂家专业人员打个电话问问该怎么办。

如果你们对布置儿童房有个预算，那么有一些方法既可以少花钱又能让你们打造一个很酷的空间——比如增加一个墙纸边，带有名字的印刷画，动物照片的印刷挂画，并将它们装裱。给宝宝拍照做成一个大挂画，或使用一个被罩作为墙挂。在购买东西前，看看你们是否能自己动手做。如果你们是在知道宝宝的性别之前装饰房间，就可以使用中性颜色作为整体基调，等知道宝宝的性别后再添加代表不同性别的墙纸边条、印刷画、墙挂等等。

五大潜藏于家里的威胁

1. 磁铁：自 2005 年以来，已造成 1 例死亡，86 例受伤，800 万件玩具因磁铁问题被召回。

2. 被召回产品：每年约有 400 种产品被召回。把危险产品扔掉。加入美国消费者产品安全委员会（CPSC）的"冲击一百万"行动，到其官方网站 https://www.cpsc.gov/cpsclist.aspx 订阅免费电子邮件通知。一封来自该安全委员会的电子邮件可不是垃圾邮件——它能拯救一个生命。

3. 易翻倒的物品：例如家具、书架、椅子等。平均每年有 22 人因其死亡。2006 年 31 人死亡，大约 3000 人受伤。请将你们的家具固定在墙上，或者咨询一位专家。

4. 窗户和窗帘绳：每年平均有 12 人死于窗户拉绳。从窗户坠落的，每年平均有 9 名儿童死亡，约 3700 名受伤。

5. 水池和疗养池（抽水系统可能使幼儿被吸入水中或摔倒）：2002~2004 年有 15 例受伤，2 例死亡。

在安全性方面，你们可联系一个宝宝安全防护服务机构，请一个专家来你家检查，指出哪些地方需要改正，这件事既很有必要，又刻不容缓。在宝宝房间安置一个一氧化碳检测器，以及燃火报警器。如果卧室在高层，那么考虑在家里准备一个逃生梯。如果有窗帘，应确保窗帘绳没有勒死宝宝的危险。在宝宝开始爬的时候，一定要把窗帘绳收好，还要移走门置器（末端的橡胶部件可能有使宝宝窒息的危险），盖好暴露的排水口、插座、易滑落的抽屉，安好门，降低暖气片的温度，将一切容易翻倒、坠落的物品固定在墙上。对于婴儿床的安全性，来自美国消费者产品安全委员会几条建议可供你们参考。

对于婴儿床的安全性，需要注意以下几个方面。

- 选择一个结实的有一定硬度的床褥，以免宝宝陷入床褥之中。
- 确保在婴儿床上或床褥上没有丢失的、松弛的、坏的，或安装不正确的螺丝钉、托架，或其他五金部件。
- 婴儿床板条夹缝不宽于 23/8 英寸（大约是易拉罐瓶的宽度），这样宝宝的身体就不会夹到床板之间。另外，床板不能有缺失或开裂。
- 确保没有超过 1/16 英寸长的多余边角，以免宝宝的衣服被挂住。
- 床头板或床尾板无漏槽，以防宝宝的头被卡住。

对于网孔边婴儿床或游戏围栏，应注意：

- 网格型号应小于 1/4 英寸，即大小小于宝宝衣服上的纽扣。
- 网格无裂口、洞口，或者能够缠绕宝宝的细线。
- 网格应牢固地附在顶部栏杆和地面平板上。
- 顶部栏杆无裂口、洞口。
- 如果使用订书钉式钉子，应确保无缺漏、松动且没有钉子暴露出来。

在购买或借用婴儿床之前，先读一下这则警告

来自安全委员会网站的问答

问：我怎么才能够知道我家的婴儿床符合最新标准？

答：你当然不能只是通过看一看就能知道它是否达标。在 2010 年 12 月安全委员会颁布新的标准之前就已经投入使用的婴儿床，就很难判别是否符合新标准。如果你考虑购买符合新标准的婴儿床，你可以咨询生产商或零售商：婴儿床是否符合 16CFR 1219（标准婴儿床的最新标准）或 16 CFR 1220（非标婴儿床的新标准）。按照规定，生产方要根据新标准对所产的婴儿床进行样品测试，以确保能够符合新标准，而且必须要把这份测试证明提供给零售商。

（信息来源：www.cpsc.gov/onsafety/2011/06/the-new-crib-standard-questions-and-answers）

要点回顾

你组装东西时需要警惕，多出来的部件是你没做好的一个信号（请一名专业人员，知道一切安全后你们睡觉都香）。

064 儿童安全车座：你们可能需要两个

小贴士

这可能是你第一次从书中读到安装指南。也许是你第一次意识到你的车后座有一个扣闩系统。

小故事

从我们期待将儿童车座从包装中取出的那一刻起，我意识到，我开始进入为人父母的角色了。给宝宝安装汽车座位是我第一次真实地感觉到自己要做爸爸了。我对为人父的责任有了一个清晰的认识——我正在帮这个小家伙以保证他的安全。在从纸箱中取出座位后，我一页一页地读说明书，学习怎样安装。我必须把每个字都读清楚。尽管跳过了德语和法语部分。说明书指示有两种安装方法，一种是座位带安装法，一种是扣闩安装法。我找出了汽车上的扣闩系统（买车的时候我甚至都不知道还有它）。我强烈建议用扣闩系统。在婴儿座位安装牢固了之后，我估计泰迪熊跟宝宝的大小一样，于是放了一只泰迪熊试验,试着调好带子和扣环。我永远不会忘记这只小泰迪熊被绑在座位上准备驾车驰骋的样子。

——尤什(儿子 13 个月)

* * *

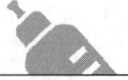

关于儿童车座的重要提示

在去医院接宝宝回家之前提早安装好儿童车座。

到一个儿童座位安装站对儿童车座进行检查。

预产期来临前一个月就去选购。

在你们所买的儿童车座厂家联络单上登记你们的信息。

如果你们的车出了严重的车祸,把它换掉。

儿童安全车座使用期为 5 年(之后换掉它)。

我们家有 5 个汽车安全座椅。当发现我妻子怀上了第 3 个宝宝的时候,我们必须处理掉原来的汽车安全座椅,再换成更窄一些的。当我的宝宝们还是婴儿的时候,我选的是婴儿座椅,每种两个(每辆车配一个)。当他们长大不能再用了之后,我将它们改成可转换式的汽车座椅了。我们也选择尽量让宝宝的背部冲前。许多人喜欢让宝宝的脸朝前方,但是最安全的做法是背部朝前的。

了解你的选择。阅读使用说明。购买的时候多花些心思。在选购之前阅读一下丹尼斯和奥兰·菲尔德写的《宝宝的特价商品》一书。这是一本能够让你明白什么是你需要的,什么你是不需要的终极指南读本。你能够从中了解你是需要婴儿座椅还是可转换式的汽车座椅(这种座椅可以调成"脸朝前"或"背朝前"的。你可能找到那种随着宝宝长大还能继续使用的座椅,但是不要指望一定能找到。

谈到安装儿童车座,至少要在预产期来临前一个月就安好(这样比你在接宝宝回家那天在医院的停车场安装要好)。说到安装,即使你能读懂了说明书的各种语言,也要到一个儿童座位安装站找人检查一遍。大约有 80% 的儿童安全车座安装不正确,早点安装可以让你有更多的时间检查。你可以通过美国国家公路交通安全局（NHTSA）寻找安装站点，其官方网站为www.SaferCar.org。在该网页左侧点击"指示一个儿童座位安装站的位置"，它将指示你。你也可以打电话给当地的消防部门或警察局咨询，在那里可以找到一个儿童车座安装站。

（要了解汽车座椅的最新信息，请登录www.safercar.gov/parents/carseats.htm。）

谈到花费，你们应货比三家，然后购买一个质量好的儿童车座。在前几个月，你们不需要可转换式车座，所以在此期间试着找找特价车座。千万不要买一个二手的，或来路不明的车座（你们不想要一个出过交通事故的儿童车座吧）。谈到节约开支，节约可不是在宝宝的车座上省钱。在宝宝出生后，我家的婴儿车座是我们最常用的宝宝物件。我们几乎处处都用。在前几周，我们甚至在儿童房都用它。我们的女儿在一个倾斜的地方睡得更好，而车座对她来说就是最舒服的。

像吃奶一样，汽车安全座椅也有时间期限。

是的，这是真的。汽车安全座椅不会永远都会安全。如果你们从亲戚朋友那儿借来了一个安全座椅，可以跟生产商联系，来确认是否还安全。六年之后，我们也不得不更换我女儿的安全座椅。

汽车安全座椅建议

可以查看一下汽车使用手册，看看坐位上有没有一个扣闩系统。大多数新车都有这个配置（会使安装座椅更简单更稳固）。汽车上有扣闩，也就意味着不用通过安全带来安装安全座椅，而且直接用扣闩安装，更加快捷、简便。

关于款式、型号，请见《宝宝的特价商品》一书（不，我没有受委托推销此书，只是因为这本书很棒）。此书涵盖了所有最常见品牌的高档、中档和低档产品。美国国家公路交通安全局网站（www.nhtsa.dot.gov）也可提供安全信息、不合格安全产品信息、最新的召回信息，以及其他重要信息。在你要买婴儿车座时，一定要在你们所购产品的公司网站上登记你们的信息（包括电子邮件，这样如果发生召回或随之而来的问题时你们被通知的机会可以增加）。我觉得肯定也有汽车座椅。

要点回顾

大多数人安装的儿童安全车座的方法都不太正确。我原来也觉得我安装的肯定没错，但事实却不是这样。可以请一位专家帮忙检查一下，登录 www.SaferCar.org 想了解更多关于宝宝用品采购的事情，可以关注 Dad's Expecting Too 孕周微博，为准爸爸准妈妈专门准备的。也可以关注 DadExpectingToo.com 的网站。

要想获取更多关于准爸爸准妈妈的最新消息、信息以及资讯，可以关注 @DadsExecting 的微博，也可以登录 Dad's Expecting 的 Facebook 主页 www.Facebook.com/DadsExpecting。

消磨时光
PASSING THE TIME

怀孕中期、晚期需要做的事情

065 胎儿的性别：验还是不验

小贴士

那个惊喜时刻将会是我一生永远难忘的记忆。

小故事

我们没有去检查宝宝的性别，但是最初我俩都很确信应该是个男孩。离预产期大约一个月的时候，我开始觉得宝宝是个女孩。没有什么特别的理由，只是一种比较强烈的感觉。当我的妻子入院去分娩的时候，我告诉护士们我们还不知道性别，当时我想到时候由我来告诉我的妻子是个男孩还是女孩。但是等到生的时候，一切却不像预想的那样，我的妻子最终是做了剖腹产。而且出乎意料的是，医生在取出宝宝的那一刻邀请我去看，我正好第一个看到了宝宝的性别。那一天，我还记得我的心理过程：我看到了宝宝的小脑袋先出来了，然后是小肩膀，再然后是漂亮的小肚子。我还记得我当时赞叹这是一个多么完美的女宝宝啊。然后，宝宝的腰部也出来了，我当时在想"天哪！他有一个小鸡鸡。"然后，我才明白这原来是一个男孩，不是女孩，我们当时最初的感觉是对的。

——约翰（儿子3岁，怀孕33周）

小故事

我们一直期待着宝宝的性别。我认为那是我们期待第一个孩子的惟一方式（我们还没有怀上老二，但是我们可能会要的，可能到时候我就不这么想了）。答案揭晓的那一刻的惊喜才是不可思议的。作为爸爸，你有权坐在前排座位上看这场"秀"，你是第一个知道的人，之后是由你来告诉你妻子结果，这是一次难得可以比你妻子更了解宝宝的机会。那段经历很有趣——你走进候诊厅告诉宝宝的祖父母（记住他们的表情，那种表情千金难换）。那一刻你会感觉自己是全世界最重要的人。很多人喜欢提前知道自己的宝宝的性别，以便在宝宝回家前早点"打理"好一切，但是其实真的没必要。虽然我不会在知道宝宝性别之前把房间刷成粉色，但是刷成明亮的浅蓝色或柔和的黄色总可以吧，因为这两个颜色适用于两个性别，然后等宝宝出生后再添加别的物品。但是那个惊喜的时刻却让我永生难忘。

——AJ（儿子18个月）

* * *

> 永远不要等待，要主动去发现，以便于我们做提前计划，这样可以使某些预想的事变得更加完善，让等待变得不那么难受（不管怎样，对她来说是的）。
>
> ——帕特里克（期待着第6个孩子，女孩）

我们等待，等待，再等待一下。我的看法是，人生能有几次真正幸福的惊喜时刻呢？有哪个时刻能比得上知道宝宝性别的那一刻呢？那是人生中的大时刻。

如果早点知道性别，也可以早在12孕周的时候通过超声波检查来判断。

对我们来说，不知道、猜测却是一大乐趣（但有时也很折磨人）。我们的亲戚朋友大多数都断言是个男孩。我的妻子认为是个女孩。当我妻子妊娠20周的时候，我从超声波检查中很仔细地看到了宝宝的生殖器。我确信我看到了，但后来我发现那个被确认是男孩的生殖器的东西，其实是一只脚（我很自豪,我的胎宝宝才几个月脚就那么大了)。我们做了些民间传统预测胎儿性别的方法,比如月球图表、针或圆环挂在细线的测试(如果以圆环旋转,就是个女孩,如果它像钟摆摇摆,就是个男孩),我还不停地问她偏爱什么食物(似乎那也能暗示宝宝性别)。另外,我妻子的肚子也是一些争论的中心话题,家人们认为她的肚子下沉一定是个男孩(事实上因为她个子不高,所以怎么看肚子都是下沉的)。

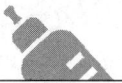

判断宝宝性别的方法

- 医学检测性别的方法

  超声波检查(如同宝宝将自己暴露出来)。

  羊水诊断(用于高危妊娠)。

  胎盘绒毛取样检测(用于高危妊娠)。

- 传统判断宝宝性别的方法(不科学)

  宝宝的心率:低于140=男孩,高于140=女孩。

  肚子形态:下沉=男孩,高=女孩。

  孕早期有无孕吐反应:无=男孩,有=女孩。

  右乳房大=男孩,左乳房大=女孩。

  清尿=女孩,在黑暗中闪烁明亮的黄色=你需要多喝水。

  投掷硬币:有大头=男孩,无大头=女孩

在不知道宝宝的性别的时候,为宝宝购物意味着男孩和女孩的衣服都要选——我妻子喜欢购物,所以正好能给她更多的事做。商店会有很多中性的婴儿产品,商家知道你需要它们。宝宝出生后,会有两箱东西在等着她。这些东西都放到育婴室,我们挑拣出一种中性颜色的墙纸,配上了一种与婴儿床颜色相配的墙纸边条。不管宝宝是男还是女,我们都准备好了。

我所认识的准父母们大多数都提前做了宝宝

> 我们等待的理由有3个:一是我们喜欢惊喜。二是我们相信迟来的喜悦。三是当我们的朋友测出他们未出生的宝宝的性别,给宝宝起名字,开始像称呼一个真人一样称呼胎儿时,我们都觉得很奇怪。
>
> ——麦克(儿子3个月)

性别检测。他们很多是为了筹划儿童房，为了筹划割礼（包皮环切）仪式，为了取名字（见提示66），为了心里有种可控感，或者是为了医疗上的原因。不管怎样，这些都是夫妻二人的个人决定。我认为我们选择了不揭开谜底是因为我的哥哥也如此——预测、猜测，以及随后给两个性别分别起名字都是很好玩的事。

如果你想等等再做宝宝的性别检测，或者干脆不做，那么别人通常会表现得让你感觉事态很严重，一些人可能会给你施加压力，因为他们也想知道。这些人可能是你的家人，可能是朋友，也可能是你的妻子——但是不管是谁，你应该坚持你的信念。如果一个亲戚给你施加压力——比如你们的父亲或母亲——那么这个人需要退出。除非有一个不得已的理由——比如某人病了，某人要去很远的地方参与军事行动，或者某人遇上了极端环境——因为这不该由别人决定，你们才是惟一可以做出决定的人。你们有权拒绝检测宝宝的性别，尽管可能会让你们身边的某些人失望。世界上有许多事情不需要别人做主的事，这就是其中一件，做不做宝宝的性别检测完全是由你们夫妻决定。

如果你想知道而妻子不想知道，或者她想知道而你不想知道，这时，你们之间就有了一个现实的问题。一些夫妻会出现一个人知道了却不告诉对方的情况。还有一种情况则是两个人都知道了却不告诉家人或朋友（如果一直让他们猜，他们会生气的）。

> 如果一切能够重来，我一定要把这个谜底留到最后再揭晓……那个时刻是如此令人动情，尤其是计划通过剖腹产来生我们的第二个和第三个宝宝的时候。
>
> ——杰米（2个儿子，分别2岁和6岁、女儿4岁）

有一些夫妻不去做检测，但会让护理医生告知其细节——这可要谨慎！因为这个重大的信息可能是从一个只有16岁大的兼职文员那里听到的一个口头消息，比如他跟你说"宝宝的衣服，你最好在离开医院时就去买"。如果你想对一个小摊贩吐露这个道听途说的秘密，那么你一定要确保他能为你保守秘密，你们可以做个书面约定——如果这个秘密泄露，你就可以从他那里免费拿任何东西！

要点回顾

你认为是什么呢？男孩还是女孩？等等吧，不要早知道。

066 起名字游戏：宝宝叫什么名字好呢

小贴士

虽然你们对起名字很有感觉，但也应该听取建议。不要只让妻子一个人想很多名字，而你又把它一个个毙掉。

小故事

  我和丈夫在给宝宝起名字上争论了很久。我不希望他操心此事，而他非要插手。我想让他列出一些他喜欢的名字，我也同样列出一些。他更喜欢让我列个单子，然后他把我喜欢的名字一个个毙掉。那简直是场灾难，因为两次怀孕都是到我们的女儿马上要出生的最后一周了，他仍然看不上我们所起的任何一个名字。我们提前检测出宝宝是个女孩，所以就在一组女孩名字上争论，后来，我们找到了一个让争论更有效的方法，才最终确定了一个好听的名字。

——凯瑞（2个女儿，分别2个月、2岁）

* * *

  起名字可能是一对父母共同做的为数不多的重大决定中的一项。目前还没有相关法律限定你们选择名字。你们可以以方向（比如，小北），水果（比如，苹果），或哈兰（我的名字）来给孩子命名。你们选择的名字将会影响孩子的一生。一个不好的名字可能将孩子的人生引向犯罪、孤僻和仇恨，而一个好名字可以将孩子引向一段富有、幸福，以及充满乐趣的人生。名字的作用真的很大。

  作为第一次做准爸爸的男人，你会发现你的投票可能没有那么大的力量。用一个新妈妈的话说："对于我们，我的投票代表两个人，而他只代表一个人，我的一个否决就意味着不通过。"做好

> 给宝宝起名字的时候，我们划掉了各自讨厌的名字。
>
> ——凯西（2个儿子，分别4个月、3岁半）
>
> 起名字是父母必须保持一致的为数不多的事情。我知道的一对夫妻，其中丈夫特别讨厌他们儿子的名字，直到现在，这个男孩子5岁了，这个爸爸还在讲他有多讨厌儿子的名字。
>
> ——特雷西（儿子3岁，女儿12个月）

心理准备，你怀孕的妻子很可能有最终决策权，她最后冒出的词将会是宝宝的名字。

> 选名字就像选择一个饭店。给你妻子 3~4 个你喜欢的名字，让她挑一个。一定要马上拒绝任何一个你讨厌的名字，不要自动放弃自己的权利。
> ——AJ（儿子 18 个月）

我们很难与这个理论抗衡（你可以试一下，但是跟一个孕妇争辩永远不是个好主意）。如果你的妻子在你们结婚后随了你的姓，而且宝宝的姓要随你，那么在此情况下要想让你的妻子在给宝宝起名的事上再妥协，这对她来说是个不公平的买卖。这样说，假如宝宝是个女孩，那么在她出嫁后，她的姓就成为了历史，而她的名才是她永远的名字。在这个可能是事实的前提下，你又不是那个十月怀胎，忍受体重增加、荷尔蒙反应及呕吐的人，不是费劲把宝宝从两腿间生出来的人，所以宝宝的名字凭什么要由你做主。如果你够幸运的话，你就有决定宝宝名字中间那个字的权利，或者得到为你们第二个宝宝起名的权利。如果我们生活在 19 世纪，那么一切都没问题，你可以有给任何东西起名的权利，然而现在我们是生活在 21 世纪，夫妻平等（或者在地位上一方只是稍微低于对方，注：这种平等不一定都真实，有些女人不管你选择什么名字她们都会漠视）。

2012 年度十大男宝宝名字

1. 雅各布（Jocob）
2. 梅森（Mason）
3. 伊桑（Ethan）
4. 诺亚（Noah）
5. 威廉（William）
6. 利安（Liam）
7. 杰登（Jayden）
8. 迈克尔（Michael）
9. 亚历山大（Alexander）
10. 艾登（Aiden）

2012年度十大女宝宝名字

1. 索菲亚（Sophia）

2. 爱玛（Emma）

3. 伊莎贝拉（Isabella）

4. 奥莉维亚（Olivia）

5. 艾娃（Ava）

6. 艾米丽（Emily）

7. 阿比盖尔（Abigail）

8. 米娅（Mia）

9. 麦迪森（Madison）

10. 伊丽莎白（Elizabeth）

在给宝宝起名时应注意以下几个点

1. 名字会让人取笑吗

我曾访问过一个初三的班级，让他们给一些名字取一些挺伤人的绰号。你也可以读一下此书——《宝宝名字巫师：给你的宝宝起个完美的名字的一个魔法》（作者：劳拉·沃顿伯格）。书中除了一些很酷的起名策略以外，还对孩子的各种奇特的名字所遭受的嘲笑程度做了个等级分类。

2. 名字有多普通

访问社会安全网站，查询从现在追溯到1879年的人名列表（网址为http://www.ssa.gov/OACT/babynames/）。我的名字"哈兰"是我1973年出生时那一年最流行名字排名的第824个。

3. 用谁的名字给宝宝起名

一些有不同信仰的夫妻在起名问题上可能会发生文化冲突。一些人会使用过世的或健在的亲戚的名字，或他们名字的第一个字母，另一些人则选择用父母的名字，在后面加上"小""Ⅱ""Ⅲ"。

4. 如何拼写名字

> 不要用你的名字给宝宝命名……有人会很粗鲁地亵渎这个名字，虽然你给宝宝取的名字其实不关别人的事的。
>
> ——杰米（2个儿子，分别6岁、2岁，女儿4岁）

举个例子，艾米（Amy），你可以用传统方式叫她 Amy，也可以诙谐点儿叫它 Aymhee、Aeayme、Aimknee、Aymeeee、Aemhee，或 Aaamhee。所有这些非正式的拼写法都可以证明你超乎想像的智慧（也许不能），同样它们也可以使你的孩子的生活变得难以置信的复杂。一个在拼写上需要重复多次的有趣的名字会占去谈话的很大篇幅，而谈话的内容中还有其他要谈的事。如果你们就想选一个会有多种拼写方法的名字，那么首先要确保你们自己知道怎么拼写。

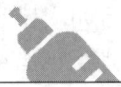

起名权（那一天也许会来临）

起名权现在还没有到来，但是如果某人试着去争取，也不会让我吃惊。牺牲你给孩子起名的权利可能换来的是孩子美好的未来。要我说，"香喷喷热呼呼的奇多"就很好，热奇多·考恩可以成为我儿子的法定名字。如果我儿子能一生受到奇多的恩泽，这比百万美元要强。如果热奇多·考恩竞选学生会主席，或成为一个运动明星，或在电视、广播、报纸等媒体频频露面，那么我们谈的就是个巨大的财富。

检验名字

起名字由个人决定，但是在你们搜索名字的时候，肯定也想得到别人的意见。通常来说，这些人是指朋友和家人。审查名字的时候要小心，因为大多数人会发现你可能喜欢的名字。你们的第一选择可能正好是曾经欺骗你的前男友的名字；或者是曾炒了你鱿鱼的前老板的名字；或者是曾经一起共度时光的朋友的名字；又或者是某人的宠物的名字。但不管哪个名字只要你喜欢就行，别人是否喜欢没有关系（除了你的妻子）。名字会伴随你身边的人成长，等宝宝出生后，赋予他/她的这个名字就有了完全不同的意义。

如果你们想得到反馈，就询问你们身边关系最近的人，看看他们能否帮你们想出一个你们希望以某字母开头的名字。举个例子，如果你们想用"H"开头，就问问别人有哪些他喜欢或不喜欢的以"H"开头的名字。仔细听，并守住这个秘密。你们完全可以自己判断这个反馈，之后再做出决定。选定的名字在宝宝出生前不要对外公开，以便让他们听到这个名字时全都大吃一惊！

宝宝出生前的名字

现在有很多人在宝宝出生之前，先给宝宝起个临时的名字，在提到宝宝时就叫出这个名字。我刚开始也没兴趣给我的宝宝起这样一个名字，但后来我改变了这个想法。

最佳建议：你们可以为宝宝起一个出生前的名字，这很有意思。你们可以创造出一个具有个性化的甚至可笑的名字。我们给宝宝出生前起的名字是"哈勒芬妮"，由我的名字哈兰和她妈妈的名字斯蒂芬妮结合而来（如同"布朗格丽娜"这个名字）。我们的宝宝现在的名字是"快乐哈哈"，我们的第三个孩子出生前的名字是#3.（是的，很土，我知道）。

要点回顾

哈吉那（Hagina）并不是一个好名字。

067 与她的肚子共度时光：聊天、唱歌、触摸、轻拍、画画、聆听……

小贴士

> 当他抚摸我的肚子的时候，我感觉到他很喜欢我。我知道他爱我，他的抚摸让我感到很幸福。
> ——南希（怀孕15周）

> 我每周大约给宝宝唱两次歌。我会办一场10～15分钟的音乐会，我最拿手的歌是："鼻子，鼻子，快乐的红鼻子。"
> ——杰夫（妻子怀孕26周）

你可以给她的肚子照相——照很多照片。

小故事

我怀孕大概在28周的时候状态最好，那时我的丈夫整天不停地盯着我的肚子看。即使他天天都能看到我，他仍然说我的肚子在晚上会变得更"庞大"，然后他就拿来相机从不同方位给我的肚子拍照……我觉得十分滑稽，好像他刚刚发现我怀孕了一样。我不介意他用了"庞大"这个词，他显得好可爱，他是百分之百被我的肚子吸引住了，他是真的陶醉其中了。

——阿曼达（2个女儿，分别2个月、3岁）

***

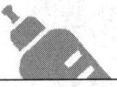

听听她的肚子

你可以感受它,和它说说话,或者只是听听它。我们使用了一个监听设备,设备上有两个耳麦(我用一个,她用一个)。从耳麦里听到动静的那一刻,你听到的可能是从子宫里传出来的宝宝奇幻般的心跳声。但在使用这类监听设备时要小心。虽然这是一个很神奇的经历,但有时候也会因为听不到而徒生烦恼,可能是由于怀孕初期,听心跳还为时尚早,或者是因为你把监听器放错了位置。

如果你现在觉得它变大了,那么就耐心等待,直到她要分娩。她的肚子看起来像里面装了一个小动物,非常巨大。但不管你做什么,不要对她说它有多么大,不能用手指戳它。因为"它"是附在她身体上的,与她连为一体,所以,你说它大就是在说她的身体。如果你想表达自己的惊讶就这样说:"宝宝怀得可真好,真漂亮。"在你感到吃惊之余一定要送上合适的话。

记录她的大肚子

大约每隔几周就给她的肚子拍照,让她站在同一个位置,穿同样的衣服,摆同样的姿势。到孕期将结束时,挑出一些照片装裱,在她分娩后作为一个礼物送给她(一个非常合适的产后礼物)。你也可以带她去影楼拍一套专业艺术照,记录下她裸露的大肚子。

> 我惊叹于她的肚子怎么会有如此之大。很难相信像她那么娇小的人能长那么大的一个肚子。
> ——布莱德(儿子24个月,怀孕22周)

在你妻子怀孕进入晚期的时候,你能明显地感觉到宝宝在她的肚子里踢腿。你不仅能感受到小小的推力,还能在宝宝的碰撞中感觉到他/她的手指、脚趾、膝盖和头。虽然在怀孕早期她就能感受到胎动,但是那时你没法感受到,所以当她把你的手贴在她的肚子上问:"感觉到了吗?感觉到宝宝了吗?"你只能无奈地说"没有"。

而她会一直把你的手放在她的肚子上,直到你的胳膊都麻了,直到你放弃努力。这种情况会持续数周,之后她会又一次次地喊你,而你所能感受到的仍然只是她的大肚子。只有在数周的尝试过后，你才能感受到宝宝的活动。那是种前所未有的感觉，非常酷！一旦你感受到了宝宝的活动，你就知道她这么做不是要引起你的注意，她是真的怀孕了。

大约在怀孕27～28周的时候，胎儿的听觉系统发育完全。这意味着你们可以和宝宝说话了，可以给宝宝唱歌，和宝宝一起做事。记住你要大声地对你的胎宝宝说话，好像他/她有听力能力一样，这样你的声音才能盖过你妻子直肠里咕隆隆、噼里啪啦的响声，让宝宝听到你的声音。

研究证明胎儿在子宫内能够识别各种声音。对着她的大肚子说话是一个向胎儿介绍你自己，与他/她开始建立关系的一个重要方式。你要每天对着她的大肚子给胎儿放音乐、读书，或者讲故事。记住，虽然宝宝也属于你，但肚子还是她的。她可能进入不了一场现场音乐会或故事会的状态中，所以查一下，跟她预约一个时间陪着她的肚子共度时光。

> 我每次感受到妻子肚子里的胎动时，我都无比激动。即使这是第二个孩子，这种感觉还非常强烈。
> ——乔（儿子3岁，妻子怀孕23周）

要点回顾

在你饶有兴致地跟她的大肚子玩的时候，可邀请她也玩你的肚子，这只是出于礼貌的做法。

068 和男人们共度时光：出去玩要按时回家

小贴士

当她让你出去玩时，你要确定她的这个想法是否是真的。

小故事

我妻子在怀孕前，我们二人社会活动都很丰富，而她怀孕后就没法再像以前那样经常出去了。

一个特别的夜晚，我妻子准许我出去玩

> 不要醉醺醺地回家，这样真的很招人讨厌，而且还会提醒女人，她的生活已经彻底地改变了，而男人的生活却没有变！
> ——阿什利（女儿12个月）
> 你要理解，她可能想让你早点到家。
> ——卡雷（2个女儿，分别1个月、2岁）

会儿。她和那个跟我一起出去的朋友的妻子呆在家里。大约在凌晨3点我才回来，家里只有她一个人，她还在等我——很伤心的样子。她不能理解我怎么能出去玩这么久，接着她告诉我，其实她并不想让我出去，只是在让我出去的时候她没有意识到自己的真实想法。她既疲倦又生气，因为我把她一个人留在了家里，却和别人整晚的消遣。我解释说，我是应该呆在家里，但我不知道她真正想让我怎么做，因为她没有告诉我她究竟想要什么。而她的观点是，即使是她提出的让我出去玩，我也应该选择呆在家里，即使我出去了，也应该知道早点回家。从那次之后，我要求她告诉我她真实的想法，之后如果她又改变想法了就不要冲我发脾气，最终她同意了我的要求。

——钟（女儿4个月）

* * *

> 我妻子鼓励我参加派对，这样她很开心。3次孕期她都成为可以对我发号施令的人。
> ——马特（女儿10岁，2个儿子，分别7岁、3岁）

你的社会活动和你怀孕的妻子二者之间需要平衡。你要满足她的需求，让她知道你爱她，但你也要有自己的生活。你满足她的需求，让她感觉你是宝宝的一个榜样，同时，你还要考虑自己的需求，以便在你成为宝宝的榜样之前，尽量多参加一些社会活动。

她怀孕后，你们的外出活动不可能再像以前那么多。你能在外面呆多久，你能喝多少酒，以及在你回家时什么能做，什么不能做等都与以前不一样了。我有个好点子——如果你对她越宠爱，对她的关注越多，就越容易让她主动鼓励你和朋友出去玩。再次重申，这些办法都是需要平衡的。

筹划一场准爸爸聚会

这是一场针对新手准爸爸的类似于单身聚会的典礼。这种典礼为男士们提供机会聚在一起分享各种话题，可以用奶瓶喝啤酒，也可以在真正进入角色承担责任之前放纵一下自私的愿望。可以登录 www.huffingtonpost.com/2011/06/13/dadelorparties-celebrate-first-time-fathers_n_875968.html 获取更多信息。

现在，是另一个容易犯浑的时刻

在我预产期前两星期，我的丈夫问我他是否能去维加斯，我问他："你是认真的吗？"他回答，"是的"。我觉得这简直就是一个笑话。我告诉他可以像我没有怀孕一样，做任何自己想做的事。然后，他的朋友就给他买了票。他告诉我他要去了，我就非常震惊，非常生气。谢天谢地，他在临走前的最后一秒意识到，在预产期前两周去维加斯是非常不明智的。

——布兰卡（儿子6岁，女儿4岁）

关于平衡

- "平衡"意味着你要多带她一起出去玩，而不是跟你的那些男性朋友出去。"平衡"也意味着你同她出去的时候，在点酒精饮料之前，问问她是否介意你喝杯酒（她自己是不能喝的）。除非你们到了一个酒非常多的地方，多到你喝得无法利落地问她能否再喝一杯，这时"平衡"就偏离了正轨。
- "平衡"意味着当她注定成为指派你出去玩的司令时，你不能在凌晨两点钟给她打电话让她去接你。一个疲惫、犯恶心的孕妇不想在凌晨到一个满是热辣舞女的俱乐部接你和你的酒气冲天、烟味恶臭的朋友回家。她看见这一幕觉得好玩的概率同你回到家后能幸免于责难的概率一样低。
- "平衡"意味着当她鼓励你和男人们出去玩的时候，你要在离开家门前为她做点什么。比如表示让她好好地吃晚饭、看电影的小手势，或某些能逗她乐的小把戏。
- "平衡"意味着不要利用她的大方。如果她允许你在家和客人一起喝酒，那么在客人们离开时你不要把酒全部喝光。如果在孕晚期她让你去打篮球，那么在打完篮球后你就不要再出去玩了，甚至不要玩到半夜才回来。如果她让你和朋友们在家过新年，那么你们不要把音乐整夜放得震耳欲聋。
- "平衡"意味着如果你计划在她怀孕第39周时飞到拉斯维加斯参加单身汉派对，那么你就买张单程飞机票吧，因为在你旅行回来后，她就不在这儿了。你想这么酷，没门！伙计……

要点回顾

不要因为你偶尔喝醉昏睡而错过了宝宝出生的时刻。那就糟了，非常糟糕。

069 为胎动做超声波影像：子宫里的宝宝家庭电影

小贴士

做超声波检测不一定就是用来检测宝宝的性别。作为过来人，我建议你们到妇产中心另做一套专业超声波影像，这对任何人都是一个特别的经历——尤其是你们的第一个宝宝。

小故事

　　医院的技师对我们说，"他看到了一个凸起物，但是又不能肯定"。因为我们的宝宝不太合作，身体姿势让人无法判断其性别，所以，我们决定预约一个专业超声波检测服务机构。我们没有问他们是不是注册技师，但是我们从他们的介绍中了解，他们的设备不是医疗用设备。我们选择了一个20分钟、4张照片、1个DVD（以音乐开头，结束部分相当酷），以及性别鉴定的"套餐"服务。我们花费了100美元（他们有几种价格不同的服务套餐）。在我们到达那里后，他们领我们进了一个舒适的房间，里面有一台超声波检测仪和一个大投影屏（很棒，我们可以看得更清楚）。这里做的超声波检查和医院里做的是一样的，但有一点不同的是当医生找好一个角度，他会将仪器转换到拍摄3D或4D图像，这样我们就能看到宝宝的每个特写。宝宝的超声波影像看上去可能会让你们毛骨悚然，但是它真的很酷。医生据此确定我们的宝宝是男孩，并向我们讲解所有我们能看到的图像（比医院检测技师做的要多），解答我们所有的疑问。这里的服务与医院的不同，简直是太好了，让我们很兴奋，不像在医院——医院的技师不太热情，对我们的帮助也不大。我们做完超声波检测后，让服务中心刻了DVD超声波动态影像，效果很不错，之后我们又翻刻了几张，分别送给我们的父母和对这个有兴趣的朋友们。DVD影像伴着摇篮曲，非常温馨。因此，我毫无疑问强力推荐它。

——希瑟（儿子2个月）

> 之前，所有人都跟我讲关于分娩的各种惊恐的故事，女人的惨叫、各种糟糕的状况、宝宝生病，但这些却没有发生在我们身上。
>
> ——凯文（女儿2岁，妻子怀孕28周）

✳ ✳ ✳

你们的医生给你们做完了超声波检查，这并不意味着你们就不能去别处取得胎儿的影像资料。一些体检中心或影像中心——如"胎儿影像"和"新芽影像"，可为准父母们提供孕期超声波影像服务。在这里，准父母们可以看到他们未出生的宝宝彩色的运动实况影像。这些地方的收费一般是 100 美元起价（有优惠券则低些）。你们还可以选择将宝宝的实况影像同步放在因特网上播放的服务项目里。

在医生向我们播放 3D 或 4D 超声波影像的时候，我们品尝到特别奇妙的滋味。影像有些怪，导致我们有一大串的问题。胎儿的身体看起来短粗，皮肤有些吓人。我们根本不能确定自己看到的是什么。惟一让人放心的是，医生告诉我们一切正常，不要担心。

谈到可选性超声波，你会发现有些人喜欢它，也有些人反对它。美国食品和药物管理局（FDA）关于反对孕期做影像的问题发布了如下警告："超声波是一种能量，临床研究表明，即使是低水平，它也能对人体组织产生影响，例如震动及体温上升。"尽管没有证据表明这些影像对胎儿有害，但 FDA 说，这些影像存在的现实意味着孕期超声波不能被认定为完全无害。

出现一些反对商业超声波检查呼声的另一个原因是，一些操作人员被检查出身体出现异常病症或综合征（登录 www.fda.gov/downloads/ForConsumers/ConsumerUpdates/ucm095602.pdf 点击图像阅读文章"避免给胎儿拍纪念性图像，心脏监测"）。此外，超声波检查还有一种风险是你认为它有问题，但实则没有问题。

如果你们想自己带着相机拍快照，请先咨询一下你们的护理医生，之后预约超声波检查医生，在检查后快速完成拍照。你们也可以询问医生能否带一个 DVD 或录像机，这样，你们也许能免费记录宝宝的超声波影像。如果你们选择不做特别的超声波影像服务，就要让你们的护理医生明确地告诉你们一切都很"完美"，这样，即使在医院照出的是阴暗影像，你们也不会左思右想了。

> 我们时时刻刻都能够得到各种建议，有时候甚至是完全陌生的人的建议。如果没有什么特别的启发，就会感觉比较烦，一位朋友给了我最好的建议，他告诉我："这是你自己的孩子，你比任何人都更了解它，把这句话谨记在心就行了。"
> ——奥伦（儿子，7 岁）

要点回顾

比家庭摄像更有意思的是子宫内摄像。这是他们最佳的婚礼录像（你可以在婚礼晚宴彩排时播放）。

 正确对待人们主动提供的建议：体会分享的乐趣

小贴士

如果某人主动给你们提供一些建议，拿给你们一盘录像带，你们应先感谢他们，然后谢绝，让他们收藏好自己的私人家庭录像带，因为这个东西太珍贵了。

小故事

　　我妻子第一次怀孕的第五个月，有一天，她的弟媳跑下楼要给我们一盘录像带。其上面贴有"家"的标签，我想我们也许会感兴趣。她的弟媳说："这是我在医院分娩时的录像。如果你们喜欢就看一看吧。它也许能解答一些你们的疑问。"我打开录像，映入我们眼帘的是弟弟和弟媳坐在桌子上的镜头——她并没有怀孕，没发生什么。我想她一定是拿错了录像带……紧接着，是一组静态图像的快速闪回，随机屏幕切换到了真实时刻。百分之百的屏幕都是女人的阴部，之后婴儿的头慢慢从里面出来。我用百分之百这个词是因为女人的阴部真的占据整个画面，呈现圆形。我感觉自己是在观看一个巨幕电影。我从没见过这样的影像，一开始我不明白是怎么回事，我问妻子的第一个问题是："那是什么？"她向我解释了。弟媳分娩过程的录像还是比较吸引我。在整个分娩过程中，弟弟一直在他妻子旁边录像。我看着宝宝出来的那一刻，感觉自己就像在产房现场。突然，镜头一下子切换到下一段影像，一股液体汹涌而出。我妻子尖叫起来，那真是个震撼人心的时刻，我在旁边又惊恐又激动……我们的宝宝出生的时候，我一直呆在我妻子身旁，我没有拿摄像机，因为我已经看够了。

　　　　　　　　　　　　　　——考雷（2个女儿，分别2岁、4岁）

* * *

朋友、家人、陌生人、医疗专家、神父、同事、巴士司机和商店里的人及在电梯、飞机、餐馆遇到的人都会主动给你们建议，好像你们先向他们请教了似的。一些建议会有帮助，一些却很荒谬，还有的则让人讨厌，有的则让人震惊，有的则很可笑。当人们给你的建议很招人反感、是错误的甚至愚蠢的话（参照第16条），你就只点点头，说声谢谢就好。然后可以在微博和 Facebook 上分享一下（但要确保他们不在你的 Facebook 的朋友圈里，也不是关注你微博的人）。现在，那些热情的朋友、家人和陌生人还是会给你各种建议，各种陈词滥调，你还是要洗耳恭听。

"生活将从此改变……"

这不是胡说八道，这是禅学大师的思想。这句话不是要说人们所说的"生活将改变"的事实，更深的意义是他们是如何说此话的。他们让这话听起来如此不祥，如此宿命。于是你会说，"嘿，我知道它会改变"，他们又说："不，你没有领会，它真的就要改变了！"你可能会说，"对呀，我听见你说的了，它就要改变了"。接着，他们很激动，"不，朋友，你没听清楚我说的，它真的就要改变了"。让我揭开谜底——生活将改变，但是它会变得更好。在提示 92 我会跟你详细说明。要想知道如何处理"生活将改变"这句话的建议，请看后面的要点回顾。但是不要让任何人在"改变"这个问题上纠缠你。这需要你花费时间调整，一旦你已经进入这个过程，就是最好的改变了。

鼓励向习俗提出质疑

我读过一篇刊登在《纽约时报》上的关于婴儿如厕训练的文章，解释如厕训练是如何诞生，如何为世界所接受的。我读过一本叫《婴儿如厕训练》的书，我决定在我们的女儿第 6 周的时候试一试。我家人认为我疯了，甚至一开始我的丈夫也反对。直到他们看见我们 7 周大的女儿在婴儿尿盆里尿尿，所有人都震惊于训练居然有效。接着，他们很快就不觉得我那么疯狂了。

——史蒂芬妮（女儿 20 周，目前怀孕 8 周）

"这跟我们的做法不一样…"

你可能会做些与你的朋友、父母、亲戚不一样的事。做法不一样意味着将自己置于遭他人批判的境地。但是，话说回来，如果你有强有力的理论支持，并且能保证其安全性，为什么不试试呢？做一些与他们的习惯不一样的事情并不等于在犯错——而是意味着可以有另一种方法，即解决问题的更好的方法。如果别人质疑你，你也不要惊讶。当他们质疑你的时候，你不必试图在他们面前证明，让他们信服你选的是更好的途径。相信有一天他们会看到结果，然后对你说："我不敢相信，但你是对的……"即使他们不说你做得对，你也是在做自己的选择，这是作为父母必须具备的能力。

"我听到了最恐怖的故事……"

有些人会跑到你或你的妻子面前讲一些你们不爱听的事。这些人的确值得同情，但是太过鲁莽。我不想成为这样一个人，因为的确没有什么可让你们恐慌的理由。大多数人不会经历这样的事。即使你们会遇到一些问题，也总会有解决的方式。如果有人开始跟你聊悲惨的遭遇，或并发症问题，你就直接告诉他你们不想听！很多时候他们不知道自己在干什么，而只有让他们意识到自己错了的时候，他们才会停下来。

要点回顾

如果某人重复地告诉你"生活将会改变"，你可以这样回应他："你什么意思？"接着说："你什么意思？"等他说完所有的解释和建议，说得疲惫不堪，不想再尝试向你解释清楚这个问题，或者因为你不能领会他的意思而沮丧，离开为止。

071 为去医院旅行整理行李：带你们需要的东西

小贴士

准备各种音乐，带到产房。

小故事

我们的一个朋友告诉我们在产房放音乐对他们很有帮助，他们总是随身携带 iPod 音乐播放器。在我们即将开始医院之旅的时候，他们也对我们说带上音乐去医院是个不错的点子。一天晚上,大约是我妻子怀孕第 35 周,我们特意找出音乐曲目,为了在分娩时播放而刻了一张音乐 CD,听那张 CD 真是享受。CD 收录了我们挑选出的一些她喜爱的歌曲,还有几首我喜欢的。医院的产房里有一台 CD 播放器,所以我们不用自己带了。音乐帮了我们大忙,让我们放松下来,顺利地迎接了女儿的到来。现在,每当我听到杰克·约翰逊的《好人》时就不禁泪流满面。

——曼迪(女儿 2 个月)

* * *

小贴士

确保你的汽车油箱是满的(至少有半箱油)。在进入孕晚期的时候,确保你的汽车油箱一直不空,如果在前往医院的路上你还需要先去加油,就会让你陷于犯浑的境地。

除非你们打算把宝宝生在卧室,否则你们就要整理行李。

> 行李不要准备的过多,我们就是带了太多并不需要的东西。你不要不停地穿梭于各个房间,大包小包地收拾行李,而应该把注意力放在你妻子的身上。
> ——艾瑞克(女儿 20 个月)

我原先在写这条提示的开头语时,是想写打包行李"最重要"的不是打包什么东西,而是何时打包,但后来发现这个观点错了。是提前 3 个月还是 3 分钟收拾行李,以及在打包行李时,是否忘记了带你们的手机电池、照相机、摄影机、换洗的内衣、婴儿车座等都不是重要的,最重要的是你们要知道自己需要带上的东西。

也就是说,至少提前几分钟整理行李比较好。但是只提前几分钟大概不是你的风格,我也提倡更早些,临时抱佛脚也不是我的风格。如果你们在最后一分钟收拾,那么至少先计划好你们要带的东西,这样在她准备好要去医院的时候,你就不会那么急躁。如果你的时间很紧的话,不妨看一看以下内容,肯定会对你们有所帮助。

> 让她告诉你该带什么,而不是你想带什么就带什么。
> ——斯考特(女儿 10 个月)

如果你想在最后一分钟打包行李,我提醒一下,最好带上干净的衣服和帽子。例如，如果你们戴帽子，首先要保证把你要戴的这一顶洗干净。如果你奉行的是除非有人告诉你，它有味儿了你才去清洗的生活法则，那么这时你就要改变这个法则。因为这些衣服是你将要在第一次抱宝宝的时候穿的。宝宝将会在你的胸膛休息，趴在上面舔你的衣服、流口水。你会想到提前把它们洗干净的！

你还要考虑到，有些医院并不让爸爸们参与分娩过程，所以你的需要不会总被医院顾及到，比如，你可能会发现没有地方睡觉，可以问问医院新爸爸是在哪里睡觉的，你可能不得不带充气床垫和自己的枕头来。

我在下一页列出了一张需要考虑携带物品的清单。同样，查一下你认识的并在同一医院生过孩子的人。问问他们："你应带哪些东西？"如果你周围没有这样的人，你可以在医院里溜达，跟一些在那消磨时光的爸爸们搭讪。如果你觉得很多东西没必要带，那么当你从他们口中了解到所有你本想带的东西其实没必要带的时候，你会无比兴奋。如果你忘记了什么东西，你的朋友或家人会跑回去帮你取的。重申一下，最重要的事情是分娩计划、你妻子的物品，还有你怀孕的妻子，你一定要带上她呦，否则，你会有大麻烦。

以下是我从一些新妈妈和新爸爸那里得来的建议，这些建议我已经整理了，我把我认为你应该带的物品列出一个清单。到时候如果你的时间很紧，你可以把这一页撕下来，在发疯似的打包整理时，将它用作一个检查凭证。

为你妻子准备东西的一些建议：

- 在学习班不要带走清单上的任何演示物品。
- 带一些舒适的衣服，还有棒球帽（如果你平时爱戴帽子）。
- 不要忘记她的化妆品（如果她习惯化妆）。
- 避免有味儿的护肤液或香水（如果她尝试母乳喂养）。
- 不买新衣服——她将会很脏，穿你带的、可爱的新睡衣不太合适。
- 带她自己的枕头。
- 装一些书或杂志给她读。
- 带上拖鞋、暖和的袜子。
- 装上她喜欢吃的点心。
- 带一瓶水（你从不知道）。
- 带上耳塞（这是我收到的最好的建议）。

为宝宝准备东西的一些建议：
- 安装好儿童安全座椅（千万不要忘了安全座椅！！！）。
- 带上为宝宝照相的全套服装。
- 带上一件专门为宝宝出院回家穿的漂亮衣服。

-------------- 撕下这里 -------------- 撕下这里 --------------

哈兰列的打包物品清单：

1. 分娩指南。

2. 分娩计划。

3. 医疗记录本。

4. 婴儿安全座椅。

5. 儿科医生的信息。

6. 一个迷你DVD播放器及充电器（如果医院没有）。

7. 可以看节目或电影的DVD，用于消磨时光（最好有她喜爱的电视秀节目）。

8. 一个iPod音乐播放器或CD播放器，或CD（如果医院有一个播放器）。

9. 零食（薄脆饼干、薯条、坚果，以及她喜欢的小吃）。

10. 手纸有助于你度过一个夜间旅行。

11. 洗澡用的衣服（假如你在帮她洗澡时护士进来了）。

12. 换洗的衣服，够三天两夜穿的（确保衣服干净）。

13. 一个干净的帽子（如果你是个习惯戴帽子的人）。

14. 舒适的鞋（你总要站着）。

15. 所有你想发送其分娩最新消息的人的电子邮箱。

16. 笔记本电脑及电线。

17. 数码相机或摄像机、电池、备用记忆卡、备用录像带。

18. 手机、充电器。

19. 硬币，用于到自动售货机买东西。

20. 她的手提箱和阅读的书籍。

21. 用于打包回家的备用包。

22. 消毒纸巾。

如果帮她打包的话，要带上舒服的衣服（而不是漂亮的内衣）、拖鞋、卫生用品、通讯工具、眼镜以及回家时穿的衣服。

带上本书的这一页（或者是整本书）。

要点回顾

带上你怀孕的妻子。

072 父亲假期：有与没有，完全不一样

小贴士

至少你应休息一个星期。如果你能再得到一个星期的带薪假期，那就是再好不过的事了。

小故事

我的宝宝出生后，单位给我放了一个星期的假，之后在一个月内我又得到了一周的假。这是第一个宝宝，带孩子对我妻子来说有些困难——她需要帮助。我一共得到了两周的假期，但不是两个连续的周。最理想是，如果你能有两周连续的假期是最完美的，我可不认为一周就够。在第二周没有多少事情是你能做的，除了她要与自己的健康作斗争，还有宝宝的不合作。幸运的是，我们的女儿是个让人省心的宝宝。第二周我只是惬意地消磨时光。当女儿睡着了，我可以帮忙做家务。而在有了第二个一周假期的时候，常规生活变得更加轻松了。到假期结束时，我已经准备好回到我原来的正常生活中了。

> 今天是我从最长的一次假期返回工作的第一天。整整一天我妻子都在不断地给我发 E-mail，发送她们母子的照片，告诉我她们今天在做什么。那真是棒极了！她们帮助我轻松度过返回工作的过渡期。尽管我不在她们身边，却能感觉我们全家人就在一起，这种感觉真好。
>
> ——克里斯（儿子 2 周）

——凯文（女儿 11 个月，儿子 3 岁）

*　*　*

可以预想更长时间的假期。

如果你不是一位全职奶爸，你就需要计划一下当宝宝出生之后你能在家里呆多久。有带薪假期（法定假期、生育假期、病假），也有无薪假期。假期的长短是个人的决定，而实际上不是每个人都能奢侈地得到假期。但是如果你有选择的自由，就应好好利用。

家里有孩子就是累人的事，照顾一个婴儿会更让你们疲惫不堪。根据你们的健康保险以及分娩情况，她可能不到 48 小时就能回到家。如果她做了剖腹产手术，她在医院呆的时间会更长一些。不管她分娩是轻松还是艰难，在她回到家后，你就要担当她的"父母"角色。这意味着只要你们都在家，你就要扮演两种角色。她可能无法走上楼，无法抱住宝宝，或无法做基本的家务。所以你的假期无法得到奢侈的休息，这时，你要确保在产后第一周能有个家庭成员或好朋友来照顾她。

镇定，可能会是剖腹产

如果是剖腹产，就会在医院住更长时间。大约有 1/3 的妈妈经历过剖腹产，可能比你预期需要做的事情更多。剖腹产需要更多的时间来恢复。

即使一切进展很顺利，第一周你仍然会累得筋疲力尽，甚至累得无法工作。如果宝宝在你们房间睡觉，可能每两个小时就会醒来，哭着要奶吃。等到假期结束你要去工作，早晨起床去上班也不叫做起床了，因为你根本就无法入睡。不管谁是首席护理者，你必须花上一周的时间，才能形成一个和宝宝舒适地相处的生活规律。等你们形成一个生活规律后，把妻子一个人留下或者她把你一个人留下就没有问题了。此外，第一周，她需要有人在旁边帮忙，比如拿婴儿护臀霜、找不同类型的瓶子、做饭、干杂务等，所以她会需要你的。

另一个需要你请假的理由是总会出现不尽如人意的情况。如果发生这种情况，确保你能在她身边。如果你能获准连续两周的假期就是最好了。你会发现它的好处，一周或两周，甚至三周带薪的假期——甚至更长。例如，新爸爸和新妈妈两人都供职于 Yahoo！现在可以享受 8 周的带薪产期，妈妈可以享受另外 8 周的带薪产假。而且，新任父母也可以收到 500 美元津贴用于购置婴儿衣物。这是 Yahoo 推出的"支持雅虎员工及其家庭的健康幸福计划"一系列措施中的一部分，公司通过邮件来进行确认。

如果你得不到有报酬的产假，那么你也符合申请无薪假期的条件。家庭和医疗请假行为（FMLA）规定，如果你在一个大公司工作，并且你在公司工作满 12 个月或一年内满 1250 小时（以每周 25 个小时、50 周计算），你会受到法律保护。而且也会有一些例外，你可以登录美国劳动部的网站：www.dol.gov 查询相关信息。最好还是询问你所在工作单位的人力资源部门，了解你的福利情况后再做决定。

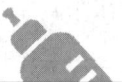

如果你工作的单位不给男士带薪产假，只给女士带薪产假，那么你发出呼声也无可厚非。虽然企业文化也开始意识到男人的家庭角色，但是这种转变仍需要一个长期的过程。请在本书官方网站 www.DadsExpectingToo.com 观看一段我朋友决定奋勇呼吁男性产假普遍化的视频。

要点回顾
这段时光是无比珍贵的，尽量多付出一些吧。

分娩准备

LABOR AND DELIVERY PREP TIME

11

你要为她分娩做好准备

073 分娩计划：如何一步步执行……

小贴士

我希望我们的第一次分娩能计划得更好些。

小故事

当我阵痛时，我几乎说不出话。我专注得（在阵痛过程）无法分心去想更多别的事。如果我能知道自己第一次临盆的事情是如何发展的，我们就可以准备得更好些。生完老大后，我们认真地回忆了一下我在分娩时有哪些特权，以及我丈夫该如何向护士和医生提出特定的问题。于是在第二次怀孕时，我们就清楚自己想要什么了。第二次分娩是一次更舒适的经历。

——丽莎（2个儿子，分别7个月、3岁半）

***

分娩计划中男人的主要任务是：
- 上医院。

- 记录宫缩。
- 剪断脐带。
- 拍照片。
- 发布消息。
- 睡觉。

首次当爸爸,不知道哪些是必备知识,所以很难做出周全的计划。

我们有第一个孩子的时候,那时根本没有什么分娩计划。生我们的第二个孩子时,我们就有了计划(但是没有书面计划)。到了第三个孩子的时候,我们决定用前两次的分娩计划,只是略作改动。一旦我们经历了一次分娩,我们意识到其实在分娩中还是有很多方面是自己可以控制的。于是,我们放下心来,制订计划。我们可以决定是否需要打麻醉剂。我们可以决定是否让分娩的过程加快。当宝宝出生之后,我们可以选择更多的事情。有一些可能是助产士的常规做法,而不全是针对我们自己的。

如果在分娩过程中发生预想不到的情况,或者我的妻子已经无法自己回答问题,所以就要靠我来实施分娩计划。如果她已经没有办法回答关于分娩的问题,一切就得全靠我的判断。而被逼到这个境地是非常可怕的。这就是一定要在她破羊水之前把分娩计划搞定的原因。

提前写下你的计划并与人商讨的好处是,你可以在分娩时实施它。如果发生一些意外的情况,你可以有指导和方向,以比赛总教练的身份来审视整个分娩计划,为了更好地做计划,你需要把比赛规则了解得清清楚楚。了解知识以及制订计划能够帮助你在面对未知的经历时缓解压力。

2011年生育情况统计

- 出生人口数量:3953590
- 出生时低体重婴儿的比例:8.1%
- 剖腹产比例:32.8%
- 早产比例:11.73%

一定要在妻子的孕晚期提前和她商量这个分娩计划,想像一下最后的分娩情况会是怎样的。以下是你在进入产房之前与妻子,以及你们的护理顾问商讨的一些问题。
- 你们打算在哪里生下这个孩子（医院、妇产中心，还是家里）？
- 你们何时去待产？
- 如果你们的医生不参与分娩，那么谁来负责接生？
- 分娩的房间里有你们较为喜欢的东西吗（音乐、灯光等）？
- 你应该带上什么样的零食及其他东西？
- 当天在产房里允许何人进入？
- 医院产后探访的时间和规定是什么？
- 她需要止痛药吗？如果需要，使用什么药，何时使用？
- 她想用催产素吗（它能帮助宫缩顺利过去）？
- 在分娩用力时，她想要一个镜子吗（镜子可以帮助一些产妇保持冷静）？
- 她想让你站在哪儿？
- 在什么情况下需要做外阴侧切（外阴侧切是一个小手术，在产道与肛门间切开一个口）？
- 她想活动分娩还是在床上分娩？选择哪种姿势用力更好？
- 她想要一个分娩球吗？在她分娩时后腰疼痛刚开始就给她做背部按摩吗？
- 在阵痛和分娩中你扮演什么角色？
- 你想要剪掉脐带吗？
- 如果是做剖腹产手术，分娩后她能立刻抱宝宝吗？
- 宝宝出生后需要办理什么手续？你们有哪些优先权？
- 她是采用母乳喂养还是配方奶粉喂养？
- 医院里有哺乳顾问吗？
- 脐血该怎么处理？
- 宝宝是与你们一起睡在房间里还是睡在育婴室里？
- 你选好了一个儿科医生吗？
- 你有亲朋好友们的电子邮箱地址和电话号码吗？这样你可以在第一时间发布你们的好消息。
- 谁会是站在产房外面与你一起分享喜悦的重要人物？
- 你在车里安装了准备带宝宝回家的儿童安全车座了吗？

要点回顾

如果你是在去医院的路上读这本书,那么你可以把此页撕下来,然后写下一些答案。或者你可以在分娩早期的阵痛时间问你的妻子这些问题。

074 分娩学习班:在这里进行分娩前最后的考试

小贴士

在你们参加完一次分娩过程中如何放松法课程时,你要保证是在帮助你的妻子放松,而不是你自己。

小故事

在我们第一次参加拉梅兹分娩方法学习班时,指导师用一个演示录像向我们介绍了如何给产妇做按摩。我们看过之后,他要求每个人都应给自己的妻子做按摩。于是,我给我妻子做了按摩,那一天时间真长,累得我腰酸背痛。在教室里我环顾四周,发现每一位丈夫都在认真地按摩他们怀孕的妻子的肩膀,而我只是在敷衍,变成了教室里惟一自私的混蛋。于是,我赶紧调整了姿势。

——马特(女儿10岁,2个儿子,分别7岁、3岁)

急救贴士

我刚出生不久的宝宝开始抽搐并且伴随窒息的症状,我尝试用婴儿心脏复苏(CPR)去帮他,当急救人员赶到的时候,他们说宝宝差点被自己的呕吐物窒息。是我救了他。

——丹尼尔(女儿2岁,儿子3个月)

* * *

欢迎回到课堂。

参加分娩学习班是每位准爸爸至少应该经历一次的仪式,没有不想经历的好的理由。即使是最冗长、最无聊的课程也是有其价值的。但是该课程中有的会非常有意思，节奏很快，也很逗乐，好像参加一个高中课程或大学课程——只有在这里你才能消化知识。如果你想学习如何辅助妻子自然分娩的知识（无止痛药物，极小的干预），那么你就要熟悉更多的相关知识，并且在分娩的所有阶段都要更多地参与进去，所以参加分娩学习班是极为重要的。学习班可以帮助你们完善分娩计划，还有助于她主动邀请你参与到分娩过程。你对在分娩时所期待的过程越熟悉，在实战中你就更容易保持冷静，更能给予她切实的支持。

> 我们参加过很多个培训班，包括婴儿心脏复苏（CPR）、拉梅兹分娩课程以及哺乳课程等。所有的课程都非常有趣，但是耗时有点过长，大约缩减1/3的时间就合适了。
> ——麦克（儿子，3个月）

自从我的妻子计划选择无痛分娩以后，我更多地变成了辅助角色，而不是教练的角色。我们参加了两种学习班。一种是周六的全天分娩学习班，共持续了大约8个小时。另一种是婴儿心脏复苏（CPR）（非常有用，尤其是婴儿窒息的演示带）。在全天分娩学习班里，我们学到了分娩的3个阶段（详见提示84），学到了疼痛管理、真假宫缩的辨别、呼吸法、按摩技术等。我们不但了解了胎儿监视器，还可以与其他准父母组成小组一起交流有关宝宝降临的感觉。在课堂上我们练习了换纸尿裤。我们又观看了一些录像，但视频图像没有我期待的好（我有点失望）。我们还参与了抢袋子游戏，袋子里装有产妇在分娩过程所需要的东西。我很幸运抢到了一个用于吸收血液和液体的超强吸收护垫，而其他人有的得到了产妇内衣（产后穿的）。

对我来说，课程中最有价值的部分是"医院观光"。参观待产室和产房、胎儿监视器、宝宝接受检查和清洗的地方，这些录像演示的图像比较清晰。男人是视觉动物——看到实物以及身临其境能帮助我们对将要发生的事情更有感觉。如果你因为工作或一些别的事情不能参加学习班，那么最好看一下关于待产室和产房的录像。看看分

> 可以参加医院组织的生产/分娩培训班，即使你认为你知道将会发生什么事情，到时候你还是会手忙脚乱。你需要尝试准备每一件事情。我就为这最后的时刻做了各种准备，但事到临头，我还是感到无比震惊、惊讶，各种情感激荡不已。我想说，即使你是个男儿有泪不轻弹的人，到时候也不免会落泪的。
> ——布莱恩（女儿，12个月）

娩将在哪里进行，这样可以在你的头脑中形成一个印象，帮助你填补一些分娩信息的空白。

上课礼仪

上课时关掉手机——不要发短信、玩手机游戏或其他电子游戏，或者做任何与上课及你的妻子无关的事情。

选修班：婴儿心脏复苏课程

我妻子让我选修了一个婴儿心脏复苏课程班，该课程主要包括如何救助一个窒息的婴儿。虽然这也需要祖父母和家庭护理员的参与，但是我们没有找到一个想与我们一起参加的人。其实这是一件最有价值的事情，所以我强烈建议你参加。同时，你也可以在线观看关于婴儿心脏复苏以及窒息的介绍性演示录像，其网址为 http://depts.washington.edu/learncpr/。如果你想要了解婴儿心脏复苏课程班的信息，可联系你们当地的医院，或者联系美国红十字协会（www.redcross.org）。

要点回顾

不管你是否参加学习班，最后的考试即将来临…

075 分娩中的妻子：帮她调整呼吸、放松

小贴士

分娩是需要产妇与你共同参与的事情。你知道得越多，你的妻子分娩时就越轻松。

小故事

我们选择的分娩方法是布雷德利方法。我的角色很明确，帮助我妻子放松——这是该方法的核心。前期需要投入大量的准备时间。在我妻子怀孕四五个月时，我们就开始报了学习班，但是我们选了一个4课时的项目。我们自己在家里练习放松技巧，其中一项练习是让她躺在床上，手持冰块。该方法是让她在双手握冰的时候练习身体放松，她大概做了5~10次。除此方

法外，我们还必须练习至少 20 次其他的放松技巧。我们会泡在床上研究，既能绷紧最少的肌肉，又能将疼痛降至最低的分娩姿势。妻子也会练习分娩的体位，以某种能够允许她深入宫缩状态的躺式体位是体验的一项内容。对我最有裨益的是深入地参与其中，这样，可以帮助我理解在分娩时真实发生的事情。我一直认为生孩子是极为疼痛的事，一个女人要将一个巨大的东西从一个小孔里用力推出，真的会很疼，尤其是宫缩的疼痛。布雷德利分娩方法告诉了产妇如何运用肌肉来张开子宫颈。分娩的疼痛不是随机的疼痛，它是有来由的。我觉着能够让我们一起做这项工作，并且我能够帮助我妻子真是太棒了。

——彼得（儿子 18 个月）

* * *

我在妻子分娩前两周的时候就开始恐慌，因为我发现我对自己在她分娩的时候该做些什么一窍不通。我从没经历过这个，也不知道生孩子的运动项目该怎么玩。所以，一个不知道运动规则的教练可不是一个好教练。

在经历了两次这种生产和分娩的过程之后，我们了解了什么是我们喜欢的，什么是不喜欢的。在经历第一次的时候，我们都感觉到我们是分娩这列火车上的乘客。我们想做的只是各种试探和尝试，其实也是很正常的。第二次的时候，我们大致有了方向，明白我们想要什么。我们不想让自己感到压力重重。我知道我妻子不想通过药物来加快宫缩的节奏，除非危及到宝宝的健康。我们知道在宝宝刚刚出生之后我们想要跟宝宝单独在一起的美好时光。第一次的时候，他们把我女儿迅速抱走了，我不得不决定是跟女儿在一起还是留下来陪我妻子。第二次，我儿子出生之后就立刻被我妻子抱到了怀里，这真是无比美妙的时光。到第三次的时候，我们决定，无论出现什么情况，需要做什么治疗，我们都尽量跟宝宝在一起，越亲密越好。母亲和宝宝需要在一起，有肌肤接触。

> 我还记得他们在课堂上说，分娩是很耗费体力的事。我们男人要在女人呼吸时呼吸，在能坐下的时候要坐下，我们要吃东西喝水。因为我们要做很多事情，所以在需要我们上场时，我们要时刻保持充沛的体力。
>
> ——克里斯（儿子 20 个月）

当制订分娩计划的时候，可以向几个经历过这一切的朋友请教，可以问问他们，"在分娩中我最需要知道的三件事是什么？"

我的答案是：(1)初产孕妇的分娩时间一般比较长。一定要有耐心、冷静。会经历各种紧张时刻和漫长等待。(2)你需要掌控局面。如果你想要得到答案，却没有人回应你，那就一直坚持问直到你得到答复，因为没有人比你更关心，医生和护士都是例行公事而已。(3)如果对什么不太清楚，一定要问明白。在没有向你解释为什么需要用手指刺激你的妻子（或是宝宝）之前，不允许任何人这么做。不要担心别人会烦你。你需要知道正在发生什么，这是你的职责。你是你妻子和孩子的守护者。

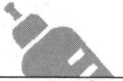

分娩时，他为你做的最有用的事

- 他给我指导，给我精神支持，给我额头上放凉毛巾，还给我按摩。
- 他给我买碎冰，并给我鼓劲。
- 在最糟糕的接近分娩时，他一直紧握我的手。
- 没什么。这个家伙根本不知道该做什么。
- 他一直保持冷静。
- 他没有看他喜欢的足球赛。
- 他不停地跟我说我做得很棒。
- 他一直呆在我身边。
- 他很有耐性。
- 他一直倾听我说我需要什么。
- 他给宫缩计时。
- 在我后腰疼痛难受时，他给我按摩后背。
- 他在我提出要求后马上给我找来了护士和医生。
- 他保证了分娩计划的执行。
- 他没有跟我争吵。
- 他说我很坚强。
- 他一直很有魅力而且很关心我。
- 在我4个小时的用力中，他一直看着我的眼睛，给我信心，让我保持冷静。

如果你的妻子是自然分娩，你扮演教练角色的戏份就更重。如果你经历了12周的布雷德利法培训，你就可以准备得很充分，知道该怎么做，并且会做出一个合理的分娩计划。你知道游戏的规则就能陪她练习分娩体位。总之，对于大多数事情你都能准备好。

> 她不想跟人讲话。我的头等大事就是确保给她放置一面镜子。我的第二件事情就是一手端着相机（摄像机），一手扶着她的腿，确保镜子的角度合适。
>
> ——吉姆（女儿2个月，儿子3岁）

不管你是一个教练还是一个搭档，这都有助于让你们清楚事情的进展。这也是为什么需要一个分娩计划的原因所在。可以问问你的妻子她需要什么。有时候，她的一个手势就能让你明白你需要怎么做（比如有时候她会轻轻地拍拍你的脸颊）。每个女人都是独特的，有的喜欢接受按摩，有的则希望一个人留在产房；有的喜欢音乐，有的则更愿意在安静中凝神运力；有的想要一个凉毛巾，有的则在额头上什么都不想放。只要你努力了，你就会了解这些。

成为一个搭档或教练意味着你首先要知道发生了什么，知道接下来该怎么做。这样你就能从容地面对分娩中的令人不舒服的环节，你也就能在整个过程中保持冷静，集中精力，从而最终帮助她也冷静、凝神静气。我希望这本书能够帮助你从容地扮演好自己的角色。

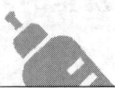

分娩方法

拉梅兹分娩法

拉梅兹是由菲尔迪南德·拉梅兹博士于1951年创立的一门分娩哲学。拉梅兹课程的目的是增强女性在她们对自己分娩能力的信心。拉梅兹课程教授产妇简单地学习分娩应付策略，包括集中呼吸法。但是拉梅兹法也告诉人们呼吸技巧只是帮助女人分娩的众多方法之一。其他的方法包括移动、体位、支持、按摩、放松、水疗法，以及热与冷的运用等等。拉梅兹分娩理念是拉梅兹教学的核心内容，包括以下几点：(1) 分娩是正常的、自然的，也是健康的。(2) 分娩的经历将会对女性和她的家庭带来深远的影响。(3) 在分娩过程中，女性的内在智慧会指引她们。(4) 女性对分娩能力的信心会受到引导者以及分娩环境的影响而增强或减弱。(5) 女性有权选择非常规医疗干预的分娩方式。(6) 分娩可以在家里、分娩中心或医院安全进行。(7) 分娩培训能够让女性在了解分娩之后做出自己的选择，也提升了她们的健康护理意识，增强了他们对自身健康的责任感，并且更加相信自己内在的智慧。

（信息来源：www.lamaze.org）

布雷德利分娩法

20世纪40年代后期，罗伯特·布雷德利博士创立的一种分娩方法，该方法的宗旨是将分娩当作一个在无止痛药物和常规干预下也可管理的自然进程。

布雷德利法是一个12周的训练过程，主要倡导通过自然手段放松和疼痛管理。布雷德利相信孕妇只要花上几个月的训练，就能在思想上、情感上，以及身体上为分娩做好准备。布雷德利课程包括营养、练习、改善孕期不适感的手段、教练的角色、关于阵痛和分娩的指导性信息、关于阵痛和分娩的先进技术、并发症、剖腹产、产后护理、母乳喂养、新生儿护理等很多方面的内容。

要点提示

请注意，教练（兼分娩搭档）在这个运动中使用"兴奋剂"是合法的。

076 产房里的男人：像个大块儿头保镖

小贴士

你们和家人应该商量一下，让谁在一开始就出现在产房内。这件事你们必须提前安排好，尽量避免伤害感情。

小故事

我和妻子讨论了一下，如果她在产房发生什么复杂情况该怎么办。由于她患有妊娠糖尿病，所以在预产期到了的时候她接受了引产。一开始宫缩非常缓慢，她的母亲在前6个小时与我们一起在产房外等待。随着宫缩

> 让其他人和我们一起呆在产房这个想法从没出现在我的脑子里。我的岳母在我们通知她不能进入产房时很失望。
>
> ——艾鲁（儿子22个月，目前妻子怀孕28周）

强度的增大，我开始感觉有些慌。我的岳母一直坐在椅子上并没有参与。我妻子想要自然分娩（无药物干预），而我的岳母难以理解为何有人想忍受痛苦。让我岳母在产房外等待是我的主意，我跟她说我妻子喜欢保护个人隐私。她显然有点儿生气，想去问我妻子这是否是她自己的想法。我妻子说的和我一样，结果她的母亲怒气冲冲地走出了产房。我赶紧走进等待区向她解释，我并不想伤害她，也绝不是对她的个人攻击。这涉及很多情感和心痛，而我一直想表达我对她的尊重。之后她想让脑子清静些就离开了医院回了家，等她回来时，我妻子已经注射了硬膜外麻醉，所有事情都平静了下来。我邀请我岳母进入产房呆了一会儿，当我再次请她出去时，她已经好多了，她理解了我们的选择，最终一切问题都解决了。

——劳伦斯（女儿17个月）

* * *

我们现在不仅是呆在产房里的人，我们也是来干活的。

你是那个在产房控制交通流量的家伙。你的妻子有权决定谁去谁留，但是那天对她来说是个大日子，她将非常忙碌。谁能被获准进入产房是要听从她的意见（但是，如果她想要前男友到场那就是越线了）。你和妻子应该在制订分娩计划时就商量好这个问题（在她分娩之前——而不应是分娩时）。

如果妻子的某种选择让你不舒服，或者你认为她的选择会让某人不舒服，务必提前跟她说。提前商量对亲朋好友们公平一些，让大家对是否能进产房不至于有太多的期待。如果她不想让她的母亲进入产房，她自己应该提前跟她打好招呼。如果她不想让你的父母进入，那么你就提前跟他们解释一下。这些做法只是为了防止想进产房看的亲朋好友忘记他们进入产房并不受欢迎。将这个想法提前列入你们的分娩计划，到时候分娩计划可以帮你们说话，如果你们提前设定规则了，将来就不会有什么问题。

在我妻子分娩的时候，我的父母和岳父岳母全部被允许整个过程都可以呆在产房里。但是我们也提前告诉他们在某些特殊情况时，我们可能会随时让他们离开，他们很顺从，叫他们进来就进来，叫他们出去就出去。当我妻子宫缩强度开始加剧，我们只能请他们离开。但是，请你妻子的父母离开会是难以启齿的事——不是所有的父母在自己的女儿分娩进入医疗介入阶段时都喜欢被人请出去，这就是你们需要提前商量这个问题的原因。

你要做的最后一件事是，在分娩过程中与你们的一位父母抗争。如果你有一个经历过生孩子的哥哥或姐姐，他/她可能也有过同样的愿望，你的怀孕的妻子可能不会以同样的方式对待他们。再提一下，如果你们提前商量这个问题，并且每个人都经历过同样的期待，你对妻子分娩时就少一份担心。是改变计划，还是让某人伤心失望，还是应该让某人开始坚持他/她自己的计划，让我们回到这个关键问题——一切应以你的妻子感觉是否舒服为标准。

要点回顾
当你镇守在产房的时候，不是荷枪实弹。但是要讲情讲理。

077 储存你们的脐血：保存它等于挽救一条生命

小贴士
如果你有一种疾病的家族史，脐血可以治疗此病，你们可以求助于脐血银行。

小故事
我们决定为我们第二个宝宝收集脐血。我们不知道为什么我们在生第一个孩子时没有这样做——这对我妻子来说是个问题。我们决定这么做的原因是我妻子有白血病家族史，而干细胞有可能治疗这种病。如果为我妻子的亲戚储藏脐血，有可能是另一种治疗选择。我们从来没有收到过公共脐血银行的信息，或受到私人脐血银行的压力，只是因为我们家庭成员中有一个人患有疾病而主动做出这个决定的。

> 我们选择把脐血捐给公共脐血银行，这样任何需要干细胞的人都能得到它。
> ——艾米（目前怀孕39周）

——马克（儿子14个月，女儿4岁）

你们打算如何处置脐带血？有人问过你们这个问题吗？

脐带血中富含来自脐带的造血干细胞。这种细胞有用于治疗白血病、其他癌症、血液失调，以及一些尚未确知的疾病的潜在可能。目前还有一些实验探索脐带血对其他疾病的治疗。跟成人的干细胞不同，脐血干细胞从生物学上讲更加有生命力，更有活力。目前，美国有 27 个州将脐血教育纳入法律。在 2011 年，佛罗里达州和密苏里州都用立法的形式教育准父母储存脐带血。大多数州要求通过教育的手段让准父母认识到脐带血的重要性。所以关于脐带血银行的选择，虽然不是强制性的，但是取决于你们自己的选择。

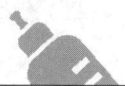

美国儿科医生学会公布的信息

一个孩子在将来需要自己的脐血干细胞的概率是，约 20 万人中有 1 到 1000 例。只有存在于婴儿脐血中的脐血干细胞，才可以用于干细胞移植。但美国儿科医生学会推荐：已有一个稍大一点的、且有潜在移植需要（例如遗传性免疫缺陷）的孩子的父母应进行私人脐血储藏。

* * *

对于如何处置脐血，你们可以有如下 3 种选择及解释：
1. 什么都不做。
2. 储存于一个私人脐血银行。
3. 捐给一个公共脐血银行。

解释

1. 什么都不做

我们回收塑料、纸、以及垃圾，但是很悲哀的是，95% 的人却扔掉了他们宝宝的脐带血。因为没有人告诉新父母脐带血对挽救生命的重要性。虽然人们在这方面的观念正在增强，但是这种改变还是太慢了。你可以储存在私人脐血银行里，也可以储存在公共脐血银行里，或者，你可以扔掉。但是，还是不要把脐带血扔掉吧！如果你是在担心费用问题，你可以捐赠给一家公共脐血银行，是免费的。如果是选择私人脐血银行，你可以先电话咨询费用以及折扣情况。

2. 储存于一个私人脐血银行

在我们的女儿要出生时，我们选择做私人脐血储存，因为它看起来是保护我们将来出生的孩子的另一个方法。我们打电话给800，跟一个销售员讲话。他们发给我们一箱成套采集装备，并告诉我们去医院时带上它。我们在数周前就通知了我们的医生，以确保我们预约到合适的时机。宝宝出生后，医生采集了脐血并装入那套装备内。之后我又打电话给800，一个工作人员立刻赶到医院，将它连夜送到一个储藏设备中。这一切都很简单。

我们对自己做出的决定不后悔，我们希望能有更多的信息和更好的指导帮助所有人做出有关处置脐血的决定。没有家族疾病史的人对待脐血和开发利用干细胞的程度是极低的。此外，相关机构也没有承诺保证储存的脐血能被其储存者、一个需要它的家庭成员有效利用。但是，目前有许多医学实验在做相应的探索。

建立私人脐血银行会花费你们大约1000~2000美元，而且每储藏一年，费用就会增加大约125美元（询问有无优惠）。许多脐血银行甚至还涵盖医生采集脐带血的费用。当你做调查时，也要了解脐带血是怎样被收集的，相应的费用问题，以及能否将脐带血从一个银行转至另一个银行。还有你们需要考虑的是，如果储存干细胞的公司停业了该怎么办。

3. 捐给一个公共脐血银行

公共脐血银行是免费的，是每个人都应该考虑的一个选择，咨询你们的护理医生或你们将要分娩的医院。当你们打算将脐血捐赠给一个公共脐血银行，任何一个需要它的人都可以使用。但也意味着如果日后你们需要它，不一定就能得到你们自己捐的脐血，但是根据调查表明，你们在公共银行中找到你们需要的匹配干细胞的概率仍是很大的。

将脐血捐赠给一个公共银行相对更为容易——只要你们在怀孕34周以前考虑，并跟你们的医生或助产士谈一谈就可以。并需要回答一些问题。并不是每个人都有资格捐献。你可以登录国家骨髓项目网站（www.marrow.org）去了解更多信息。国家骨髓捐赠中心向病人提供"全球范围内超过110万捐献者提供的脐血"。当你访问这个网站时，就能够了解到怎样捐赠以及在哪儿捐赠的问题。你也可以拨打免费服务热线：美国本土是（800）MARROW2（1-800-627-7692）。美国以外的地区可以拨打（612）627-5800，接通之后，可以拨0，请总机服务。

捐赠给公共脐血银行的脐血采集方式与储存于私人脐血银行的过程相似。其主要区别在于，一旦被采集，任何人都有机会使用你捐赠的脐血。

要点回顾

不管是储存在私人脐血银行还是公共脐血银行，一定储存你们的脐血，千万不要扔掉，脐血是非常珍贵的。

078 为宝宝选择儿科医生：让宝宝与医生见面

小贴士

不是所有的产妇在产后都要见医生。

小故事

作为一名教师，我知道现实生活中不可能像在教室里一样，一切都准备好的——你只能等待它的发生。这也是我对儿科医生的感言。医生在检查我儿子时观察到的远比我所能看到的多。我问了我所有经历过这些的朋友，也问过我学生的父母。在填写医院的表格时，他们要求我们必须填写一个医生，后来，我们填写的医生最终没有成为我们的医生。在医院，我们无法让最初的医生看我们的宝宝，结果另外一个医生进来了，我从来没有见过她，这是我们第一次会面。我在哺乳方面有点问题，这个医生像教练一样给我做了些指导，可是她与我们以往打过交道的医护人员相比，不太有耐心，她对于我们来说的确是个例外。这就是我们在产后如何找到儿科医生的过程。

> 在与你们的医生会面时，可向医生询问一下有关割礼（包皮环切）的问题。如果你决定给你的孩子割礼，你们要想好是让儿科医生做，还是产科医生或犹太割礼执行人做？
> ——克里斯（儿子2周）

——莱斯利（儿子22个月）

*　*　*

在我们的宝宝出生前，我并不知道产后必须给孩子找一名医生。直到我妻子跟我说，"我们要给宝宝找一个医生"时，我才知道产后还要换个医生。给一个还未出生的宝宝找医生是个很奇怪的事。为人父的本能那时还没有到来。所以，寻找一个医生意味着。我要想像一下自己做一个父亲是什么样子。这实际上是不可能的，因为除非到你真正成为父亲，否则你根本不知道做一名父亲是什么感觉。

宝宝出生之后，儿科医生（或家庭医生）会在医院或妇产中心给宝宝做检查。我们在分娩入院登记前要填写表格，要填写我们选择的儿科医生的名字，这个决定在宝宝出生前就必须做好。一些准妈妈会做主此事（一定是出于母性本能）。对于有关该向医生问什么、该怎么找儿科医生，这些问题如果我能知道得多一点，我也许能帮上更多的忙，但是我什么都不知道，这对我来说完全是一个陌生的领域。

一些父母通过询问别的医生来为自己的宝宝寻找最佳的儿科医生，一些人则通过朋友的建议来找。不论你和妻子采取什么方式找医生，以下途径可以帮助你寻找适合你们的最佳儿科医生。只要医生有良好声誉，是入网在编的就可以，但如何甄选就要靠你的能力了。在你们带着宝宝见医生时，你们要根据以下内容对这位医生做出判断。

想查询一下你的医生是否具有注册医生资格？
可以登录美国医疗专家委员会的网站 www.abms.org.
为了找到适合的医生，你应关注以下几个方面的问题。

医生所接受过的训练
- 该医生有过多久的临床经验？
- 他／她是在哪里上的大学？
- 他／她的专长是什么？

医生的特点
- 他／她为什么选择当医生？

- 他／她有没有自己的孩子？
- 他／她在工作中最喜欢哪个部分？
- 他／她在工作中最没兴趣的部分？
- 新父母容易犯的最大的错是什么？
- 新父母做得最好的事是什么？

医生的观点

- 他／她是如何看待母乳喂养的？
- 如何看待配方奶粉喂养？
- 如何看待婴儿的免疫？
- 如何看待一家人睡在一起（查阅第97条）？
- 关于割礼，他／她是如何看待的？

医生的办公室服务

- 他／她的常规门诊时间？
- 他／她周末上班吗？
- 就医预约安排在何时？
- 护理预约安排在何时？新生儿的护理是怎样安排时间的？
- 他／她的办公室有没有患儿分开的等待区域（以防正常儿与患儿交叉感染）？
- 预约多久后能就诊（急诊或非急诊两种情况）？
- 你们必须一直只能看同一个医生吗？
- 健康护理多久预约一次？
- 疾病护理多久预约一次？
- 他／她一般能准时赴约吗？
- 他／她有一个特别的"热线"电话回答咨询问题吗？
- 在常规的办公时间，他／她多久能回复来电？
- 针对下班后的来电，他／她有何政策？是谁回复电话？多久能收到回复电话？收费吗？

护理费用
- 该儿科医生的费用涵盖在你们的保险计划中吗?
- 接受信用卡刷卡吗?
- 取消政策是怎样的?

给你自己的问题
- 位置方便吗?
- 好停车吗?
- 诊所的规模对你来说是太大?还是太小?
- 其他父母怎么说的?
- 最重要的,你们对这个医生有好感吗?他/她是一个与你们交谈起来让你们感觉舒服的医生吗?

要点回顾
许多儿科医生对新生宝宝进行检查是需要收费的,所以在找医生之前还是需要先弄清楚。

079 减轻分娩疼痛的方法:分娩的确很疼,但不会有伤害

小贴士
与医生商量你们的分娩计划,关于是否使用止痛药物,应由你的妻子决定。

小故事
这是个关于分娩的谈话。医生问我分娩时是否使用止痛药物。很显然,这对我来说不是问题,我回答说我要做硬膜外麻醉,而我丈夫却插嘴说:"有必要做硬膜外麻醉吗?因为我以前就是在没有麻醉药的情况下缝合伤口的。"医生解释说那不是一码事。接着,我丈夫继续描述他那次经历,并质疑我是否

在医生给她做硬膜外麻醉注射的时候,我和岳母不得不离开产房大概有15分钟。在我们离开产房的时候,她看起来昏昏沉沉的,等我们回来的时候,她却又变得精神十足了。

——克里斯(儿子20个月)

需要用止痛药物。他对这个问题太较真了。医生进而解释说除非是本人经历分娩过程，否则他人是不可能了解女人的感觉的。我看着我丈夫说："你疯了！我要做硬膜外麻醉。"之后，在我生宝宝的时候，他亲眼见证了在我去医院前的12个小时的宫缩经历，他这才意识到了自己说的那些话有多么愚蠢，我想他可能是想试着当一个硬汉。

——格瑞斯（儿子2岁半）

***

除非男人也能生下一个7.5磅重的孩子，否则不会体验到分娩之痛。如果你的关于减缓疼痛的观点不比你妻子高明，那么就由她决定采用怎样的止痛方式。谈到在宫缩和分娩期间的疼痛，女人或这样或那样都有着强烈的感受。既有"耶！"也有"不！"的呼声，但是不管怎样，它是需要两个人商讨并写入分娩计划的事情（参照本条后面最常用的缓解疼痛的方法）。

硬膜外麻醉

最常谈及的疼痛管理方式是硬膜外麻醉。硬膜外麻醉是通过一个可弯曲的管子插入脊髓内来控制神经的。这个过程需要20分钟药物才能进入并发挥功效，如果太晚了就会无效。我妻子很明确这一点，并确保在活动性分娩的时候就做硬膜外麻醉。在宫缩刚开始疼痛的时候，就把麻醉师叫了进来，请他帮助做麻醉，麻醉师成了她的新朋友。

> 我的3个孩子全是我自然分娩的，经历了生第一个孩子的过程，我的丈夫都哭了。他一直在说我真是太坚强了。
>
> ——凯西（女儿4岁半；2个儿子，分别3岁和10个月）

以下是硬膜外麻醉的过程：整个注射过程需要15分钟，麻醉师叫我在这期间离开房间。我妻子注射药物后，她非常高兴。硬膜外麻醉不能完全麻痹神经，她仍然能感觉到宫缩的压力，感觉到宝宝从产道娩出（一些女人在药物作用下感受到的宫缩会更微弱些）。

然而，任何分娩方式都有风险，你应该与你们的护理医生和麻醉师商量。不管你妻子选择什么样的分娩方式，和这些人商量都是有好处的，也是分娩课程、呼吸法、分娩体位、背部按摩,以及其他技巧派上用场的时候。

自然分娩

如果你的妻子选择自然分娩,那不单指是阴道分娩。事实上自然分娩是一种最小化运用药物干预的一种阴道分娩方法。对于孕妇来说,自然分娩意味着不用止痛药物,不用催产素,以及不用IV(这会限制活动)以及在分娩课程中讨论过的其他的标准。基本上来说,是孕妇自己的身体决定了分娩的过程,而不是助产人员。很多想选择自然分娩的孕妇都强烈排斥药物支持。问题是对于从来没有生过孩子,从来没有经历过分娩过程的女人来说,她们很难知道自己将会有何感受,自己最终会怎样,直到她真正经历的时候才能知道。

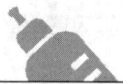

减轻分娩疼痛的方法

1. 硬膜外麻醉

医生将药物注射进产妇的脊柱下方。药物可阻断注射位置下方的身体部位的疼痛。在宫缩中,来自子宫的疼痛会随着脊髓神经传递到大脑。硬膜外麻醉通过麻痹这些神经而阻断疼痛。硬膜外麻醉使大多数产妇既保持清醒又能将疼痛降至最低。很多注射了硬膜外麻醉的产妇在宫缩时,甚至感受不到一点疼痛。硬膜外麻醉的缺点是:

- 会导致产妇颤抖。
- 会导致产妇血压下降。
- 会导致产妇瘙痒。
- 会引发产妇头痛。

可能不会麻醉整个疼痛区,所以有些产妇的腹部和背部会继续有疼痛感。

2. 静脉注射或肌肉注射止痛

止痛药物通过针管注射进产妇的一个静脉,或注射进肌肉后,它们会进入血液,帮助减轻疼痛。惯用的这类止痛剂包括吗啡、芬太尼、和那布啡。但是这种方法并不能够缓解所有的疼痛。而只是将疼痛控制在一定程度内。静脉注射和肌肉注射两种止痛方法并不能消除所有疼痛。在使用此方法之后,产妇仍需可以使用硬膜外麻醉。使用静脉注射止痛或肌肉注射止痛的缺点是:

- 会导致产妇犯困,打瞌睡。
- 会引发产妇恶心、呕吐。

- 会导致产妇非常瘙痒。
- 此类药物可穿入宝宝血液，会影响宝宝的呼吸和心率，并且导致宝宝出生后昏睡。

3. 阴部神经麻醉

医生将麻醉药物注射进产妇阴部，麻醉其周围的阴部神经。这种方法可控制女性阴部下方感觉神经。阴部神经麻醉在分娩后期使用，通常是在胎头着冠的时候注射。产妇注射药物后会有局部麻醉，但仍能保持清醒，并且可使用产力将宝宝生出。宝宝不会受任何影响，基本没有副作用。

4. 脊髓麻醉

医生将药物注射进脊柱下方，使低于注射位置的身体下方麻醉。脊髓麻醉可迅速止痛，所以它通常用于需要做紧急的剖腹产手术的产妇。脊椎麻醉使用的麻醉剂是这种含有奴佛卡因和阿片成分的药物。

脊髓麻醉的缺点是：

- 麻醉范围大，从胸部直到脚部全部麻醉。
- 使产妇感觉呼吸紧促。
- 会导致产妇血压下降。
- 可引发产妇头痛。

（信息来源：WomensHealth.gov）

你要确保知道你的妻子想要什么，并让她知道她的决定到时候可能会改变，但不管是否改变，你都要永远支持她的决定。在经历了36个小时的艰辛分娩历程后，她很可能会改变自己的主意。或者是10分钟之后，她又改变了想法。如果这时她想要止痛药物介入，千万别告诉她要忍住，或者是给她施加压力让她挺过疼痛。听她的！如果你不确定她是不是因为放不下面子而不抱怨或不说出她的真实感受，那么让她提前想出一个可以提示你她真的需要药物的暗号，到时她只要打出暗号就可以了。暗号可以是某种暗语，比如："给我用药，你这个白痴！"或者可以是一个手势，如双手中指一边上下挥舞，一边合成圈状，还可以是一个身体动作，如击打你的面颊。或者，最简单的，直接说一声"请给我止痛药"。如果她有一个接生员或助产士，应确保这个人也知道分娩计划。用书面形式写下来可以帮助你理清头绪。

但是不管发生什么你都要支持妻子的决定。最重要的是宝宝和妈妈的健康。一个想要自然分娩的女人，因为忍受不了疼痛而改变了自己的计划后，她的心理会有种强烈的羞愧感。这时你要安慰她，告诉她换来一个健康的宝宝没什么可羞愧的，随时改变也是分娩计划的一部分。

要点回顾

分娩疼痛事实上不会造成伤害（只是非常非常疼痛）。我没有那么严肃。但如果你们不相信，可能就会有大麻烦。

由你唱主角：你是她的眼睛、耳朵和声音

小贴士

如果你感觉事情有些不妙，让某些人知道了，那么你要记住不要让他们唱了主角。你应该做直觉告诉你正确的事。

小故事

> 要做好两手准备，万一之前做的分娩计划不能如期进行。在最后阶段因为出现并发症而不得不更改分娩计划是一件非常难的事情。因为这关乎妈妈和宝宝的健康甚至是生命。
> ——弗莱德（女儿2岁，怀孕16周）

临产和分娩一切都如我们夫妻计划的一样顺利。护士和医生说胎盘非常大，说我妻子的腹部需要一段时间休整，还说感觉她膀胱满了，并叫她上卫生间，给她使用导尿管。真是事后聪明，这其实挺异常的，因为她刚刚还插着导尿管，膀胱已经清空了的。但是当时没有人发现什么异常，因为导尿管已经被拔了，而且流血也是分娩的一部分。而且，当时我应该问医生她的宫缩是否正常才对。大约过了一两个小时后，我们从待产室出来进入产房。在护士检查我妻子的肚子的时候，她发现我妻子正在流血，而且已经浸透了一个护垫。护士马上给她换了个护垫，结果又浸透了。于是我叫她马上请医生。她想要等一等，看看事情会怎样。我厉声坚持我们应该叫医生。于是她叫了个实习医生，等实习医生到来时，我妻子已经流了很多血。一切发展得太快，等他们用手推车把我妻子推进产房时，上面流了很多血。幸亏他们及时采取了措施并止住了流血。幸运

的是我妻子不需要输血。

——麦克（儿子 9 个月，2 个女儿，分别 5 岁、7 岁）

* * *

你是你的妻子和宝宝的守护者。如果分娩计划是工作的蓝图，你就是工头。你是那个要确保一切按照计划（分娩计划）行事的人。你知道你的妻子在分娩时会很忙，你将成为她的眼睛、耳朵和声音。即使有个接生员或渡乐妇在辅助，你仍要参与到这个过程中。

让你负责这些不熟悉的事务肯定很难。这就是你需要上分娩学习班、与其他经历过的朋友聊天，以及阅读此类书籍的原因。

有件事情听起来可能会让人不舒服，但我还是要告诉你：不是所有人都对你有耐心，有些人可能很厉害，有些人可能很讨厌。不是任何人都会像你期待的那样回应你，不是所有的护理医生都会完全配合你。当然，大多数情况下，医疗人员还是会回应你们夫妻的需求。

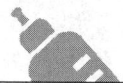

注意事项

1. 当护士换班的时候，对她们都友好些。
2. 知道护士站在哪。
3. 知道如何寻求帮助。
4. 见到接生医疗小组人员时，对他们要友好，要有礼貌。
5. 给所有人看你的书面的分娩计划。
6. 应倾听你妻子说话，看她需要什么？
7. 在你需要什么的时候要听从你的直觉。
6. 如果你有问题，尽管问他们；如果你没有得到答案，那么可以重新问。
8. 每年的 7 月是新的实习医生到来的季节——你要和一个实习医生说说话。

与接生医疗小组相处的方法，首先是在见到他们的时候试着了解他们，做个自我介绍，问问他们大概是怎样一个过程。请他们停下来 1 分钟，让他们知道你有多么感激他们。向他们解释一下你是第一次做爸爸，让他们知道你可能会有很多情况不明白，希望他们对你能有耐心。开始和他们建立关系，把你的分娩计划拿出来跟他们分享（这是另一条写它的理由）。医疗小组成员将是你的妻子分娩时最重要的人。你要跟他们分享你的零食，在你跑到医院食堂时，给他们也买瓶水。一定要向他们表示你的感激，感激他们付出的时间和帮助，也给他们一点爱。

你要有心理准备，随着产程的变化，有可能护理人员也会有所变化，你一开始进产房遇见的护士可能与你的宝宝出生时在现场的护士不是一个人。不管何时换的人，你都要尽力保持始终如一的友好。尽管可能在你已经疲劳而且分娩进程变得更为紧张的情况下，你很难做到这点，但是作为妻子的守护者，你要尽你所能与这些负责你妻子分娩的人保持良好的关系。不管是谁接管，都要主动与他们分享你的分娩计划。

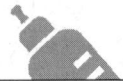

怀孕小问答

问题：你的丈夫在你分娩的时候做的什么最有用？

回答：这是我们的第二个孩子，我丈夫是个外科手术实习医生。麻醉师是在我提出药物介入后45分钟才到的——我绝望地等待硬膜外麻醉。我丈夫找到了那个家伙，告诉他："那里面是我妻子，如果你不过去给她注射，我就自己来！"

——凯西（2个儿子，分别4个月、3岁半）

不是人人都回应你

大多数医学专家不会出错，但是有少部分会出错。当你在产房扮演妻子的发言人、护理者和受过训练的搭档的角色时，这意味着你要代她问一些需要得到回复和关注的问题——不是所有护理医生都希望被提问，或愿意给你关注。千万不要怕提问题。当一个护士走进来要给你的妻子或宝宝注射什么药物时，在针管滴出液体前问问她注射的是什么；如果胎镜看起来位置偏了，而你又不确定图线是什么意思，问一下；如果心跳看起来过快或过慢就讲出来；如果发出什么声音，可找个护士问问；当他们要给你的妻子或宝宝用药时，可让他们检查一下药物的剂量；当医生在检查她的子宫颈要决定她的进程时，问问他发生了什么，如果你不懂就继续让他解释。作为你的妻子的支持者和代言人,你有权知道这些!

要点回顾

向护士们致敬,但不要亲吻她们(在你妻子生孩子的时候,那是不冷静的做法)。

 宝宝快出来吧:使劲走路,或者拼命做爱让宝宝出来

小贴士

即使你在跳舞毯上做"跳舞旋转"游戏,宝宝也不会出来。

小故事

今天是我的预产期,最近两周我都试图尝试各种方法快点见到我的宝宝。我每天上下班都是步行到地铁站。我在上班的时候,也总是站着,而且走来走去,活动得很多。前一周,我请了接受过踝关节按摩训练的人给我做了催产按摩。她按摩我的踝关节和脚上的穴位约一个多小时,但是仍然没有效果。这个周末,我们的一个朋友弄到了一张跳舞毯,我们玩了一个多小时"跳舞旋转"游戏,结果看来也没起作用,我们就去打了半个小时网球。后来我们又一起到商场散步,走了一个小时仍然没有什么发生。我继续参加孕期瑜伽班(我认为它能帮我)。今天我干了很多烹饪的活儿,觉得总站着应该有用,又吃了一大堆刚从冰箱里取出开封的食物,但是我的宝宝还是没动静。之后,我慢慢接受了这个不能由我控制的事实,不得不耐心地等宝宝出来。原来期盼是如此艰辛!

——艾米(怀孕40周)

> 拼命做爱也不管用,但是试着给临产的孕妇"解开密封"是个有意思的事。
> ——帕特里克(期待第6个宝宝赶快出来)
>
> 我们试过了所有方式——做爱、擦地板、散步(最健康的手段)、吃辛辣食物……没有一个管用!
> ——莫利(儿子4个月)

***

我曾经跟宝宝说，最好是周五出来，这样我们就可以一起共度周末了，结果在周五下午就开始临产了，他是周六出生的。宝宝听懂了我的意思。

到了一定时候，孕妇会想让宝宝出来的。她会像火鸡一样丧失耐性，夜不能寐，而且频繁小便，一刻也不清闲。如果预产期来到又过去了，体重仍在增加，即使是最快乐的孕妇也会变得烦躁。

> 已经过了预产期，我们让医生在星期五做催产，这样我们可以共度周末。星期五下午，我妻子进了产房，星期六宝宝才出生。
> ——斯蒂夫（儿子9个月）

分娩是如何开始的，这一问题是科学界还没有解决的问题。虽然我们已经创造一种能诱发宫缩和分娩的药物，但是我们不知道如何让它自然发生。不做剖腹产或药物催产，它就是一个等待游戏。

多年来，孕妇已经尝试了无数的催促宝宝出来的方法——做爱、走几个小时的路、锻炼、刺激乳头、吃辛辣食物、吃菠萝、按摩踝关节穴位、针灸、快跑……

> 孕期性爱并没有乐趣可言，只是据说有催产作用。临近预产期，我只希望我的子宫颈能变得更加柔软，不会介意在性爱过程中出现漏尿的情况。
> ——杰西卡（女儿3岁，怀孕36周）

使劲走路或做爱让宝宝出来是我建议的一些催产技巧。你们的医生必须同意你们在怀孕最后的日子做爱（不是所有人都能得到通行证），你们才能这么做。据说做爱产生的催产素与药物催产素有着类似的配方，能够催化分娩（这是科学，不是编造的）。如果妻子怀疑你是在哄骗她与你做爱，就给她读这一篇。如果这些都不能证明，可搜索谷歌网站"催产素催产"，但是在你对做爱感到非常兴奋之前，要明白怀孕晚期的性爱可不是什么热辣性爱。我的意思是如果空调坏了会很热的，假如你们是在8月的佛罗里达州做爱，不要指望它排进你的奇遇十大排行榜。另外，有一点值得提醒，任何在她进入性冬眠期之前的性爱都是难得的。

提示

如果你妻子的预产期临近，该分娩了，人们会打电话并询问她是否生了。这些人大多是知道她预产期在何时的家人或朋友。重复被人们问同样的问题可能会令她厌烦，她想要做的是不去想她还没分娩的事实，别人打来的电话只会一遍又一遍的提醒。你在其中会扮演这些电话的缓冲器的角色，如果你厌倦当缓冲器，那么我有一个可以保护你妻子的、行之有效的方法，就是做成特别的电话语音留言。你可以按我下面说的一段话做个脚本，或者你也可以改变。

"你好，这里是**（填入你的名字），我们现在不在家。不是因为我们在医院生孩子，而是因为我们正在努力让孩子出来。也就是我们要么在商场溜达，要么正在做爱。等我们从商场回来或者做爱结束后会给你回电话的，谢谢！"

要点回顾

性爱催产策略不是为了你，而是为了她。

分娩日
THE BIRTH DAY

12

从家到产房再回到家

082 即将分娩：像个疯子一样开车，希望有个床位

小贴士
在你的妻子进入临产状态，你的筑巢本能开始启动，你可能会感觉自己像个白痴。

小故事
在半睡半醒之间，我轻声嘀咕一些类似"呣……哇……"的蠢话。妻子突然叫醒我，告诉我她在用卫生间的时候，突然下身流出一股液体。液体还在流，或者是她的羊水破了，或者是她在经历世界上最长的"事故"，直到我清醒些准备带她启程去医院时，我都不相信羊水真的破了。如果真是羊水破了，这就意味着我们的宝宝要出生了。但是不管是什么原因，我们都要去医院，所以我开始行动——这意味着我开始表现得像个白痴一样了。因为我们还没有准备打包行李呢，所以我妻子开始冷静地收拾行李，我穿上衣服，之后我慌张地踱来踱去，不知道自己该干什么。我一遍又一遍地问她我是否该带上一个棒球帽，后来我意识到自己是在问一个马上要分娩的女人，这是

在分散她的精力，我怎么还问她这么愚蠢的问题。

——彼得（儿子6个月）

* * *

> 早上7：30，我听到我妻子在卫生间大声尖叫。我以为她要生了，于是我抓起一个马桶塞和几条毛巾就跑到了楼上。她冲着我大笑，问我生孩子怎么能准备这些东西。
>
> ——杰夫（2个孩子的父亲）

女人开始进入产房的时刻是男人真正意识到要有个孩子的时刻。虽然妻子已经度过了怀孕的40周，但是这对于我们来说都不是真实的，直到她开始临产。几个月前我们就有心理准备了，这件事每天都盘旋于我们的脑子里，时时刻刻提醒我们。只有这一时刻真的到来的时候，我们才意识到她要去医院生孩子了。这是一个需要长久等待的难以预测的时刻。

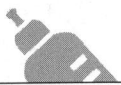

提示

- 确保你的车有油。在你妻子怀孕的最后时刻，你要确保你的油不低于半箱（很难办到的事）。因为临产的女人在你加油的时候，她不喜欢坐在汽车里。
- 确保你妻子把值钱的东西放在家里。在医院孕妇可能要摘掉首饰，否则很容易丢失。
- 临走前按照之前列的一张"需要做的事"清单检查一遍。倒掉所有垃圾，调一下自动调温器等。在这个非常时刻很难想到这些，所以之前就列好这么一张清单，到时候就省去了思考的环节了。
- 男人的本能是尽快带着女人去医院，而女人的本能则是把自己收拾干净——就好像要去参加高级晚宴。我妻子在要分娩的前一天洗了个澡，吹干衣服，做了足疗。我开始嫉妒医生——她很少为我这样打扮。在她准备的时候，我坐在那里深思，"我的天哪，我不敢相信是真的到来了，我们必须走了"。直到她准备好可以走了，我才开始把我的东西整理一下。她不得不在一边等我打包、查看清单。女人会按计划做自己列出的清单上的事，但是如果你做了什么延误她们出发的事，她们就会生气。临产的女人是没有耐性的。

给保险公司打电话

很多健康险公司要求孕妇在确定分娩之前的一定时间内打电话通知他们。

她应该等待分娩,或应该洗澡和打扮来消磨收拾行李的这段时间。这也是个让你自己理清"去医院所带的全套物品"的好时机。这听起来荒谬,在这个时候你不必考虑穿什么衣服,因为现在你没有时间去考虑这个。你也可以在离开房子的时候把你要做的事用笔列出一个清单——比如带上行李、调低家里暖气或空调的温度、关掉室外照明、拔掉所有要拔的插头——同以前在你们要离家数日要做的事情一样。这样做的好处是可以提示你不会遗漏其他物品。

> 在去医院的路上,我差点遇上两起交通事故。那天正下着大雪,一辆厢式货车差点撞到我的车。后来我跟在一辆扫雪车的后面,它开始减速停车时,我差点刹不住车。我的妻子一直在冲我大喊。
>
> ——斯科特(女儿9个月)

你们到达医院后,并不能保证你们就能被批准住院,你们可能会被拒之门外。除非你们的计划是做剖腹产,或者已经与医院商量好了,否则你们到了医院不能马上就会有房间。这一点你们要有心理准备,也有可能是在医生给她做了检查后,打发你们回家。

要想得到一个房间,孕妇的临产特征必须达到医院指定的要求。这应由你们的医生及医院床位的紧张程度决定。不管怎么说,你总会得到一个被拒绝的恰当理由。医生可能会说你们出去走走,过几个小时再回来,也可能让你们过几天再来。具体会遇到什么情况,除非你们到了那里,否则是无法知道的。

要点回顾

当她进入待产准备时,她想要多长时间就给她多长时间,而你不行。

083 分娩前:吃东西、喝水、看母乳喂养节目

小贴士

在她要分娩的时候,你不要离开产房。即使你离开,也不要回家打扫房子消

磨时间。

小故事

  我丈夫是个警察，是个雄性激素充沛的家伙。在我们有第一个孩子的时候，他很难理解我需要他。他是那种在女人出现宫缩的时候，无所适从的男人。我不知道是不是因为他害怕或紧张，但是当他看见我非常疼痛的时候，他跟我说他要走开，去打扫房子，这可把我气坏了。我试着熬过疼痛，等待分娩，而他却跑开了。医生认为我应该会晚一天分娩，但是实际上在3个小时之后我就开始分娩了。当我丈夫回来时，我的脚已经在蹬踹，开始奋力分娩了。后来，在我怀第二个孩子时，他的毛病就改多了，我告诉他这次可不能走开了。

——玛利亚（女儿2岁，目前怀孕34周）

* * *

  你呆在产房后会有很多坐着、站着、吃东西（偷偷地）的机会，你要避免睡着，而是等待她真正开始分娩的到来。分娩不是漫长得只能等待、叹气、数宫缩，分娩真正到来的时候一切都变得很快，只不过是分娩之前的过程比较缓慢。就像在9月末看两个排名最靠后的篮球队之间的比赛一样。分娩的整个过程很磨人，非常磨人。

  如果你的妻子选择的是无药物介入的自然分娩，那么你就要忙着帮助她度过分娩早期。如果你的妻子选择用止痛药物，你可能要坐上几个小时等待。等待的这段时间很熬人，让人身心俱疲（你又不能在她面前抱怨自己累）。在分娩学习班坐上半小时看录像就够熬人了——想像一下若是32个小时呢。所以，你要提前计划一下如何消磨这段时间。

以下几条建议供你参考

准爸爸在产房消磨时间需要注意的事项：

- 在产房睡觉：她可能会睡，但是你不能睡——除非她让你睡。如果你睡了，拿你的手机定时30分钟，你就要醒来并保持清醒。你不希望当你在睡觉做梦的时候，妻子正在经历剖腹产吧。

第十二章 分娩日 263

- **听音乐**：带上一个 iPod 或一些 CD 听，音乐有助于消磨时间。在宫缩加剧马上要分娩时，音乐也是能让她精神集中的安定剂。但你要提前检查一下医院是否有播放音乐的音响设备。
- **吃喝**：你需要吃东西，需要喝水，但是记住要到产房外面吃东西。如果是气味比较重的油腻食物，那么你要走远点吃，别让她闻到。准备一些没有气味的小吃，像能量棒、坚果等。小零食也是在给分娩助力（参照第66条）。
- **手机**：女人在分娩时不喜欢男人拿着手机跟别人谈论他们追捧的棒球队。你可能会紧张或者焦虑，但是不要在产房坐着打电话。慎重用手机！如果是某人打来电话找她，不要在她还没同意接听的时候递给她手机。

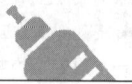

孕期小问答

提问：在她分娩的时候，你为她做的帮助性最小的事是什么？

回答：是在接打工作电话。直到那一天她相信我是工作至上。

——帕特里克（正期待第6个孩子出生）

回答：当我疼痛的时候，他坐在旁边吃中餐。

——伊丽莎白（女儿7个月）

- **看电视或电影**：运动中心也许能让你减压，但是不适合她。如果你突然把电视调到母乳喂养频道，那么不要在这个节目停留太久。如果她有个很喜欢的电视秀节目，可给她买一套全季的 DVD 带到产房给她看。你也可以用你们的 DVD 机或笔记本电脑播放电影（重申一下，选她喜欢的节目类型）。
- **来访者和客人**：你可能没有预料到有朋友或亲戚进产房，有别人掺和可能会给分娩增添情趣（当然，首先是她同意）。但等她肚子

> 我丈夫在产房里把玩每一件物品。他一会捏捏尿不湿，玩玩洗手液（那个洗手液都被他挤了上百次了），一会又弄弄脐带剪、小柜子——后来，我干脆就不理他，但是当他又开始玩弄灯的时候，我就受不了了。
>
> ——乔迪（儿子2岁半，女儿10个月）

> 我经历了36个小时漫长的产程，而我丈夫却坐在椅子上睡着了！我冲他尖声喊叫，让他醒醒，可我怎么也喊不醒他，我便冲他身上扔了一卷医用管，他还是没醒，于是我朝他身上砸过去一塑料瓶的冰块，结果正好砸到他双眼之间的位置。
> ——阿什利（女儿12个月）

> 当我的妻子被获准住院的时候，护士走了进来并向我介绍了自己。然后她上下打量了我一番，喊我乔恩，我也认出了她。十年之前我们都在博物馆工作，那时候，她是我的上司。这次偶遇简直太完美了。当我觉得紧张的时候，我就会不停地讲话，而我妻子面对紧张的方式是保持安静。所以在漫长的等待时间里，我遇到了我的老同事，而妻子也从我的滔滔不绝中解放出来，我们真是各得其所。
> ——乔恩（儿子3岁，怀孕33周）

有动静并开始进入正式产程的时候，他们必须回到等候区的座位。

- 吸烟：如果你呆在外面吸烟，不要带着一身的烟味回来。这可能会让她恶心。如果你经常吸烟，至少在她分娩的时候，你就要忍一忍，不要再抽了。
- 不要开玩笑：我妻子告诉我，她分娩的时候没有精力开玩笑。我想她是在说笑，但结果她是很严肃的。当硬膜外麻醉开始起作用时，她却感谢我的玩笑，因为这可让她的紧张减轻了很多。
- 粘在椅子上：这就像是谁赢得了比赛谁就能摘得粘在椅子上最久的"学院奖"一样，如果你需要休息一下就站一会儿吧。在你出去吃东西或去自助餐厅吃饭的时候要找家人接替你的岗。
- 离开：不要离开她太久，她需要你在身边。
- 工作：不要把你的工作带到产房，她想让你全身心地关注她。
- 放屁：在你快憋不住的时候赶紧离开产房，之后到卫生间里闻闻你的屁臭不臭，如果不臭就可以放心在产房里放，否则的话就憋回去。

要点回顾

分娩就像开车，整个过程会从1公里/小时提速到100公里/小时。准备好迎接你人生中最疯狂的飙车。

分娩：阶段 1- 产程初期，活动期，过渡期；阶段 2- 分娩；阶段 3- 产后

小贴士

分娩可能会很快，会很简单——简单得超乎任何人的想像。

小故事

在早上 8 点，我想我出现了假宫缩，到了 9 点我的宫缩开始有规律；10 点我们打电话给医生，医生告诉我赶快上医院；10 点 15 分的时候，我的羊水破了，一开始是一股细流，之后随着每一次的宫缩，羊水涌出得越来越多。我们到达医院后，医生说今天我就会分娩的！下午 1 点 30 分，他们把我推进产房，2 点 15 分我接受硬膜外麻醉。我真的很高兴——我从早上 8 点 30 分宫缩开始，到出现疼痛，再到宫缩加剧，我都很高兴。医生在给我注射硬膜外麻醉的时候，他们给我查了查，说是宫口已经开了 6 厘米（他们只检查了我 3 次，因为我的羊水已经破了，他们不想有被感染的危险）。他们告诉我要等到下午 6 点再开始用力，因为我的链球菌 B 呈阳性，所以他们想让我在一开始先用些药物。到了下午 6 点，他们说我到了该用力的时候了。结果，在 14 分钟后我的宝宝就生出来了，整个过程没有撕心裂肺的疼痛，也没有什么插曲，一切都很顺利！

——凯特（儿子 2 周）

小贴士

整个过程可能很漫长，也很艰难，但最后的苦痛都是值得的。

小故事

在分娩用力开始之前，我们已经在医院呆了几个小时了——事实上，这是我们第二次来这儿，前一次我们误信了假宫缩的"假警报"。晚上 9 点左右她开始用力，这已持续了整整 3 个小时。这 3 个小时我们真的太累了，而且又烦躁、失望。医生不断地说"很好，用力"来给我们虚假的希望，而事实上只有一点点进程。这是他们鼓励我们的方式，可我们只想要事实。后来，经过了两个半小时的用力，总共用了 24 个小时才完成分娩，我们俩都说，要是做个剖腹产手术何至于受这罪。我妻子太疲惫了，而且她因为长时间带吸氧面罩而有幽闭恐惧的感觉。这次虽然不理想，但是相对于再次用力 30 分钟也没有结果算是不错的了。最后，医生进来了，带着一个新护士（接管几分钟前的那个护士），帮助我们在用力上做出了一些进展，但是宝宝的头对于子宫颈来说太大了（开口很小），所以最后他们想出了真空吸引器的方法。我们都希望选择这个方法——肯定不想做剖腹产手术。我们不害怕，虽然知道分娩过程会以宝宝暂时难看的圆锥形脑袋结束，但即便是这样，我们只想让宝宝赶紧出来。我们根本就没有在真空吸引器和产钳之间做出一个选择，医生告诉我们，这由他们做主，他们会选择一个最舒适的方式。在开始准备用真空吸引器时，医生从护士站又叫来了几个助手。这让我们多了些紧张，因为这似乎表示出了什么问题。在 5 分钟之内的两次用力过后，我们的小圆锥形脑袋的女儿终于出来了。我不记得太多细节，但是在我看到宝宝的头的时候，我转过去对妻子说："真见鬼！"她脑袋上的鼓包（我总是称它为奶油面包头，因为它的形状看上去很像奶油面包上的小球）在几天后消失了，头也恢复了正常。

——杰森（女儿 5 个月）

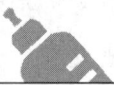

电子胎儿监视器

在分娩活动期，医生会使用一台电子胎儿监视器来监测宝宝的心率和你妻子的宫缩情况。监视器是通过将两个小的电子圆盘状物（传感器）贴在她的腹部。胎儿监视器不适用于完全自然分娩的孕妇，因为这样会限制产妇活动。如果采用硬膜外麻醉干预分娩，那么整个分娩过程要使用电子胎儿监视器。

* * *

欢迎进入临产和分娩阶段。

虽然大多数男人认为自己对女人的阴部是专家级了解水平，但是对女人的临产和分娩却知之甚少。关于分娩的 3 个阶段，你们会听到很多关于子宫颈、张开、宫管消失、外阴侧切术、自然分娩、剖腹产、胎头着冠、用力、胎盘等词汇。我们男人常常搞不清楚医生在说什么。以下是关于孕妇临产和分娩所发生的事情，以及对一些专业术语的解释的一个简要总结。

想像一下，把阴道看做是一条路（称之为"阴道之路"），阻隔"阴道之路"的是叫做子宫颈的东西。子宫颈是通往子宫内部的闸门。在怀孕前，子宫只有如同一个梨般大小。在怀孕期间，子宫则慢慢膨胀，直至增大到初始大小的一千倍。

> 我分娩进入第一阶段，在经历了4个小时可怕的宫缩之后，医生告诉我毫无进展（开口0厘米！）。之后，医生说如果再有半个小时还不见动静的话，就采取剖腹产。我叫他们把我丈夫带出产房。
> ——阿曼达（等待第5个孩子出生）

可以将孕妇的子宫看成一个大气球，那么气球的嘴就是子宫颈。38周内，子宫颈不断变厚，保持关闭状态，并用一个子宫颈黏液塞封住（另一层保护）。

分娩的第一阶段是从子宫颈张开开始的（直至张开到10厘米），然后变薄（又称宫管消失），之后完全打开，以便宝宝能够通过并到达产道（即阴道）。

第二阶段是宝宝进入产道，以及被推力推出来到这个世界的阶段。如果宝宝太大难以通过产道，那么医生可能会进行外阴侧切（即在阴道口与肛门之间用手术刀切开一定长度的口）。在这个阶段，医生也可能不得不选择剖腹产（很无奈的选择）。宝宝出生后就进入了第三阶段。

> 当医生告诉我抓住我妻子的腿的时候，我很惊讶。我在想："没有护士做这项工作吗？"或者至少是能得到报酬的什么人在这帮忙。毕竟我们给医院付过钱了，不该让我费力气抓住任何东西。
> ——AJ（儿子18个月）

分娩的第三阶段也是最后一个阶段，即胎盘娩出阶段。胎盘是在子宫内形成的一个组织，胎儿就是在胎盘中获取母亲的营养。脐带就是连接在胎盘上。在许多地区，人们会把胎盘收起来当做食物吃掉（我们不吃这个）。

第一阶段：产程初期、活动期、过渡期

产程初期：临产（一个恰当的名词）的最初信号。宫缩变得有规律，而且更疼痛（是她，不是你），子宫颈开始膨胀，假设它还没有开始。临产早期的宫缩一般间隔期为 5～10 分钟。临产早期的宫缩会持续一天至几天。所以一般来说你们有足够的时间联系你们的护理医生，并到达他那里。你们的健康护理人员会告诉你们何时去医院。

分娩活动期：从真正的分娩开始时算起。产妇的宫缩变得更加频繁，强度加大（每次间隔 2～4 分钟）。子宫颈在分娩活动期从 3 厘米扩张到 7 厘米。在分娩活动期，你们从分娩学习班里学到的东西开始派上用场，你可以开始帮妻子运用呼吸调节法，给她按摩背部，放音乐，数宫缩，给她分娩体位提建议，帮她找到一个可用来集中精力的关注焦点，或者是远远地呆在一边（如果她不想让你靠近她）。

过渡期：这是产程中最快、最激烈的阶段。子宫颈将会完全打开，宫管消失。宫缩会持续一分钟，或者更长些。一些产妇在这一阶段可能会恶心，甚至呕吐。随着宫缩强度的加大，每个人会各司其职。在我妻子处于过渡期的时候，整个房间的人都跟着进入"过渡"状态。床的 1/3 尾段被移走，所有人动作都很快。当她开始"过渡"，全部焦点都集中到她这里。这时很可能也是你与妻子发生激烈的言语冲突的时候——不，不要回应她，只是在旁边听着，做一个帮助她顺利度过艰难分娩过程的好男人。

第二阶段：娩出

这个时刻到来了，敲锣打鼓喝彩吧……

护士会告诉我抓住她一条腿（是我妻子的，不是护士的）。我的工作就是抓住她的右腿（虽然我是个左撇子），并帮助她度过最后的宫缩，我说的帮助是指给她数宫缩次数。当每次宫缩开始、达到高潮、又结束的时候我会告诉她。我跟随着护士的指挥。我们告诉她："现在又来了一次，开始了，准备，用力，好的，过去一半了，快结束了，再一次，好的，现在放松……你做得真棒……"因为她被连接了一个监视器，所以我能够从一个显示屏上看出她宫缩的开始、高潮，以及从屏幕中消失的情况。每次宫缩在显示屏上看起来就像个高山的曲线形状——曲线上升、上升，到达顶峰，之后慢慢回落。她可以在每次宫缩的间隔期休息一下（时间大约一分钟）。这段历程，每一个孕妇的经历都会不同。每一位护理医生帮助产妇接生也各有各的风格。

第十二章 分娩日

在娩出阶段，宝宝下移至产道。产妇的用力会漫长、疲惫而艰辛。它会持续几分钟到几个小时，一般来说女人在生第一个宝宝的时候，分娩用时会最漫长（生第二个或第三个不会这么长）。

随着产妇用力的进行，宝宝开始"胎头着冠"，即宝宝的头顶在母亲的阴道口开始显现。"胎头着冠"是一个超现实的想像。很难用语言来形容（所以我甚至放弃尝试）。每次她会使劲用一次力，之后停止用力，每次宝宝的头就出来一点点。这是你第一次见到宝宝的激动时刻，不过有些家伙不想看。就我个人来说，我当时简直就是屏住了呼吸，心生畏惧，太震惊了！（我会在接下来的提示87中详细展开）此刻，我的女儿的头已经完全出来了，但是她的整个身体仍在等待一点点被推出。我妻子看了看下面，然后说，"宝宝看起来像我哥哥"。我们现在还不知道这是个男孩还是女孩。我还没看出宝宝的长相像家族里的谁，但是我觉得现在不是我跟她讨论宝宝像谁的时候。如果你的妻子想要看看产程，你就要确保产房里有个摆放在合适的位置上的镜子，以便她能看到进展如何（将此提前列入分娩计划，并跟护士强调一下）。对许多产妇来说，在她们用力的时候能看到分娩的进展，可以帮助她们集中精力。

在出生阶段，你会看出宝宝的大小是否适合通过产道。有时宝宝在一个方向可能偏离的太远，或者是臀先露体位（臀部或脚在前），有时产道会太窄。脐带是个娇弱的部分，直到她达到用力阶段你才能知道。如果你想要知道孕妇的产力是怎么回事，我告诉你，它就像在用力拉大便（但是我妻子要比这辛苦100倍）。而你做什么都可以，就是不要在你的妻子进入娩出阶段时跟她一起用力（那样你也会排出什么别的东西）。

在你们进入娩出阶段时，你的妻子会在最后用力时需要人帮助。她此刻已经经历了几个小时的分娩，极度疲惫，肚子空空，到最后她也许再也没有一点力气了。在一些情况下，产钳或真空吸引器可以用来帮助她完成最后的阶段。你的妻子可能会需要人帮她最后把宝宝拽出来。如果出于什么原因，她无法自行完成最后的用力，不要让她感觉无助、不安，不要给她压力，不要厉声

> 他们给我的妻子和宝宝接上了一个电子胎儿监视器。当我妻子用力时，宝宝的心率变得异常，我担心宝宝可能出现危险了。但是，当我跟护士说这个问题时，护士告诉我一切非常正常，给我吃了个定心丸。
>
> ——埃里克（女儿20个月）

强迫她，也不要让她有愧疚感。她真的精疲力竭了——支持她，鼓励她，并倾听她的嘶喊和诉说。

在她用力时，医生会做些工作以确保她不会发生阴道撕裂。如果阴道不侧切宝宝出不来的话，医生会选择给她做一个侧切，即医生会在阴道与肛门之间切开一道口子，以保证有更大的出口能让宝宝通过产道。提前与你们的医生商量一下，如果她不愿意做侧切，可否不用做，但一般来说做侧切是为了保护产妇免受肌肉撕裂之痛。一旦宝宝和胎盘出来后，医生会立刻缝合侧切伤口或者撕裂的伤口。在正常情况下，在宝宝的头出来后，身体其余部位会很快出来，于是宝宝就出生了。接着，医生夹住脐带，由你亲自剪断（或者不由你剪），有时医生会坚持让你来剪断脐带。如果这样会让你感觉不舒服，那么你可以跟医生说"不"。一切都结束后，宝宝会被抱走进行清理和检查。接着母亲就要进入第三阶段了。

第三阶段：胎盘娩出

这个第三阶段着实让我惊讶，因为没人说过这个第三阶段，我不知道有这么一个第三阶段。当每个人都跑去庆贺宝宝的出生时，胎盘（附在子宫内与宝宝的脐带连接的组织）现在还在你的妻子体内呢。在产房的一端，你的妻子在将胎盘娩出，另一端，护士们在给宝宝清理、检查、印足印，以及做阿普伽测试（见提示89）。

作为一个理所应当和你的妻子在一起的人，究竟呆在产房的什么地方，可能会让你一团雾水——你们是该在旁边给宝宝录像？拍照？还是应该呆在孩子妈妈身边，帮她度过最后这一阶段？我是一直在盯着宝宝，只是偶尔也看看我妻子。我感觉此时就应该这样做，但是不要说出来，有时我会感觉抛弃了她，对她不够重视。在分娩结束后我向她解释了我的错误，如果在分娩之前就谈这个问题应该会很好。我妻子没觉得有什么问题，但是我觉得其他女人可能会在意。考虑一下做一个计划，不要让她感觉你只是关注宝宝。

胎盘被娩出后，医生会给你的妻子做清理工作，确保一切结果都圆满。如果你们生的是双胞胎，检查一下第二个宝宝的胎盘是否出来了。这是宝宝原来的家，是滋养了他/她的地方。一些人会把胎盘带回家，埋到院子里，其他人则可能把它做成美食吃掉。我们可没有吃掉它，而是给它拍照留念。你可以在www.

DadsPregnant.com 网站看到那张照片（感谢我妻子同意我给这个胎盘拍照）。

要点回顾

第四阶段：庆祝。

085 剖腹产：大约有 1/3 的新爸爸会以这个方式见到宝宝

小贴士

从我坐下到她生完才用了 7 分钟！早知道会这么快，我就不会因等不及而上厕所去了。

小故事

我们没有计划做剖腹产手术。医生向我解释分娩在子宫颈只张开 4 厘米就停滞不前了。我们必须准备好接受手术，我们跟医院签了一份医生拿来的表。早上 7 点 30 分，书面的工作完成后，我问医生可否准许我进入手术室，他们回复"可以"。他们发给我一口袋消过毒的衣物和装备（衣裤、面罩、帽子）而没有给我任何解说，只是说"等你准备好我们就带你进去"。我的妻子被推进了手术室先做准备工作，我随即换上了这整身行头。我一个人留在了产房，我想小便，于是我去了卫生间一会儿。从早上 9 点 30 分到 9 点 39 分，我坐在房间里等候，在我出卫生间后，有人过来带我进手术室，结果我错过了她的分娩。最后，他们终于在 9 点 40 分过来找我了，在 9 点 42 分的时候，我走进了灯光明亮的手术室，看见了我妻子，她被舒展开，好像正在受刑。用一块布遮住她距离下巴几英寸以下的身体，

> 我们的第一个孩子做的是紧急剖腹产手术生出来的。生第二个孩子做的是有计划的剖腹产手术。她更喜欢第二次手术。我能看见她剖开的腹部实在是"酷"。我父亲过去一直想让我接他的班，做一名医生。
>
> ——杰夫（女儿 10 个月，儿子 5 岁半）

> 剖腹产最令我吃惊的是整个过程的速度。我们是按照原计划做了剖腹产，整个过程才 10 分钟。
>
> ——托德（儿子 4 个月）

所以她无法看到下面发生了什么。我坐在她旁边的椅子上——也是低于那块遮布。房间里有1个医生，4个护士，1个麻醉师。他们告诉我剖腹产会很快，也就是我很快就会成为一个爸爸了，听了这话我开始紧张起来。在面罩里呼吸很困难，我的脑子一直在想像着所有经历过这一切的男人所讲的他们的故事，不由得构想出我妻子做剖腹产的场景。我的心跳开始加速，医生告诉我，"马上就出来了"。接着听到他们说，"噢，来看看，胖嘟嘟的脸"。他们让我站起来，说："你得了个漂亮的女孩。"我的记忆锁定在宝宝的面庞，以及看着他们把她拉出来的情景，我看着宝宝的眼睛。分娩结束后，他们把宝宝带到房间的另一边，给她清理、称重、检查，确保她一切正常。5分钟后，医生叫我过来见我的女儿，并让我剪掉她身上剩余的几英寸脐带。我女儿的体重是8磅4盎司。护士们接着把她包裹起来送到我妻子那里。整个分娩过程她都没法见到宝宝，而我是第一个看见宝宝的，那种感觉很特别。我走到我妻子面前抱着我们的女儿给她看。从我坐下到她生完才用了7分钟。

——安东尼（女儿2周）

* * *

我是在剖腹产开始流行起来以前就通过剖腹产来到这个世界的，我觉得我的妈妈是个弄潮儿。

严格说来，根据美国疾病控制中心的数据，2011美国有32.8%的新生儿是通过剖腹产手术出生的。不管她是计划阴道分娩还是剖腹产，问问医生，让他允许你参与分娩过程；问问你是否可以在整个过程都呆在产房，还有，你的妻子能否立刻抱宝宝。随便你想问什么问题，尽管问。如果是个非事先计划的剖腹产手术，你一定要支持你的妻子，灵活地调整你们的计划。分娩是个不可预知的事，你对她的支持应始终坚定不移。

你们可能计划做剖腹产，或者可能计划阴道分娩。选择做剖腹产手术的理由有很多——有些是因为医疗问题，有些是因为宝宝的胎位，有些是因为紧急情况，还有则是出于方便考虑。不管你们是否计划选择剖腹产，下面的一些注意事项需要你们记住。

1. 硬膜外麻醉或脊髓阻断是医疗最常见的形式。你的妻子在分娩时要谨慎，医生会往她的尿道里塞入一个导尿管（为使阴道干燥）。要想获知关于止痛药物的信息请见提示 79。

2. 大多数医院同意你妻子做剖腹产手术时，你也可以进入手术室。但你必须消毒，并穿上医院给的适合的衣服。如果是个紧急的剖腹产，或者你的妻子在使用一个一般性的麻醉剂时昏迷（意味着她不清醒），你可能会被拒之门外。

3. 在你进入手术室后，医生很可能安置一个监视屏，在手术早期让你到一边看屏幕。如果你想靠近看手术实况，那么在宝宝离开母亲子宫的时候，你可以请求将屏幕放低。你也有可能会被医生允许近距离地看手术进程。

> 在剖腹产手术刚切开腹部时，她喷涌出来的大量血把我吓坏了，而且血看起来特别的多，好像我们有麻烦了。但是后来我发现其实也没有那么多。
>
> ——匿名人士

4. 剖腹产产妇的恢复要比阴道分娩产妇时间长。大约需要在医院呆 3~4 天。剖腹产手术是个大手术，与任何手术一样，也会有受感染或有其他并发症的高风险性。比如爬楼梯、抱宝宝等活动，产妇在手术后是严格禁止的。

5. 剖腹产绝不是反映准妈妈做对做错事情的一个标准。既来之，则安之。有时是因为子宫颈不变薄或不扩张，或者宝宝太大，或者她太激动或太焦虑、忧虑，这些情况都可能影响自然分娩（有时孕妇在分娩时真的会忧虑）。

剖腹产小知识

在 2010 年，剖腹产比例占到了全部分娩的 32.8%，自 1996 年以来首次出现下降趋势。从 1996 年到 2009 年，剖腹产的比例增长了将近 60%。

要点回顾

请求你们的医生带你参与到分娩过程中，即使这不在你们的分娩计划内。一旦真的发生了紧急情况，你们没时间商量这个问题。一切都是提前准备为妙。

086 圆锥形的头：新生儿的各种怪样子

小贴士

想像一下你们宝宝的脑袋从一个很小的孔里被挤压出来是怎么一个情景，然后看看电影《圆锥头》，你需要有心理准备。

小故事

　　我把妻子的一条腿架在我的肩膀上，护士则把另一条腿架在她的肩膀上。我妻子一直看着我，因为我的表情好像是说："这里发生了什么？"我试着把我吃惊的脸整平。在我们的儿子完全出来之后，我告诉她宝宝的头太奇特了，我们为他攒的上大学的钱可能要花在做整形手术上了。他的样子活脱脱就像从电影里出来的人。谢天谢地，一两天之后，那个圆锥头下去了些。我给他戴上帽子后，他看起来就是个很可爱的宝宝。但是摘掉帽子，他的头还是挺吓人的。而我女儿的头很小，显然她没受产道挤压的影响。我儿子的头大，受过挤压，所以看起来更长，而且相当难看。我们不期待宝宝长得多漂亮，不过他的圆锥头真的让我震惊。

——考利（儿子 2 岁半，女儿 8 个月）

* * *

　　胎儿被产力推出子宫颈并被挤压到产道，好像是在新年前夜被人推着穿过一个拥挤的酒吧一样。新生宝宝要经受挤压、推挤、拉拽、抽吸、刀切（切脐带）、嵌夹等环节，被迫从一个液体世界来到一个干燥的世界。他们的肺慢慢地从之前的呼吸液体变为呼吸空气。他们的皮肤覆盖着一层白色的黏稠物质，黏稠物质可能是宝宝穿过"阴道之路"时黏到皮肤上的，他们可能在奇怪的地方留下毛发。他们的脸看起来浮肿，而且头被拉长了许多。

　　其实，每个宝宝都非常漂亮，每个从子宫中出来的新生儿都有她自己的一个特色——像是经过了 15 个回合比赛的拳击手。你会认为新生宝宝很漂亮，但是圆锥头宝宝或者有其他小问题的宝宝可能会吓着你。如果医院工作人员并不担心，你也就无需担心。我始终难以理解这怎么会是正常的，但实际上圆锥头就是正常的。

　　我女儿的头是我见过的最长的头。我妻子在使劲用力后停下来,把宝宝生到一半,只露出半个头,她的整个头顶看上去就像是用了很久的铅笔上的橡皮头。我想过去拽她的头,但是拽宝宝的头会出现别的大麻烦。我妻子又经过了两三次宫缩和用力,宝宝的头终于出来了,但是她的头完全被拉长了。我问医生这是否正常,医生解释说宝宝的头骨非常柔软,出生后会变的,会渐渐坚硬、结实。这种柔韧性有助于宝宝穿越产道。几个小时后,我女儿的头看起来变圆了些。到了第二天,她不再是圆锥头了。

　　"加长型"婴儿头是若干个没有人告诉我的事情中的一个。当你的宝宝第一次露出真容,你可能会惊讶这个宝宝不像你所期待的样子。以下是你需要有心理准备的事项。

- 宝宝的皮肤会覆盖一层灰白色油腻的糊状物,那是胎脂,它是用来保护宝宝在液体环境中免受影响。也许还有一些新生痤疮、红斑,以及在分娩过程中出现的伤口。
- 宝宝的头的形状可能不规则,可能有擦伤。头骨在分娩过程中会变形,以便头颅能安全地进入和穿过产道。不要担心这样会伤害大脑——重申一下,圆锥头是正常的。
- 宝宝的眼睛可能看起来肿大。眼睑上的血管可能在推挤的时候擦破了。宝宝的眼睛睁开需要一定的时间。聚焦在几英尺远的东西上会让宝宝出现斜眼。
- 如果你们生了个男孩,他的生殖器看起来会很大(是的,我知道你会骄傲,但那只是暂时的)。如果你们生的是女孩,她的阴部也会浮肿。荷尔蒙的增加造成了这种现象,这很正常。
- 宝宝的肚脐上会悬挂着一段残留的脐带(被夹住了)。这段脐带最终会自然地脱落掉(或者由医生去除),但是它可能看起来有一点奇怪,尤其是上面夹着一个夹子。
- 宝宝皮肤的颜色可能看上去有点发蓝、黄、红,或者像彩虹七色里的什么颜色。如果颜色多种多样,就要问问你们的医生。过高的胆红素会使皮肤呈现一种有黄疸病的样子,如果它真的很低,医生可能会把你的宝宝放到一种蓝光下照,以确认宝宝是否正常。

要点回顾

即使你的宝宝是圆锥头、肿大的眼睛、油脂包裹全身、巨大生殖器、满身的残毛,那也是个漂亮的宝宝。

087 准爸爸所见:你永远都不会再看到它(除非下次分娩)

小贴士

尽你所能融入其中,享受它,期待惊喜。

小故事

在我妻子分娩时,我看到了某些她告诫我并让我有心理准备的东西,但是,即使这样,还是让我猝不及防。在我妻子猛烈地用力时,我一直站在医生旁边,因为我想完全见证这个过程。她用力大约20分钟后,我开始看到宝宝的头露了出来。在一阵激烈的宫缩过程中,我看到有排泄物冒了出来。医生在旁边等待,直到我妻子的宫缩结束后,医生随意地把它丢到一边。对他们来说,这只是一项不紧要的工作。我妻子之前说过可能会发生这种事,但是它还是吓了我一跳,不只是恶心。随着分娩给人带来的激动情绪的升温,当所有该说的都说了,该做的都做了之后,恶心感在与激动的对比中渐渐褪去。站在那里看着宝宝出来是我一生中最兴奋的时刻。我在房间里有最好的观看位置——我一定会推荐它。胎头娩出的时刻就是我的女儿来到这个世界的时刻。我难以想像如果看不到这个时刻会有多遗憾。

——斯考特(女儿14个月)

> 不管怎样,我还是看到了,太奇妙了。这是我人生中最紧张、最动情的一段经历。
> ——艾瑞克(女儿22个月)
>
> 那是一段自始至终都超乎现实、非同一般的经历,但是你没必要让那段经历在脑子里一直荡漾着余波,反复回味。
> ——麦克(儿子12个月)

* * *

性爱式阴道是你令她怀孕时看到的地方,分娩式阴道是她分娩时你即将看到的。这两者是完全不同的。这曾经是她身体上很性感的部位，将会变成完全不同的另一翻模样。这种蜕变就像克拉克·肯特变身为超人，罗伯特·唐尼 Jr 变身成钢铁侠，或者托比·马奎尔变身为蜘蛛侠一样。性爱式阴道完全不同于分娩式阴道。

这种想法可能会让你很兴奋，的确如此，非常值得期待。鉴于我们是前无古人的第一批获准进入产房的准爸爸，我们将是分娩情形的第一批人。看与不看是你的个人决定，但是我告诉你，你想象中的你会看到的情形跟你到时候实际看到的将是完全不同的。

我妻子第一次分娩的时候，我看了。第二次我也看了。而且我还将看第三次。每次都非常震撼，非常震惊，而且非常美。我并没有撒谎，当看到我妻子的阴道全部张开还是有点怪异。阴道还是非常柔韧的。但我无法让自己的视线移开，当时的画面深深地烙进了我的脑海。而且，让我告诉你，对我来说，看了分娩的过程一点也不影响阴道对我的魅力。但是看了之后总会有些影响的，这个影响就是让我感觉自己更有投入感。我还是深深地爱我的妻子，还是觉得她充满魅力。经历这个过程，你会发现，产后她的阴道很快就缩回原来的状态和形状（大约需要几周的时间）。

以下说说我为什么建议大家去看分娩过程，当我的女儿和儿子降临世界的时候，我所看到和感受到的一切是我的人生中最为震撼的情景，那种感觉无与伦比。那个时候我一点儿也不想看别的地方。我曾和一些不想看孩子出生的人交谈过，也和一些一想起孩子出生的情景就兴奋不已的人交谈过。这是我的眼睛看过的最为惊叹的画面。

对我来说：
- 看妻子生孩子的情景并不觉得恶心。
- 看妻子生孩子的情景不会倒胃口。
- 看妻子生孩子的情景不会感到恐惧。

进入了待产期，我妻子百分之百确定她不想让我观看，我没有争辩。在分娩进行到过渡阶段的时候，她没有精力关注我在看哪里。随着分娩的进行，她使用了一面镜子（另一件她不想要的东西），以便能自己运力。镜子是激励她奋进的东西，因为她可以看到自己的运力进展。就像有一个后视镜，但是你并不是在后视镜里看东西。她看自己的阴道变了,她先前想像的与在分娩时想要的是两个完全不同的东西。

除非你在现场,否则你不会知道。一些家伙不想看,也永远不会去看——但我还是认为有必要看。我没有昏倒,没有惊叫。而它也不是个让人倒胃口的事。如果你爱你的妻子并且愿意共同期待,那么这会让你们的关系更加亲密。

要点回顾

我保证,你一生都没见过这些东西。

088 灯光、摄像开始:一生一次的完美镜头

小贴士

不要担心剪脐带——应该专注于录像。

小故事

别再提摄像机,生孩子的时候我就带了一台,本以为从她前面的一些角度拍摄可以让她看起来漂亮些,显得不那么像一个受难者,但是这种理想的角度根本就不存在。

——埃里克(儿子18个月)

生第二个宝宝的时候,我的工作就是拿着摄像机、照相机,抓住她的腿,调对镜头的角度。

——吉姆(女儿2个月,儿子4岁)

我们没有拍到大儿子出生的精彩镜头,所以我需要给老二摄像。宝宝出来的时候,医生一直问我想不想剪脐带,我回答说不想剪。我非常在意拍照和摄像,如果一些镜头没有拍上会永远遗憾。医生再次问我,我说:"我在这录像呢,不能剪脐带,而且我不想剪。我会一生都和孩子在一起,现在剪脐带不如摄像重要。"我只想摄像,我要确保拍摄每一个镜头。最后,我偶然拍到了一段我看不明白的影像。我们后来把所有段落传输到电脑里,这样可以滚动播放。一天,我们有几个朋友来访,我跑到了另一个房间,因为我发现其中一段录像是我妻子在产房完全裸露的镜头,我回想是否有别人看到过这段录像,接着我把它删掉了,这样就不会有人知道了,留下它可能给

我们带来麻烦。

——加利（2个儿子，分别8个月、3岁半）

***

有一个大问题是，成年男人或女人真的需要看他/她从母亲阴道里钻出来的录像吗？

过去人们是没有多少机会能进产房第一时间捕捉到自己宝宝的影像。作为一个热衷于用摄影机记录家庭生活的人，我知道一个事物用肉眼看与透过镜头看会有巨大差别。我很感谢医院有允许家人进去摄录真实分娩过程的政策，不过医院不允许全程摄录，而是允许我们在分娩前以及宝宝出生后的一段时间，只有在宝宝的出生过程禁止录像。即使他们允许这一段时间录像，我也难以想像我会愿意录。以下是我为什么不想录这段经历的五个原因。

1. 操作一台摄像机意味着不能把注意力集中在我妻子身上。而她需要我全力关注。

2. 即使我把摄像机支在一个三脚架上，我还要考虑录像带或闪存卡、电池、镜头的问题，还要担心会碰倒它。

3. 摄录下宝宝出生前和出生后的时刻也可以捕捉到出生这一瞬间的精华。

4. 我有足够的记录宝宝生活中重要时刻的录像，只是少了记录宝宝出生的瞬间没多大关系。

5. 许多事情留下想像的空间会更好。

如果你打算好了要拍照或录像，一定要提前有个计划，问问你的妻子她更喜欢采用哪种方式。她有可能会不情愿，你可以告诉她，你们可以把这个录像与今后宝宝的点点滴滴汇总起来留作纪念，这不是为了你，而是为了宝宝。等到了分娩的时候，让她知道你要拍照或摄像不能时时刻刻留在她身边。如果你想捕捉到护士给宝宝称体重、印脚印、清洗的镜头，这意味着在她分娩的第三阶段你要到产房的另一边，就不能和她在一起了。最重要的是你怎样既能记录下宝宝出生的过程，又不招致她的不满。所以提前与你的妻子商量此事并做出个计划，可有助于你避免意外成了个混蛋。

装备

如果你想花一段时间选购电子设备，我这条建议你就可以用得上。跟你的妻子做笔交易——你去专卖店购物，她去孕婴商店购物，然后两个小时后你们集合。如果你不想买数码摄像机，她可以开车来接你。你们可以考虑买一个带有超大容量的内存卡（卡并不贵）的数码相机，想拍多少张就拍多少张照片。有了数码科技，即使最糟糕的摄影师也有机会从上百张照片中挑出一张好的。当然，从10分钟拍的数千张照片中挑一张好的概率会更大。

正确的设备

考虑选购一台 WiFi 无线保真传输的数码相机。这种相机无需取出闪存卡或 USB 数据线就能把照片传送到电脑里。你对准、拍照，然后发送照片到你的电脑里或一个照片网站里，一切都很简单。

买一个更大的闪存卡，这样可以避免因内存不够而不得已删掉你想要的照片，你只要对准、拍照、拍照……

如果你要买一个新的摄像机，可以考虑配备一种可以将数据直接传输到你的计算机内部硬盘的款式。不要买那种需要保存的数码录像带。你可以准备两个移动硬盘（一个用来下载视频，另一个用来备份）。

对你要拍摄的做好计划

1. 提前考察一下医院对拍照和摄像的相关规定。
2. 与你的妻子讨论一下宝宝刚出生后该怎么做（你是该呆在她身边，还是该给宝宝录像）？
3. 问问你们的医生或助产士对你有何要求，你要确保无论做什么都不要妨碍他们。

如果你不想费时间下载照片或者处理闪存卡，你可以考虑买一台 WiFi（无线保真传输）的数码相机。这种新一代的相机可以让你拍快照后不需要数据线就将照片下载到电脑中，这是一个不需要取出闪存卡或带一个 USB 数据线的小局域网络。只要一拍好快照就能马上发送照片。

如果你没有摄像机或者想买一台新的摄像机，那么现在的时机很好，相比较几年前甚至一年前，价格已经降了很多。我妻子第二次怀孕时，我仔细考虑想买一个带有内部硬盘的摄像机，这样我就不用担心录像时要时刻跟踪录像带，以及传送到电脑的麻烦了。如果你有一台带有硬盘的摄像机，你可以直接把录像传输到你的电脑以及备份的硬盘里。一般是每1G可以持续录像一个小时（或者更多）。硬盘的价格同样也在跳水，你可以买低于100美元的160G的硬盘（可能在这本书出版之后价格已经更低了）。要想找最好的摄像机和最方便的数据处理方式，你最好到处逛逛，挑一挑，然后到网上购买（可以免销售税）。只要你能确保是从一个信誉可靠、对其质量有保证的零售商那里买的就行了，但还要确保你的电脑与新设备兼容。

还有一点需要提一下：带着你的笔记本电脑去医院也是个好办法（如果你有），这样你就可以在一切安定后把照片传到电脑里，然后照着你事先准备好的亲朋好友的电子邮箱单子，把照片挨个给他们发过去。分娩结束几小时后，你就可以向他们发电子邮件宣布好消息，把照片发到Facebook网站你的个人网页上，当然，你还可以用手机发照片。

要点回顾

如果你用摄像机全程、全方位拍摄下整个分娩过程，那么可以将此作为礼物留给你的儿子或女儿，他们将来也会派上用场。

089 接下来会发生什么：新生儿护理、控制围观群众以及睡觉

小贴士

宝宝出生后，与宝宝的肌肤接触是表达亲子关系的最好方式。

小故事

一个偶然的机会，由于我的一个研究项目，我开始近距离接触袋鼠，观察袋鼠对后代的护理。袋鼠护理后代的方式比较奇特，是基于母袋鼠与幼崽肌肤亲密接触这一特点的护理方式——胸膛与胸膛或肌肤与肌肤的接触，

> 宝宝出生后会需要亲人们的照顾——一下子会涌入很多人。医院房间实在太小，整个房间会密密麻麻站满看你们和宝宝的人。
>
> ——加利（2个儿子，分别8个月、3岁半）

这样能帮助恒定袋鼠宝宝的体温和心跳，让它更舒适、安全。只要袋鼠宝宝进入房间，我就会敞开我的T恤，把它抱在怀里。这是一种神奇的经历，也是一种不可思议的感觉。袋鼠宝宝看起来在我怀里很舒服。我们在医院的时候，有时护士会走进房间，看着我，然后惊讶地说："噢，照看袋鼠？！"我强烈建议使用这种护理方式。

——托德（儿子3个月）

* * *

从宝宝出生之日起，很多要做的事情马上就开始了。

如果你妻子采用的是自然分娩方式，你们刚出生的宝宝会被医护人员带到产房的另一个区域进行检查。你可以决定是否自己剪脐带，在宝宝刚刚出生还没被带到另一区域进行检查的时候，新妈妈可以要求抱一抱宝宝。如果你们是采用布雷德利法或拉梅兹法自然分娩的，就提倡新妈妈马上和宝宝接触。当然，这意味着宝宝出生后与父母的肌肤接触是一个可选项。母乳喂养是婴儿护理的另一项内容，不管你和你的妻子想做什么，一定要先跟你们的医生、助产士或医疗团队沟通。如果宝宝是剖腹产出生的，你要让医生指导你们怎么护理宝宝，对此医院与医院之间在说法上也会有很大的差别。

> 我在医院睡得很不舒服。最后一晚，护士把我们的女儿抱出了育婴室，送到了我们的房间——就是因为她总在哭。我们没法睡觉。在护士把我们的女儿抱出育婴室之后，我们透过窗户看见育婴室里空荡荡的，而那个护士正在玩电脑单人纸牌游戏。
>
> ——大卫（女儿6个月）

我们的女儿刚出生时，医生给我妻子看了看女儿，然后护士就把宝宝抱到产房另一角对她进行检查，给她做了阿普伽测试，清洗全身，给她脚上带上一个脚环，然后印小脚印。我们从没讨论过如何护理宝宝的问题，我们只会照别人的老办法。但是如果你有好的方法，你可以改变传统，毕竟这是你们在生自己的孩子。

以下是在宝宝出生之后要做的一些常规检查以及程序（来源：www.womenshealth.gov）具体细节问题可以咨询你们的护理医生；基于当地的法

规和医院的规定，这个程序会有所不同。如果这个程序里有让你不舒服的地方，可以跟你们的护理医生说一说。

等等……不要急着夹紧脐带

产后夹紧脐带的最佳时间（美国产科和妇科学院 2012 年 12 月声明）

产后夹紧脐带的最佳时间一直是业界讨论和争论的一个课题。尽管随机对足月婴儿和早产婴儿延迟打结脐带和立即打结脐带做了许多对照试验，但是关于最佳的打结时间还是不能确定。许多论述建议在将新生儿脐带夹紧至少保持30～60秒钟，而且将新生儿的位置放在低于胎盘的位置，会给新生儿带来一系列的好处，包括增加婴儿血液量、减少需要输血的概率、对于早产儿来说降低颅内出血的概率、对于足月婴儿来说还会降低贫血的频率。有证据表明如果可操作的话，对早产儿可以延迟夹紧脐带的时间。对于早产儿来说最为重要的一项好处是降低大约50%的心室内出血的可能。尽管如此，目前，证据还不足以充分证明延迟夹紧脐带的时间对于足月婴儿的好处，即使是在样本充足的情况下。

阿普伽检测

阿普伽检测是一个能让医生快速判定宝宝是健康，还是需要进一步医疗护理的测试方式。阿普伽测试通常要做两次：宝宝出生1分钟做第一次，5分钟后再做一次。医生和护士检查宝宝身体的5个项目有：

- 心率。
- 呼吸。
- 灵活性和肌紧张度。
- 反射。
- 皮肤颜色。

阿普伽测试分数是从0到10，得分为7分左右的宝宝被视为非常健康，不过稍低一点的分数也不一定意味着有问题。非常健康的宝宝在出生1分钟的时候，阿普伽分数通常不高。超过98%的案例说明这些宝宝在出生后7分钟的时候，阿普伽分数会达到7。如果阿普伽分数达不到7，宝宝就需要进行医疗护理和紧密监视。

眼睛护理

美国疾病控制和预防中心（CDC）推荐所有新生儿接受眼睛护理，即出生后滴眼药水或搽眼膏，以防止分娩时可能受到的感染。母亲的性传播疾病（包括淋病和沙眼衣原体）是引起新生儿眼睛感染的一项主要原因，这类感染如不及时治疗可能导致眼盲。

给新生儿使用的眼药主要有硝酸银、红霉素和四环素三类（红霉素是目前最常用的）。这类药可能会黏住宝宝的眼睑或使宝宝视线模糊，所以你可能会想就此问一问你们的护理医生一些细节问题。一些新父母会疑惑是否真的有使用眼药的必要。患性传播疾病风险较低的新妈妈们很多都不太想让她们的新生宝宝接受涂抹眼药，但是目前并没有证据证明涂眼药对宝宝有伤害。值得注意的是，即使怀孕时在性传播疾病方面检查为阴性的孕妇在分娩时也有感染的可能。另外，大多数带有淋病或沙眼衣原体的妇女不知道自己患上此类疾病，因为它们没有明显的症状。抗生素眼膏同样可以帮助预防可引起性传播疾病的细菌以外的其他细菌感染。所以，给宝宝涂抹眼药是很有必要的。

注射维他命 K

美国儿科医生学会推荐所有新生儿接受一针在大腿注射的维生素 K 制剂。通常新生儿体内的维生素 K 水平较低，维生素 K 有助于血液凝结，相反，如果缺少会引起一种罕见而严重的血液疾病，研究表明注射维生素 K，可以有效预防新生儿出血危险。新生儿在接受注射后可能会感觉疼痛，但事后不会有不适感。

新生儿新陈代谢筛查

医生或护士会扎宝宝的脚跟来提取微量血液样本，用以对多种疾病进行检测。美国 50 个州都要求至少对新生儿进行两种失调筛查，即苯丙酮尿以及先天性甲状腺机能减退。但是很多州是通过取血液样本检验 30 多种疾病，所有这些疾病不靠血液检查是检测不出的。而如果对这些疾病不加以及时治疗，它们就会引发智障，甚至死亡。美国优生优育基金会主张所有新生儿至少要做 29 种疾病检查，即使你们所在的州没有规定。

听力筛查

许多医院执行新生儿听力疾病筛查。用微型耳机或者麦克监督宝宝对声音做何反应。新生儿听力测试可以在早期发现宝宝是否存在听觉问题，这样可以有效降低宝宝日后严重的语言障碍。美国儿科医生学会推荐做普通的听力疾病筛查。这些检测是测脑电波，而不是以传统的感官衡量宝宝对声音的反应。

乙肝疫苗

目前大部分医院都建议给新生儿注射可以抵御乙肝病毒（HBV）的乙肝疫苗。注射乙肝疫苗是一个系列，分3针。第二针和第三针应该在宝宝18个月以内完成。

新妈妈和宝宝的护理

宝宝出生后，你要保证妻子和宝宝能够得到应有的照顾（我知道你也累了，需要放松放松，但是你还是需要多付出一点点）。如果你不想让你的宝宝接受什么特殊的检测，或执行医院的某种程序，就在分娩前告诉医疗团队，然后，在宝宝出生后守住宝宝。要想确保你渴望的护理方式得以实施，惟一例外的是发生紧急状况。提到妻子的康复，你不要急着离开她独自回家（请见提示80）。你要做她的支持者，前24~48小时呆在她身边，这样对她的心情很有益处。如果能换来她没有产后综合征，你的忠诚坚守就是值得的。

管理来访的人群

宝宝刚出生后，人们会想过来道贺，看看宝宝。你的妻子将会既高兴又疲惫——难挨的一天。于是，你又一次成为守门人。如果房间太小，她又要好好休息，你就要随时观察宝宝的情况，要随时与宝宝建立起亲密的家庭关系（"袋鼠式护理"很适用），而换尿布、喂奶、护理脐带、哄宝宝，以及抚慰宝宝等护士可以帮助你们做。

宝宝出生后，你可以群发电子邮件（根据你事先准备的名单）与亲朋好友分享你的喜讯。你可以言简意赅地说一下关于宝宝的事情，还有"孩子妈妈干得不错——很累，但是干得不错，接下来的几天内我会不断地报道最新情况"。如果每个人知道一切都很好，知道你妻子很累，他们就会帮忙尽可能降低打电话的次数。当有人打电话说要到医院拜访你们时,你最好告诉他等出院回家后再到你家里拜访,你们只在医院呆两天,而医院探访时间很有限。如果有人想帮你们的忙,就建议他们打消请你们吃午餐或晚餐的主意。如果你妻子想见访客,你要确保让访客们知道她其实很疲倦,只是她不告诉你们。还有一件事,当你们有客人拜访时,一定要让他们在进门前洗干净手,尤其是在他们想要抱宝宝的时候。护士每次都是洗干净手,所以其他人没理由不这样做。

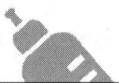

宝宝出生后,医生会做如下工作
- 给宝宝量体重、身长,以及头围。
- 给宝宝测量体温。
- 给宝宝检测呼吸和心率。
- 给宝宝洗个澡,清理脐带末端。

如果你担心宝宝会因为医院安全的原因意外离开你们,就问问医院有何相应的程序确保宝宝的安全。我们的宝宝出生所在的医院有一个手镯标识系统,如果宝宝被人带出妇产区,系统就会自己启动并报警。

宝宝晚上在哪里睡觉

> 我生完孩子住院期间,我丈夫每天晚上都没有跟我在一起,我住的是个公共病房,而且非常小。我只想睡觉。
> ——克里特(2个女儿,分别5个月、5岁)

在医院,你的新生宝宝在哪里睡觉是个问题。一般来说,你既可以选择让宝宝和母亲睡在一个房间,也可以让宝宝睡在育婴室。如果你们对宝宝采用母乳喂养,而他/她又睡在育婴室,那么会有一个护士在宝宝饿了的时候把他/她抱到母亲身边。如果是人工喂养,母亲就不用喂养宝宝。晚上,你可能想让宝宝和你们呆在房间里一起过夜,有温馨的一家人的感觉。不过,不用着急,以后你们回到家后会享受无数的全家团圆的夜晚,但是这也意味着你们夜里要照顾宝宝,恐怕很难享受甜美的睡眠了。请个夜间护工又是件奢侈的事,所以我们很快意识到育婴室才是更好的选择。不管你是怎么认为的，你要清楚自己是有选项可选的。我们知道即使选择让女儿呆在育婴室里睡觉，我们也是她最亲爱的老爸老妈。

晚上你睡在哪里

传统上认为父亲并不是分娩程序中必要的一部分，所以许多老式医院在建立之初，在格局上就没有考虑提供新爸爸为其妻子守夜留宿的地方。如果产妇是与其他人共享一间病房，新爸爸就更没有留宿的地方。如果医院规定你可以在病房里过夜，那么你就不得不睡在一张椅子上、长沙发上，或者简易帆布床上。所以你们在最初选择医院的时候就应该把这一项调查清楚。即使你在医院留宿且睡得很不舒服，也不要告诉你的妻子，我就犯过向她抱怨的错误。宝宝出生后，女人们都不想听到任何牢骚。

要点回顾

你不要逞能，让护士尽可能多帮忙。一旦你们回到自己家里，你整夜都会是英雄。

 离开医院：把所有你能装进车里的东西都带走

小贴士

在你打开医院的储物间门的时候，你可能才发现自己好像是在诺克斯军事基地里面。

小故事

我发现了医院的储物间。每个人都告诉我们应该整理整理家里的储物间，因为以后要不断往里面添东西。每天早上医院的工作人员都会往储物间里搬东西，之后我就要再次开始我的物资囤积行动。

第一次发现这个储物间的经历很奇妙，

> 你们要多弄些袋子，慢慢把所有的东西塞进车里！医生也这样告诉我！还有，拿些吃的！
> ——南希（女儿15个月）

有一天，我在医院里到处溜达时发现挨着厨房的一道没有任何标识的门，我看了看门，门敞开了一道缝，我顺手推开门……我简直就要惊叫出来了，"啊……全都是这些东西"。我就像在诺克斯军事基地里面，各类物资都有，任由我从货架上拿。我抓了一堆宝宝用的抽取式纸巾、纸尿裤、毛毯、防止新生儿肚脐擦伤的纯棉T恤、防水毯、配方奶粉——我能带走多少就拿了多少。第二天我再一次试着打开那个门，结果门被锁上了。但这是在我已经拿了够用两个星期的东西之后才关上的。

——大卫（女儿6个月）

* * *

因为有太多的东西要装，你必须多带一个行李袋。在你们要离开医院的时候，你会想把所有能拿走的东西都带回家，直到把车塞满。向护士们询问一下，看看哪些是医院提供的可以带走的东西（不要把护士也带走，那叫绑架）。即使你必须为这些你带走的东西付费，你们的保险公司也许会为这类账单买单，作为送给你的小礼物（也称为一个错误）。

> 我们终于要带上我们的儿子回家了。刚到家，我突然想起来我把吸奶器的连接管落在医院了，而她需要用吸奶器。我只能一个人开着车回去取。
>
> ——伊尔（儿子22个月，目前妻子怀孕28周）

带走医院供应的东西不要觉得不好意思，20,000美元的医院账单里包含了许多物品。

当你们离开医院的时候，你可能会想着把每一件东西都带回家。只要没有带走从墙上取下的东西或者那些电器类的东西都可以（千万别把护士也带走，那属于绑架的范畴）。有些东西就是要让你们带走的，而且即使需要另外收费，你的保险可能会帮你买单，作为一份特殊礼物送给你（可能在弄错的情况下买单了）。

他们其实希望你带走。医院里有很多外面难找到的东西，即使你能在外面买到这些东西，你也最好尽可能多带走医院提供给你们的这些东西。比如防止新生儿肚脐擦伤的纯棉T恤、毛毯、纸尿裤、婴儿臀部护理霜、篮子、卫生护垫、酒精垫、防水毯、纱网垫、冰袋、奶瓶（两盎司的奶瓶市面上难买到）、配方奶粉（新生儿适用以及更大婴儿适用），以及一切其他可以吸引你眼球的东西——这些都是你们应该带走的。我可不是在叫你偷东西，你尽管大大方方地拿走，要是他们拦你，你就说："哦，不好意思。"

关于你打包行李的另一条小建议就是"尽可能多主动向医院要"（而且事实上他们真的多给了我们一些）。在我们准备离开的时候，我们装了 3 大包值钱的东西。我们跟护士说想多要些，5 分钟后，护士走过来，又给了我们一些。记住，只要你们开口要，就能得到更多的东西，顶多就是遭到拒绝。

不要落下任何东西！在你们收拾行李要回家的时候，最好是按照你带在身上的一个物品清单检查一遍。如果你落了什么东西，那正好是你同时回医院取回医院应提供的东西的机会。顶多就是回家之后再开回医院一趟，这种情况就像你刚打劫完某个地方，然后又想办法再回去取落在那儿的东西一样。

还有一条提示：记住为了安全回家，为了在车上放好你们要带走的东西，你需要一个儿童安全车座——也是法律规定的。如果你在妻子怀孕 35 周的时候还没安装，那么现在赶紧装。通常来说，医院不会帮你安装。记住，一定要按照安装说明来安装，并且要到儿童座位安装站检查一下。总之，你不会等到妻子抱着新生的宝宝在大厅里等着上车的时候再研究怎么安装吧（关于儿童安全车座以及找儿童车座安装站方面的信息请见提示 64）。

保护家人的延伸阅读：

《保护天使：让儿童和青少年保持安全》（加文·德·贝克尔 著）（Protecting the Gift: Keeping Children and Teenagers Safe（and Parents Sane），本书将令你对保护孩子和家人方面获得耳目一新的改变。如果你不想阅读，也可以下载音频书。

要点回顾

尽你所能把所有你们能带走的东西带走。如果因为你车里实在没地方，就把这本书扔在医院，我能理解。稍后再买一本吧。

091 驾车回家：你第一次被方向盘控制

小贴士

这可能是你人生中最谨慎的、最梦幻的一次驾驶，也是在这次驾驶中，你的思想又有了些转变。

小故事

这次开车回家的经历不像是现实，我简直都成了神经质了。我一直在看别的司机，表现出让他们知道我是第一次开车带我的孩子回家的样子，好像在说："你们不知道我车上有个小孩吗？！"我会避免用力刹车伤到孩子，避免发生任何碰撞，我以十二分的小心开车。我和妻子都有些头晕，谨慎到了极限。我们好像是在念叨"小心开车，后座有个孩子"。我们不知道自己在做什么。儿子在车上，我开车都变得跟平常不一样了。我开得比平时更慢、更小心、更慎重。我永远都不会像出院那天把儿子放到车上第一次带他回家一样敏感。那次驾车实在是紧张，我的心都蹦到嗓子眼里，简直是一种超现实的感觉。

——鲍勃（儿子 17 个月）

* * *

这次驾车还是跟平时一样。让每个人都上车，插上钥匙，但是，当开动汽车的那一瞬间你开始意识到车上有个宝宝。于是，时光停滞，你认为周围的司机都应该给你让路。

你的脑子还是会发出精确的信号——与前面的车保持一定的安全距离，在红绿灯马上要由黄灯转换为红灯的时候停下，让着别的车，留出右车道，允许别的车并到你前面并超过你，而不是像平时那样提速超过后做个鬼脸。你会极为精确地随着道路标识或转向而调整车速，看到停车信号意味着你就会完全地停下来，加速和刹车变得更舒缓。你会遵从车速下限5公里/小时，任何其他超过你的，或驾驶过快的家伙，或者用奇怪的眼神看你的家伙都会让你生气——在你为了全家人的安全而全神贯注驾驶的时候，你想像别人对你家人构成威胁的神经会变得极为敏感，这是你未曾有过的感受。

第一次驾车带宝宝回家不像从前，这次驾车经历真正意味着：
- 你对自己的行为有所控制。
- 你的精力在方向盘上。
- 你肩负安全责任……你负责这个孩子的安全、生命以及幸福。
- 你踩下油门驾车离开医院的时刻，是你第一次意识到世界有多危险的时刻，是你第一次想保护你的孩子远离危险的时刻，也是你第一次感觉在危险面前自己的力量有多么弱小的时刻。驾车回家不仅是驾驶一辆交通工具这么简单，而是你第一次作为父亲，为自己的孩子开车的体验。

注：如果我曾是开车时招人讨厌的"其他家伙"，我就在此道歉，我不知道你刚带着孩子从医院出来。

要点回顾

欢迎体验第一次作为新爸爸载着宝宝回家的感觉，很神奇……

宝宝出生之后
AFTER THE BABY IS BORN

13

照顾新生儿

092 如何做新爸爸：你将得到最诚实的建议

小贴士

现在不是一个魔幻般神秘的体验了，不要因为没有那种感觉而心情糟糕，接下来几个月的场面也会蔚为壮观。

小故事

最酷的分娩时刻过去之后就该伺候她们母子了。伺候新生宝宝的头两个月我压力很大，也极其疲惫。我知道体验不到那种魔幻般的感觉是不正常的。一直以来，每个人都告诉我宝宝到来后如何如何的好，而在我儿子出生后，这个观念发生了巨大的转变——我震惊，我活得像头驴子。在头两三个月里我只有尽我所能做我该做的事。我感受到一种前所未有的责任感。朋友和同事们都告诉我要珍惜这段时间，在我每天只能睡两个小时觉，感觉完全精疲

> 很有趣，我发现我的妻子马上就进入状况，她非常爱我们刚出生的宝宝，但是对我来说，找到那种感觉却是花了一段时间的。
> ——丹（儿子8个月）

力竭之后，我真想扇说这话的人的耳光。我拽住一些人，告诉他们事实并不是那么美好。虽然情况会变得更好，这毋庸置疑，但我现在还不能强调这一点——你需要几个月的时间才能变得更自信、更能适应。然而一切都会变得更好，而且会以加速形式越变越好，我知道那是在你准备好要经历两三个月艰难历程时，希望最后听到的结局，我对此有着苦涩的感觉。允许自己感受到所有你需要感受的，一切都会过去的，而且生活会越变越好，会迎来美丽的人生。但对我来说，这需要时间，这与我爱孩子无关，这是我人生的一次里程碑式的转变，是一种新的生活方式，有一种前所未有的责任感。

——宙斯（儿子 18 个月）

* * *

成为爸爸对于每个人来说都是各自不同的体验。

你的感觉以及什么时候产生什么感觉都是因人而异的。提到新爸爸的经验，我们没有那么多传承下来的口述的经验或文字记载。我们只明白一点，那就是生活将会改变。在面临改变之前，当我们能轻松面对一切，并且准备应对改变的时候，那么我们就能够很好地缓解压力，而不是陷入泥淖之中。

> 至少买一本书，赶在分娩前面，找到一个经历过这一切、可以解答你的问题并能够跟你分享建议的领路者。
> ——丹（儿子 4 个月）
>
> 生活会如你所预料的样子发展。然而我并不指望自己能欣然而轻松地让过去的生活就这么过去，而没有别的想法。以生活的改变换得孩子的到来，我觉得很值。
> ——埃里克（儿子 9 个月）

作为 3 个孩子的爸爸，我可以告诉你，每次当爸爸的感受都各不相同。但我可以向你保证，最多的感受还是快乐和幸福。当你正在经历一些新的体验的时候，你要有足够的耐心，找到能够给你支持的人，积极进入爸爸的角色。读读本书，会帮你尽快进入角色，并且，态度本身也起到事半功倍的作用——万事开头难。

为了帮助应对即将发生的改变，我列出了各种可能，并且列出了应对的计划。这里仅仅是几条建议。主要思路是当你知道可能会发生什么的时候，你可以顺应你自己的个性来预测、面对、包容这些变化。

下面是一些你可以预料的改变

1. 变化：她对你的关注会减少

行动计划：计划一下你该如何融入她的世界。跟她谈谈，问问她，她想让你扮演什么角色。和她一起参加父母学习班。看一看哈维·卡普博士的《街区最快乐的宝宝》一书（详见提示93）。做一些可以融入到她的世界的事。对她表现得更积极，而不是独自玩游戏或做自己的事（详见提示96）。

2. 变化：刚做妈妈，她可能会不适应、不自信

行动计划：理解她的疲倦和荷尔蒙作用下的行为，理解她的不知所措、情绪波动、不理智、不自信的状态。鼓励她与你一起提前做个计划——她需要一个提供支持的团队。如果她没有朋友或家人，那么积极帮助她寻找到支持者。帮她联系其他的妈妈们，或联系专业的护理人员（见提示42）。

3. 变化：你可能会感受到经济压力

行动计划：在宝宝出生前评估一下你们的经济状况。计算出各种花费，并提前准备好。不要等到你们疲惫不堪、满负荷压力、不知所措的时候才考虑钱的问题，那时候战役就已经打响了。如果你需要一个指导师帮你们更好地理清你们的财政，那么可以做这方面的投资。一旦你们有了这么一个行动计划，在改变发生的时候，你们就可以全神贯注，一切尽在掌握之中。这意味着你们能减少不必要的支出和多余的工作（详见提示60）。

4. 变化：你的睡眠会被剥夺

行动计划：在你们回家之前构想出一个策略，这样可以帮助你和妻子获得更多的休息时间（详见提示97）。

5. 变化：你可能无法确定自己是否已经准备好了做个爸爸

行动计划：为人父的本能将会不期而至。究竟何时闸门打开是难以预料的，但是一定会来临。耐心点，给自己一些时间。和其他的朋友聊聊，并登陆Dad's Expecting Too 的Facebook 网页发表你的看法。

6. 变化：你的婚姻生活和性生活可能会改变

行动计划：如果你担心你和妻子的关系会改变，那么你可以就此问题和她聊一聊，并且你计划一下如何才能与她始终保持紧密关联。可找一些一直保持着令人钦佩和欣赏的夫妻关系的朋友或亲人聊一聊，还有，也可以考虑找个心理医生

咨询一下。

一旦医生提示她可以有正常的性生活了，你要明白，一个休息充分并且精神愉悦的女性是更容易想过性生活的。你可以计划一下如何帮她获得更多休息（详见提示101）。

7. 变化：你的妻子的身份将会改变

行动计划：这可能会发生，她停止工作了，她给自己、朋友及兴趣爱好的时间少了，这都是因为在她的生活中多了这个新生命。简单地说，她已经不是在有宝宝之前的那个人了。如果她感到自己的生活变得陌生、不知所措，那么你就要帮助她制订一个行动计划，使她找准方向。鼓励她多和一些经历过这种转变的朋友聊一聊，多听听她们讲述她们自己所经历过的挑战。在借鉴了别人是如何度过这个旅程之后，当你们面对这个旅程时，就有能力创造出新的捷径了。

8. 变化：你无法像以前那样跟朋友们出去消遣

行动计划：提醒自己这只是暂时的。只要你能忍过了前几个月，事情就一定会有所改变。说出来你可能会吃惊，但是一旦你有了宝宝，你可能就不想做那些你过去习惯做的事了。即使错过了一夜出去玩的机会，你也不会像你原本想像的那么失望了。

9. 变化：你会感受到难以承受的责任

> 之前并没有人告诉我这个过程这么富有乐趣。多数人都在描述其中的辛苦，很少的睡眠等，是的，这些都是事实，但是，其中也充满乐趣，我很享受亲子时光。
> ——麦克（儿子4个月）

行动计划：当某些事情让你感觉难以承受，最好去向经历过这种状况的人寻求帮助，听听他们的意见，请他们帮助你分析下一步棋。借鉴他们的经验，找出他们的得与失。如果你没有可谈的亲戚或朋友，那么找一个心理咨询师帮助你解决这个问题。所有的困难都会过去的，但是如果你的妻子不愿与你交流这个话题，而你的朋友也给不了什么意见，那么你需要求助于专家。

10. 变化：你会有压力

行动计划：可编制一个健康的宣泄压力的方式的清单以应对。做个健身计划，切实地将此列入你的日程。创造一套适当的方法，既能支持你的妻子，又能关爱你自己的健康。和你的妻子一起动脑筋，想出一个最佳的方法。

11. 变化：没有人一开始就清楚如何照顾宝宝

行动计划：仔细寻找并一起参加父母学习班，看一看哈维·卡普的《街区最快乐的宝宝》一书，与你们的朋友们聊一聊此话题。练习一下怎么给宝宝换尿布或纸尿裤。因为照顾宝宝并不是一件容易的事，所以最好在宝宝出生前就开始启动这个工程，然后在宝宝到来后你就可以从容地制订出一个计划，而不是在午夜时分独自苦思以后还会有糟糕的状况等着你（这就是我最初当爸的真实写照）。

变化：登录www.DadsExpectingToo.com，填写上面的表格。

行动计划：登录www.DadsExpectingToo.com，填写上面的表格。

要点回顾

我想让男人（和女人）明白，你们在www.DadsExpectingToo.Com 公开分享的小贴士、小故事对他人是多么有益。

093 回家后的第一夜：开夜车

小贴士

最初的两三天并不像你们开始想像的那么坏……

小故事

我们的女儿在医院刚出生时是和我们呆在一起的。她一哭护士就会马上过来帮我们。但我们一想到出院后就得不到护士的帮助了，难以言表的恐慌就油然而生。在我们离开医院开车回家的时候，我记得我妻子转过脸对我这样说："我不敢相信她们就这样把这个小家伙交给我们了。"回到家后，只有我们两个人，不再有护士的帮忙了，我们都觉得很无助，这时我们才知道原来自己这么需要帮助。第一天晚上，我俩都好可怜，每次喂过宝宝后，她就直接睡在我们的胳膊上，于是每当我们要把她放平，稍有动静她就醒了，并嚎啕大哭。一次又一次，一个晚上她这样一共重复了50次。我们都跟对方说不能再这样做了。不知道是不是只有我们遇上了这种状况，为什么一切原本都想像得那么美好，实际上却这么痛苦。后来，第二天和第三天晚上，我妈妈呆在了我们家帮忙（她可以呆更久一些，但是我们不想长期需要她），这两天情况好转一些。我妻子四处调查研究，慢慢了解了宝宝的需要，花了几个晚上找出了解决这个问题的对策，终于能让宝宝好好入睡了。后来一切情况都不错，我们甚至决定了要第二个女儿。

——泰德（2个女儿，分别11个月、3岁）

* * *

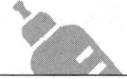

宝宝安全睡眠

如果你的宝宝还没到12个月，你完全可以通过以下3个方式来帮助降低婴儿猝死综合征以及勒死的风险。

1. 让宝宝平躺。平躺睡觉的宝宝患婴儿猝死综合征和勒死的概率更小。
2. 把婴儿小床上所有柔软的床品移走，宝宝睡在柔软的床品上有窒息的危险。一定要把多余的枕头、被子、衣服、羊毛毯等从小床上弄走。
3. 让宝宝睡在一张安全的小床上。一张安全的小床是你的宝宝睡觉的最佳场所。一定要确保你家的小床不缺螺丝钉之类的五金件，小床的头部和尾部不能有镂空缺口设计，需要有密封包装的床褥以及安全认证封条。

（来源：www.cpsc.gov/）

在我们的宝宝出生以后，医生没有给我一个指南。
- 我的孩子出生时也没有自带说明书。
- 好像我们刚开始就知道该怎么对待我们刚出生的宝宝。
- 因为我们实在不知道该做什么。

我妻子是因生孩子而感觉精疲力竭，我是因为在医院里睡不好觉而疲惫，而这个小人儿是因为被驱逐出子宫的艰辛过程而疲惫不堪，我们都有各自的问题。

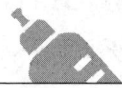

什么是婴儿猝死综合征

婴儿猝死综合征是婴儿在1~12个月的头号杀手，也是美国第三大婴儿死亡原因之一。尽管美国自 1990 年起，婴儿猝死综合征概率已经下降 50%，这种病症在非西班牙、葡萄牙裔美国人和印度或阿拉斯加裔美国人中少一些。死于婴儿猝死综合征的非洲裔美国宝宝要比其他宝宝多两倍。预防婴儿猝死综合征始终是维护公共健康的一项重要内容。

（来源：www.cdc.gov/SIDS/）

前三个夜晚我们是坐在床上互相搭着胳膊，共同把宝宝托在怀里度过的（不经意间成了"袋鼠式护理"）。在半睡状态下，我们把枕头放在我俩的胳膊肘下支撑手臂，然后用膝盖和另一个枕头作为附属的支撑物。这种造型保证了我们的女儿在我们睡着的时候的安全。后来，我们胆子大了些，把宝宝独自放在了侧门敞开并直接与我们的床紧挨的小床上，结果宝宝睡不着觉了，惟一能让她睡着的方式仍是躺在我们的胳膊上。我们知道这种方式不太正确，但是没有人告诉我们应该怎么样。3 天后，我们变得聪明了些——事实上是我妻子变聪明了，她翻阅了一本书后找到了对策。

哈维·卡普的《街区最快乐的宝宝》一书（现在也出了 DVD 版）简直就是宝宝们的救星。有一天凌晨 3 点，我和妻子在洗手间里挤在一起，她给我念了《街区最快乐的宝宝》其中很重要的一段内容。书中哈维·卡普博士提到将宝宝出生后的 3 个月作为怀孕的第四阶段，在这个阶段，宝宝休眠了的反射能力可以通过 5 种方法的刺激而被激发：（1）包裹（紧紧地包裹住宝宝），（2）侧躺或俯卧（醒着的时候，让宝宝左侧卧或者俯卧），（3）嘘声，（4）摇晃，（5）吮吸。

下面是我们采用的一些照顾女儿的方法。

1. 用襁褓包裹：我们用毛毯把女儿裹得紧紧的，这主要是防止她乱蹦或抓伤自己。我们擅长用被子包裹她，尽管那个包裹她的毛毯看起来不大，但实际上对宝宝来说很可怕，所以我很小心，也练就了一套包裹襁褓的技巧。

2. 侧躺或俯卧：我们的女儿有时会溢奶，所以我们就让她侧躺或俯卧（在她醒着的时候），帮她平静下来。

3. 嘘声：在她哭的时候。我会一遍遍地说"嘘"、"嘘"。想像一下一个讨厌的图书管理员在图书馆不停地发出"嘘"、"嘘"的声音，就是这样的嘘声。

4. 摇晃：这个动作可以让她平静下来（摇篮床可以，我们的手臂可以，任何可以摇晃的东西都可以）。

5. 吸吮：我们给她一个比从医院带回来的更好的安慰奶嘴，她吸吮之后就完全不一样了。

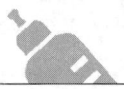

重要的书籍和视频资料

《街区最快乐的宝宝》一书可以用 iTunes 下载，在亚马逊上可以买到，同样也可以提供 DVD 版本（详见 www.thehappiestbaby.com）。可以下载到你的平板电脑上，带到医院。把它列入准备去医院分娩时需要打包物品的清单中。好的开始非常重要，第一个晚上一定要好好准备一下。

第二版增加的内容：千万不要使用睡眠定位器。在做此书更新版本的时候，我了解到 CPSC 和美国食品药品委员会都曾经警告过父母和婴儿照看者停止使用睡眠定位器。它会存在窒息的危险。

关于亲子同床以及海绵床垫的重要警示：

美国消费者产品安全协会不主张父母将新生儿放到父母床上，认为存在窒息的风险。美国儿科医生协会则鼓励父母与婴儿同睡一个房间，但不在一张床上。如果是海绵床垫，则风险更大（因为新生儿很难自己挪动身体）。

要点回顾

虽然宝宝来到这个世间没有自带说明书，但是你可以找到一些相关信息参考。问问你们的医生、朋友、亲戚等，听听他们的建议，看哪里能弄到，然后在你妻子快分娩时把它一同打包带到医院。在待产的时候看一看《街区最快乐的宝宝》的 DVD（之后看看母乳喂养节目）。相信这些都能给你提供帮助。

 你需要的帮助：比以前更爱你的岳母

小贴士

男人需要提醒自己：他的母亲不是妻子的亲妈，妻子与婆婆之间的关系永远不会像与自己的亲妈的关系一样好。

小故事

我知道我的婆婆看到孙子很兴奋,也很乐意照顾我坐月子,但是分娩的确让我元气大伤,我非常疲惫,我好想让我妈妈过来照顾我,而不是他的妈妈。我们知道在我们需要帮助时她随时能过来。如果我婆婆态度傲慢专横,我丈夫有责任出面干预(顺便提一下,我爱我婆婆——她真的是个很出色的奶奶)。

> 不要拒绝别人的帮助,就算别人想拿帮助换取抱抱你们的宝宝几分钟的机会也可以接受。
> ——杰夫(女儿9个月,儿子5岁半)

——米丝蒂(女儿2岁)

* * *

如果有人想给你们提供帮助,接受它。
如果有人想带给你们晚餐,接受它。
如果有人想出钱给你们找个月嫂作为礼物,接受它。
如果你妈妈或岳母想过来跟你们住一个星期,让她过来。
如果你的妻子感觉手忙脚乱、不知所措,可雇个帮手(如果经济条件允许)。
如果你的妻子情绪低落,可帮她寻求帮助(见提示49)。
任何支援,都要来者不拒,好好利用所有你能得到的帮助。

当然,你可能喜欢一家人在一起,不想他人介入,但是别担心,你们有一生的时间做一家人。虽然有时候会有来访的客人不受你们欢迎,有时候你会觉得接受他们到访是个很大的错误,但是现在,如果你们不允许别人过来帮忙才是更大的错误。即使是最招人厌恶的、你们最不喜欢的或最气人的家人也会对你们有所帮助。你只要知道这只是暂时的,对此设定出一些界线。总之,接

> 我岳母来帮忙伺候我们刚出生的女儿,在她要离开的时候,我很伤感,这种伤感是以前她离开时我从未感觉到的。
> ——泰德(2个女儿,分别11个月、3岁)

受所有送上门的帮助对你们是非常有益的!

生孩子和照顾新生宝宝是极其辛苦的事。不要逞能告诉所有人说你能应付。除非你是专门开婴儿日托的,对照顾宝宝驾轻就熟,否则你会发现婴儿一直需要人伺候和照看。我敢说你们熬过几周就会渴望有人帮助了,所以晚接受帮助还不如早点接受。

> 帮她阻挡没完了的探访者,只让那些要帮助你们而不是希望你们能逗他们开心的人进来。
> ——伊丽莎白(女儿7个月)

我以为我们能自己应付——而结果是我们虽然能勉强过下去,却把我妻子累坏了,她每天晚上要起来三次,每次要喂奶三四十分钟。她刚生完孩子还要照顾宝宝吃奶、睡觉、穿衣,以及给宝宝做护理。事实上,她需要尽可能多地帮助,这包括你、朋友、家人,或者花钱请来的专业人士。本章后面的内容将会讲解你可以帮妻子做的其他事情,所以你最好做一个"帮助计划",为她做些小事也会有很大的不同。

如果有人问:"我能帮上什么忙吗?"你就直接叫他们把晚餐送上来(这也意味着他们不会住你家)。在你和妻子都不想做饭的时候,有人给你们准备好热一下就能吃的或者现成的饭菜是件奢侈的事。如果有人打算出钱给你们做件特别的事情,那么你就叫他给请个夜间婴儿护理小时工,这个主意最棒了,因为婴儿护理工夜里会把宝宝抱给你妻子喂奶(如果是母乳喂养方式),这样你和妻子都不必下床了。至于打扫卫生,请家政人员几周上门打扫一次是值得的——这也是你可以列入你们的预算里的项目。

警告:女人在产后仍会受荷尔蒙影响!事实上,女性在产后荷尔蒙水平会更高,其影响也会更强烈。结果,新妈妈们在身体上和精神上的变化会因荷尔蒙作用而变本加厉,这意味着你的妻子说的话或做的事更会惹你厌烦甚至恼怒。你也一样。在你非常疲惫或者茫然的时候,她的这个样子更是对你心理上的一种考验。尽管她的荷尔蒙会下降,但在此之前,即使她说煤球是白色的,你也要跟着附和。你要理解她还要受荷尔蒙控制一阵子,并且帮助她度过这段时间。不论何时,一旦你感觉她可能患上产后忧郁症(PPD),一定要让她的医生知道,并坚持让她接受帮助(见提示49)。

要点回顾

如果有人问你们:"我能帮上什么吗?"一定要学着回答:"好,好,好!"

095 母乳喂养和人工喂养:不管哪种方式都要支持她

小贴士

如果妻子采用母乳喂养方式,那么她的担子是哺育你们的孩子——没有别人能代替,在你疲惫不堪的时候,她的担子会更重。

小故事

> 他帮助我很好地做到了母乳喂养,因为我的丈夫从没给过我消极的评价。在宝宝吵闹的时候,他立刻把宝宝抱下了楼,这样我可以消停一会儿,然后他再抱宝宝上来喂奶。食物准备好的时候,宝宝似乎永远吃个没完,所以在我给宝宝喂奶的时候,他也常常一边给我喂吃的。
>
> 喂宝宝的时候我也很渴,但是腾不出手来喝水,多亏有我丈夫的照顾,我发现他真的很会端水杯,我喝水的时候不会洒到身上。还有,我们的家人也主动帮我们承担了前3个星期的家务活。男人可不能低估做这些小事的价值,没有我丈夫的帮助我真的不会那么顺利,即使这些事情看起来是那么简单,那么微不足道。
>
> ——伊丽莎白(女儿7个月)

> 之前没有人告诉我宝宝吃奶的时候我会疼,在刚开始哺乳的第一周简直是非常艰辛。无论是从身体上还是精神上都是极大的考验。
>
> ——麦吉(儿子3个月)

***

喂养宝宝的方式可以是配方奶粉喂养,也可以是母乳喂养,再或者是两种方式搭配。

我妻子给每个宝宝喂母乳到10个月左右。她从来没有质疑过什么,那时候我了解到母乳喂养是频繁且需要全身心投入的,我看到妻子哺乳就会觉得她很辛

> 我的妻子给双胞胎宝宝哺乳到18个月！有时候直接哺乳，有时候她就需要挤出来。她就像农场的奶牛，感觉她整天都离不开挤奶器。
>
> ——道格（女儿3岁，儿子3岁）

> 母乳喂养适合于一部分女人，但并不适合全部。最重要的是有个快乐的妻子，有足够的睡眠。
>
> ——凯西（2个儿子，分别4个月、3岁半）

苦。每过2～3个小时就要喂一次，她经常会在胀疼之后就醒来，然后就赶紧把奶水挤出来（她的乳房也很辛苦，因为挤奶并不是轻柔的动作）。还经常会出各种状况（通乳管堵塞、乳头发炎、乳房肿胀）。鉴于这点，我决定给出我的建议。

如果你的妻子是用母乳喂养的，可以让她找一位哺乳师，哺乳师会帮助她如何正确哺乳，并且协助解决中间可能出现的各种情况。我的妻子也非常推荐哺乳师。哺育宝宝可能是新手妈妈面临的最为艰难的事情。她的奶水充足吗？要是溢奶怎么办？乳头皲裂是什么原因导致的？她需要有人指导她去更好地喂养宝宝，同时也能照顾自己。

我就是喝配方奶粉长大的，而且胎儿时期在充满烟草味的羊水中成长（我的妈妈在怀孕的时候吸烟，那时候还没有这么多警示标牌），我自己就是一个以身试法的例子。所以我不会强迫我妻子一定要采用哪种方式。我喜欢母乳喂养，是因为那样可以省很多钱（配方奶粉很贵的）。在情感上、身体上接受和一个哺乳的女人一起生活，我觉得没什么大不了的。当然如果采用母乳喂养方式，她的世界就会围绕着她的乳房和给宝宝喂奶的时间表转了。

充满乳汁的乳房

男人可以买到奶，但是没有办法产奶。

充满乳汁的乳房很不同寻常。不仅会变大，而且还很智能。难以置信，乳房的产乳量会随着宝宝的吸吮量而自动调整。如果我女儿有一会儿没吃奶，我妻子的乳房会增大到一个让人吃惊的尺寸——想像一下美国乡村脱衣舞俱乐部里小姐的最大号假胸（我不是侮辱我妻子，也不是要侮辱脱衣舞俱乐部）。当我妻子看到一张我女儿的照片，或者听到她的哭声，她的奶水就会"下来"。"下来"的意思等同于堤坝开闸——准备要涌流了，"下来"也意味着奶水会溢出、喷流或者喷射。

她的乳房真的相当不可思议。因为我妻子要去工作，所以她每天会提前挤出很多奶。她要保证出去工作的时候，我们的女儿有足够的奶吃，同时每次挤奶还要考虑跟上当时的产乳量。我们总调侃她的"产奶量"，她就好像是一个奶牛场场主，然后把奶用瓶子装好放到冰箱里冷藏（一条无关紧要的提示：如果冰箱突然坏了，她就会损失大约45盎司的乳水，她一定会因融化了的奶水可惜了而嚎啕大哭）。

对她来说，想在前几个月的夜里睡个好觉是非常困难的。哺乳我们每个宝宝的时候，她都是平均每次要喂半个小时，然后给宝宝换纸尿裤，哄哄宝宝。在她起床、喂宝宝，以及哄宝宝入睡的时候，她都是很疲倦的状态。事实上所有要夜里起来喂宝宝的妈妈都很累——不仅是母乳喂养的妈妈。男人在这个时候能帮上的最大忙就是半夜里把宝宝抱到她身边，然后再把宝宝抱回去。当然，如果男人能替她喂宝宝，那就更好了。

> 哺乳不易。确实需要父母或丈夫的支持。作为一位爸爸，我时常感到无助。在妻子哺乳的间歇，我学着换尿不湿，学着抱宝宝、轻轻地摇晃宝宝，我想尽量帮助妻子获得更多的放松和休息。这样也有助于建立我跟女儿之间的纽带，而且我妻子也非常感激那些休息时间。
>
> ——布莱恩（女儿12个月）

对她的乳房有益的一些方法

找个专家帮忙：她可能不知道分泌乳汁的乳房是怎样工作的。建议她去医院之前，先了解几位乳汁分泌方面的医生。还有，在宝宝出生前，了解一下你们分娩的医院里有没有关于乳汁分泌方面的医生。如果她有问题，让她可以在场咨询医生，有时候，咨询的费用也可能包含在保险范围内（问问你们的儿科医生或护理医生）。

尊重她的选择：如果她不想采取母乳喂养，不要强迫她必须这样。关于母乳喂养，有一点要切记，就是如果她不愿意就不要勉强她（那是她的乳房）。

并不是所有新妈妈的奶水都够：直到生完宝宝，她才能知道自己有没有奶水。即使她有奶水，也不一定够。不要在有没有足够奶水问题上给她压力，给她压力只会让她感觉自己让你失望了，事实上，碰上这种情况她本身也不好受。

把宝宝抱给她：夜里主动起床帮她把宝宝抱过来。如果白天你上班，她也上班，协调一下，想想你怎么做能帮上她。

给她端水：她需要喝水，需要吃东西。她喂奶的时候使用带把的水杯，帮她喂水喝。

买挤奶器：如果她需要挤奶，给她买一个质量好的挤奶器，有手动挤奶器，但是我想你可能会在挤到一盎司或两盎司后就会抽筋。电动的挤奶器更高效。如果她采取挤奶方式，那么你也可以享受喂宝宝的乐趣了。给你出个礼物点子：在母亲节的时候用莱茵石（一种假钻石）装点她的挤奶器。

尝试奶水：类似甜水。虽然我从没主动喝过一杯她的奶水，或者舔过，但是我确实尝过。我妻子沾了一滴放进我嘴里，我尝过之后，就像脑子里已经输入的一个程序，在告诉我这种奶不适合我们。

哺乳期巨大的乳房：分泌乳汁的乳房是非常巨大的，但是最好不要去摸。如果你们在一起时，你可以考虑戴一个眼罩，她可以考虑用衬垫做防护。乳房会喷、会渗、会在你意想不到的时候喷射乳汁。

配方奶粉喂养

有的妈妈不想采取母乳喂养，或者奶水不足无法以母乳喂养。如果你的宝宝是吃配方奶粉，或者你的妻子是挤出乳汁来喂宝宝，那么你都可以幸运地享受喂宝宝的乐趣。喂宝宝是个需要格外小心的事（事实上对宝宝做什么事都需要小心谨慎）。

我非常幸运，因为我跟一位喂养方面的专家同住。这个喂养专家并不在喂养自己方面有专长（不要拿"喂养"这个话题开玩笑，因为她正在孕期）；我的妻子是婴儿哺乳喂食方面的专家。她经常到康复医院工作，或做各种私人陪护，并且在新生儿重症监护病房帮助婴儿和儿童学习吃饭。跟一位专家一起生活是非常有好处的，当喂养我们自己的女儿的时候，她很轻松就能选对合适的奶瓶。而且我的妻子会教我怎么抱宝宝，怎么握着奶瓶，以及用什么样的奶嘴可以有什么样的流量。因为有关流量、奶嘴以及奶瓶的问题还是比较难以掌握的。并没有人强迫你一定要了解这些，但是，当你的妻子因为这些问题感到沮丧的时候，至少你还知道该怎么处理。不管是母乳喂养还是奶粉喂养，喂养本身就是一个产生压力的来源。如果你有各种问题，可以找儿科医生或专家咨询。另外，网上专门有一些有关新妈妈话题的社区网站，这些网站里有一些很火的论坛。

如果你的妻子采用母乳喂养，而你很想帮她喂宝宝，那么你可以问问她能不能把奶水挤出来让你帮她喂宝宝。如果她不喜欢这种方式，那么你就做一些把宝宝抱过来放回去的工作就好了。如果采用配方奶粉喂养，你最好提早树立起信心，比如在医院有护理人员的时候就练习喂奶的方法。即使你的方法可能跟护士的不一样，但仍然是个正确的方式。

喂宝宝的5大忌讳：
- 在宝宝不愿意吃奶的时候，把奶瓶硬塞进宝宝的嘴里。
- 在宝宝的嘴里摇晃奶瓶让宝宝吸吮。
- 当宝宝已经示意吃饱了的时候还尝试继续让宝宝喝。
- 忽视这些喂奶中重复出现的信号：不断咳嗽、窒息、吐奶、配方奶从宝宝的鼻子里流出。
- 总认为自己喂宝宝的方法不对——你可以形成自己的风格，自己做得和别人不一样并不意味着你做错了。

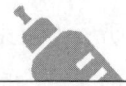

为什么要母乳喂养

1. 母乳中含有宝宝需要的适量的脂肪、糖、水分、蛋白质等营养物质，这些营养物质都是宝宝成长和发育的必需物质。大多数宝宝吃母乳都比配方奶粉更容易消化。母乳中含有婴儿必需的抗体，有助于宝宝防止细菌和病毒的侵入，可对抗感染和疾病，母乳本身就是无菌的。
2. 母乳喂养可以省钱、省时间。你不需要购买，不需要每次称量。不需要自己调配，半夜里也不需要热奶瓶。
3. 母乳喂养可以增进母子的亲密关系。身体上的接触对婴儿来说很重要，可以让婴儿感觉安全、温暖和舒服。母乳喂养可以有效地消耗多余热量，使新妈妈轻松地减掉怀孕期间积累的脂肪。同时，还有助于加速子宫恢复，减轻产后出血症状。母乳喂养也可降低女性患乳腺癌、卵巢癌的风险。
4. 美国公共卫生署署长呼吁在婴儿出生头6个月里最好完全采用母乳喂养，不要采用配方奶粉喂养。母乳喂养到 12 个月更好，或者让婴儿能吃多久就吃多久。在婴儿满 6 个月后可同时适量加以辅食。

（信息来源：www.4women.gov）

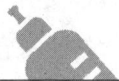

哺乳方面的图书

Child of Mine: Feeding with Love and Good Sense，作者是 Ellyn Satter

（《我的宝宝：带着爱和美好的心念喂养》作者是艾琳·萨特）

喂养方面的建议

如果你们喂养宝宝非常困难，那么，马上去咨询专家，不要耽误。因为许多新生婴儿存在一些潜在的问题会影响到哺乳。

哺乳方面的书籍

鼓励她阅读由哺乳顾问、医生或观念类似的朋友推荐的书。许多关于孕产、育儿的问题可以激发女性强烈的情感变化，哺乳问题就是其中一项。

选好奶瓶（避免双酚 A）

当挑选奶瓶的时候，确保查看一下奶瓶底部的代码，确保是不含 BPA 成分的。塑料容器也会在底部标有循环利用的代码。一般情况下，标有 1,2,3,4,5 和 6 代码的基本上是不含 BPA 的。标有循坏利用代码 7 的一些塑料制品可能是含有 BPA，但也不全是。在 2009 年 1 月，美国六大婴儿奶瓶和喂养杯具生产商向 FDA 确保他们为美国市场生产的产品均不含 BPA。这些生产商占领了 90% 以上的美国市场。这些生厂商生产的品牌包含：Avent、Doctor Brown's Natural Flow、Evenflow、First Essentials、Gerber、Munchkin、Nuk 和 Playtex。

要点回顾

如果你为了表示对妻子的支持，而在她面前拿挤奶器在自己身上试，那么你必须在她下次使用之前把它彻底清洗干净。

096 每周轮换一次：当小丑或者帮忙

小贴士

如果她本周在家，而你本周工作，那么你也要在周末至少照顾宝宝一天。这样可以给你妻子时间，让她照顾一下自己，让她能找到一些平衡——她需要这个。

小故事

男人很难理解照顾一个婴儿会如此累人，有做不完的事情。我丈夫下班回到家后，没呆一会儿就会说他要去剪头、美容或者健身。男人上了车可以想上哪儿就上哪儿。工作归工作，但是在他们不工作的时候，能跟妻子换换班该多好呀。我丈夫不知道我有多难，直到我主动跟他说出来，在他意识到我需要帮助之后，他才开始每到星期天就负责照顾我们的儿子一天，他会提前告诉我他那天会在家，周末怎么过。有几个晚上，我要出去忙工作。他知道，我的一些朋友告诉我能让男人明白照顾宝宝辛苦的惟一方式是，把他跟宝宝单独留下来过一个星期。有时候，经历了辛苦而漫长的整个白天之后，到了晚上我就不想为宝宝做任何事情了。我真想说："你来喂他，你来给他弄晚饭，你来给他讲故事。"——我只是什么也不想做了，不是说我不爱宝宝。

——塔米（儿子18个月，正怀着第2个宝宝）

***

护理宝宝的小时工是收取费用的临时照顾宝宝的专业人员，一般是在宝宝的父母临时有事出门的时候来家里工作。因此，新爸爸不是婴儿护理工。独自把新生宝宝留给他会让他发疯的，男人很难知道一个婴儿会有怎样的状况。百闻不如一试，亲自看护宝宝一天吧。

真正看护宝宝会让你明白带宝宝是怎样的一个历程。喂宝宝、给宝宝换纸尿裤、哄着宝宝入

> 那时候，我的身上沾满了各种液体的痕迹——大小便、口水以及腹泻的粑粑。这是每一个奶爸都必然会经历的光辉历程。
>
> ——伊利奥特（2个孩子的父亲）

睡、和宝宝玩耍，照看宝宝一整天实际是很繁重的工作——体力上和精神上都是。如果你的宝宝很爱尖叫、哭闹，那更让你受不了。这些是我某天下午领悟到的——感谢艾尔莫，我的女儿整整哭了45分钟，是我妻子帮助我摆平她的！

你看护宝宝，也就会给你的妻子一些时间，让她在新的生活中找到平衡。照顾婴儿是很累人的事。就像一个新爸爸说："根本不是24小时、7天，而是10080分钟（1周的时间以分钟计算是10080分钟）。"如果她采用母乳喂养，那么她跟宝宝相处的时间就更长。你妻子的快乐是全家幸福的关键，也是你幸福的重要因素，如果你想让她快乐，那么她要找到一些平衡。她需要时间工作，需要时间做头发、修指甲，需要时间小睡一会儿，需要不带着宝宝和朋友们逛街、聊天，需要一点时间释放、调整，重新恢复活力。只要给她一点时间，你就会收获很多。

> 给我儿子换纸尿裤的时候我从没有过顾虑，而给我女儿换时我总担心弄伤她，你不会理解这种感觉——真是有点如履薄冰的感觉。
> ——马克（儿子2岁半，女儿10个月）

你自己看护宝宝也就意味着你可以有自己的原则，你可以用自己的方式去养育宝宝，而不用完全按照你妻子的方式去做，你可能会做得更好。

你看护宝宝会让你更有自信。如果面对糟糕状况的时候你越来越从容，将来的人生中遇到的各种问题将都不在话下。比如说，当你的女儿17岁，带回家一个小伙子的时候，你该怎么办？

看护宝宝能够帮你处理各种脏乱问题。如果你足够幸运，你可能会经历各种状况，在宝宝啼哭、吐口水、吐奶、小便、大便或拉肚子弄脏你一身的时候全部自己处理一遍——是的，我就曾经用手抓过我女儿的呕吐物。我徒手将它们扔进了下水道（我很自豪的时刻）。

要点回顾

我们被尿湿衣服，被吐一身，被拉了一身屎，这简直是当爸的必经之路。

097 睡与醒：在睡觉之前想出个睡眠策略

小贴士

男人应该意识到，新妈妈需要时间康复，否则她的身体会需要更久才能复原。

小故事

我们的第一个女儿患腹绞痛，会一连哭上几个小时，简直让我们无法忍受。她的啼哭似乎停不下来，从出生到现在一直让人头疼。我们花了很久才找出一个让她停止啼哭的解决办法，就是抱着她走出家门，直到晚上她睡着了才把她抱回家，然后，我在前半夜睡觉，我丈夫看着宝宝，到了后半夜我来接他的班，换他去睡觉。我们摸索出了这样的规律，这样至少我们分别能连续睡 5 个小时。我们后来生的一对双胞胎女孩可不像她们的姐姐，她们简直就是天使，因为她们不会让我们这么紧张。

> 我丈夫在照顾这 3 个宝贝儿上给我的帮助很大，他让一切都变得井井有条。
> ——乔恩（3 个女儿，分别 1 个 4 岁、2 个 2 岁）

* * *

让我们从以下基本常识开始：
- 新生儿一天大约睡眠 16 个小时。
- 睡眠时间每次持续约 2~4 小时。
- 吃奶时间为 30 到 45 分钟。

夜里在你本应不受干扰的 8 小时睡眠时间，宝宝大概睡 5~6 小时（因为扣除 3 次喂奶时间，吃完奶后哄宝宝睡觉的时间）。

新生宝宝的睡眠会打乱你的时间表。婴儿睡觉的时间比大学生放寒假回家睡觉的时间要长。婴儿大概会醒 60 多分钟，然后接着睡，这听起来有点可笑。

我们很早就发现了宝宝干扰我们正常休息的问题，而它也引发了很多别的问题。宝宝每清醒 60 分钟就意味着我们没有多少时间外出或做事。一些新妈妈不介意宝宝睡在车座上，其他的新妈妈则想让宝宝睡在家里的小床上（这取决于你们接受了哪种睡眠方法训练）。我妻子是百分之百正确的，但我从没花过时间读一下关于婴儿睡眠训练的书。相反，我抵制所谓的方法。结果，在我妻子坚持要把我们的女儿放到床上睡觉的时候，我把她当成了坏人，现在想想，我对这事还觉得愧疚。

睡觉这个事是个难题，要么自己想办法，要么积极与妻子一起寻找对策，要么尊重她自己处理此事的方式。因此，当宝宝的祖父母想让宝宝晚点睡的时候，与其等她生气，不如赶快跟祖父母们解释说疼爱孙子（或孙女）就应该让宝宝夜里睡好觉，不至于影响第二天的精神状态。

在宝宝的睡眠问题上你应该多加关心，你能睡得很久，但是婴儿的睡眠却难以预料。一个患腹绞痛的宝宝，或者过度吐奶的宝宝会哭上几个小时（醒着的时候）。你不知道自己会有什么样的宝宝，直到你见到他/她，但是在宝宝出生之前你是完全可以有准备的。

我和上百个爸爸们聊过，问他们回到家后有没有什么睡眠策略，他们说他们很幸运能想起婴儿安全车座。我们大多数人都不会提前想出什么睡眠计划——主要是因为没有人能告诉我们该怎么做。

别人告诉我们的只是宝宝出生后，我们会有多累，他们却不会告诉我们该怎样防止疲惫。当然你的睡眠虽然不会有宝宝到来之前那么多，但是如果你能做些计划，你完全可以比那些对此发牢骚的父母有更多的睡眠。如果你们没有计划，你们的睡眠就会被剥夺得更多。

前几个月要想睡好觉是很困难的（会慢慢变好），但觉是肯定能睡的。有一个方法可以让它实现，或者说假如它能实现，除非知道自己的宝宝是不是个睡眠正常的宝宝，否则你很难知道自己能不能睡好觉。在你离开医院之前，想出个睡眠策略。跟亲朋好友，或是你们的医生、助产士聊聊。

> 最大的挑战就是睡眠——我们的和宝宝的。我想得太天真了，我真的以为宝宝一晚上只会醒一次，因为在我怀孕的时候我每晚只醒一次。
> ——麦吉（女儿11个月）

以下是对你可能找到一些睡眠时间有所帮助的策略

● 宝宝出生后的前两周内尽可能早点下班，帮助妻子早日康复，以便她早日恢复体力。

- 需要弄清宝宝的习性，以便在前一两周能适应，并帮助你的妻子。
- 周一到周五的晚上，让家里上班的人睡觉，让在家照看宝宝的人喂奶。如果上班的一方能够在晚上帮上忙，那就更好了。
- 周末的时候，让平时上班的人晚上喂奶。如果因为你的妻子要哺乳而不可能你来喂奶，那么你可以在晚上帮她把宝宝抱到身边（这样可以让她多睡一会儿），这样她能在周末多一些时间睡觉。
- 照顾宝宝的人在时间上最好跟宝宝同步，在宝宝睡觉的时候他们也睡觉（此时不要上网购物，赶紧睡觉）。
- 轮班睡觉，或者分开房间睡觉。没有必要让两个人都精疲力竭。到了周末，该轮到她睡觉了（就当这是在给新妈妈放假）。
- 你们中的一个休完假回去工作后，如果睡眠是个大问题，可以考虑一周请一次夜间月嫂，请上几个星期。如果孩子的爷爷奶奶、姥姥姥爷都能过来帮忙，可以请他们中的一对在第一周过来帮忙，然后请另一对在第二周过来帮忙，互相轮换。直到你们自己能解决的时候再请他们回去。
- 找一些关于婴儿睡眠的书读读。襁褓包裹宝宝、抱着宝宝，以及"袋鼠式护理"是可以帮上忙的几个方法。可从朋友、亲人和专家那里搜集一些技巧和点子，这样在需要的时候就提前准备好了。
- 阅读在提示93中所说的一些睡觉技巧，以及《街区最快乐的宝宝》一书——那本书给我们的生活帮了不少的忙。
- 和你们的儿科医生或家庭医生谈谈。有些时候，睡不着觉的宝宝可能有其他问题。医生们也许能够给你一些建议，可以让这个过渡阶段轻松些。

> 我太缺觉了，困得我甚至在给车加完油，管嘴还留在油箱里就糊里糊涂的开车走了。
>
> ——加利（2个儿子，分别3岁、6个月）

> 由于工作的原因，我对无法正常睡觉一事已经习以为常。对我俩来说都是各得其所，她可以在早晨休息一下，而我可以跟孩子们一起起床。
>
> ——克雷格（2个儿子，分别7个月、2岁半）

要点回顾

想睡眠计划不要想得太久。

098 在家工作：在宝宝睡觉的时间开电话会议

小贴士

虽然根据计划你可能不出去工作，但是你们可能要花些时间来解决这个问题。

小故事

> 我妻子买了些生活用品回到家，我帮忙把她买的东西放好，然后过去跟儿子玩。当我意识到的时候，我已经离开手里的工作3个小时了。
>
> ——马特（2个儿子，分别1个月、2岁半）

我妻子全日制工作，我在家工作半年。这个计划是为了我妻子能在周五工作结束后照顾宝宝而制订的。我们期望我也能在完成工作后帮助她照看宝宝，结果是我什么也做不了。既要工作，又要喂宝宝、跟宝宝玩耍，这是不可能的。星期五，我在家工作，我妻子又出去工作了。在儿子睡觉的时间我安排了一个电话会议，结果那天早上他因为饿了提前醒了，哇哇大哭，而我又要接个电话。惟一能让他安静的方法就是我一边开电话会议一边喂宝宝。我注视着他，祈求他不要哭。我肯定听电话的人能听到我喂宝宝吃奶的声音，但是除此之外我没有别的办法。这次小插曲之后，我郑重地告诉我妻子我不能在工作的时间照看宝宝。她也没有办法，只能照做。我们后来做了些调整。现在，每到周五，宝宝吃完早餐玩耍一会儿之后，我就把他送到他姥姥家。当然，我们都花了一些时间适应。

——埃罗（儿子22个月，目前妻子怀孕28周）

* * *

如果你不是全职奶爸，那就还是要出去工作。对我来说，工作就是意味着到楼上我的办公室里。除非你开了一家日间照料机构，否则很难做到在家一边带孩子一边工作。我曾经试过,但是发现,只要在家里,就有数不尽的事情要做。而且,宝宝实在是太可爱了,你无法抗拒为她做事情。每时每刻都会有什么事情发生,她的一颦一笑,一举一动都牵动着你的心。而且,我的妻子也会给我安排一些事情做。当我的第二个孩子出生的时候,我就被迫离开家出去工作了,其实那是最好的解决办法了。所以,我从未体会到在家工作的艰辛。作为一位过来人,以下给出几点在家工作的建议。

设定界限

你可能总想休息一下,和刚出生的宝宝玩,给宝宝换纸尿裤,哄宝宝让他停止啼哭,给宝宝准备奶瓶,拿给他一个新玩具,像个白痴一样在宝宝面前蹦来蹦去。这时电话突然响了,你这才想起来现在应该去工作。当你回到工作岗位上的时候,你可能发现一天已经过去了,该下班了。

下一个问题是你的妻子会让你分心(即使她不是故意的)。围着她转意思是你总在她身边,随时待命,随时保持联系,当发生一件有意思的事时,她必须很容易能找到你,与你分享,或者是当她需要更多纸尿裤,或者需要你拿衣服,弄奶瓶,或者发生紧急状况,需要你帮忙的时候你能随时待命。和一个生病的宝宝一起呆在家里……噢,忘了吧——不被宝宝吐一身或者不被宝宝的大便弄脏衣服是不可能的。总之,设定界限对你来说是个挑战。

商量工作安排和约会事宜

可以在每周日的晚上就对下一周做一个统筹安排。你们双方商讨一下希望对方做什么不做什么。如果你的妻子正在休产假,她可能希望能有时间处理一下私人事务,例如剪头发或跟朋友共进午餐。或者预约了某项服务或邮寄物品。或者想去健身房几个小时。这就意味着,到时候你要在家里陪宝宝(而不能工作)。在她要做这些之前,你最好跟她商量一下这个问题,制订出一个方案,否则哪天当她要赴个医生之约时,你会发现你在哄宝宝睡觉的时候,正好安排了要开个电话会议。

走出家门

要习惯于走出家门去工作。可以安排一些时间段离开家出去工作。到一个接通无线上网的咖啡店或餐厅上网。这些日子你可以几乎到哪都要带着你的电脑。

计划好你的白天

一起吃早餐，一起吃午餐，并安排一个独处的时间。这可能因人而异，但是如果你的妻子知道你的时间表，她就会在白天需要你做什么事之前，先查看一下你的时间安排，这样在发生冲突的时候就不会打扰你，或者知道稍后再做。所以你的时间表既是给自己看的，也是给这些和你分享房子和空间的人看的。

用手机接打业务电话

如果你向大家保守了你在家工作的秘密，那么当你在和一个客户通电话的时候，宝宝突然嚎啕大哭，家里的狗也在叫个不停，那么这对你赢得这笔生意没什么好处——除非你是在狗舍或者托儿所工作。所以一定要将手机作为你在喧闹时间洽谈业务的首选通讯工具，或者把家里电话转移到你的手机里。这种方法可以让你在某人或某些东西非常吵闹的时候离开房间接打电话。

租个办公室

我知道你不想在为宝宝付出高额开销的同时再花钱租个办公室，但是有时候在家里办公影响收益的损失会高出租用办公室所花费的开销，于是搬出去办公就变成了提高效益的一种投资。让脑子转过弯来，你就有可能虽然增加费用，但最终你将得到更多的收益。

要点回顾

如果你在家办公，就可以和你的家庭新成员一起吃早餐、午餐和晚餐，并且也能付得起一日三餐的费用。

099 居家爸爸：亦称"全能爸爸"

小贴士

作为一个居家爸爸，你的妻子和朋友们会嫉妒你的。

小故事

我决定当一个居家爸爸,是因为我妻子很能干,她要比我能干好多倍,她经常要出差,而我讨厌我的工作,我一直就盼着他们炒我的鱿鱼(获得失业),终于,在我们第二个宝宝出生前一个月我就如愿以偿失业了。我的工作变成了照顾孩子们、房子和狗。我没有业务,没有需要订购商品的客户。我和我的大儿子可以一起运动,一起玩电子游戏。我妻子很嫉妒,因为她想当个全职妈妈,我叫她放弃这个想法,否则我们会搬到更小的房子,没有度假,没有饭吃,于是她还是选择了赚钱。我的朋友们也嫉妒我。我时常在白天给他们打电话,问他们下午有空玩篮球或去赛马场吗,而他们都在忙着工作,根本不可能有时间出来玩。当宝宝睡觉的时候,我可以读书,玩电脑,或者也一起睡觉。我参加了孩子的第一次家长会,班上来了 43 个家长,我是惟一的男人。学校组织的野游我也是惟一的爸爸。大多数妈妈们觉得我在家带孩子挺好(至少她们这么告诉我),惟一的问题就是我妻子是怎么想的我不知道。她们有一件事弄不明白,就是在孩子不睡觉的时候我是怎么做到不睡觉的。这一周,我的宝宝都生病了,我遭遇了有史以来最严重的睡眠短缺。我必须承认,我喜欢让我的男性朋友们嫉妒我。

——杰夫(女儿 7 个月,儿子 5 岁)

* * *

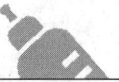

趋势:在家办公

工业革命带来的一项重大变化趋势是劳动力被集中到工厂,即产业工人走出家门,进入工厂。而有趣的是,与之相反,现代科技革命却创造了市场工作从业人员可以回家办公的机会。近来,由国际权威咨询机构 Link Resources 公司作出的样本调查结果显示,在家从事其部分或全部主业工作的人正日益增加,1989~1993 年间该比率平均为 8.9%,而 1995~1996 年该数字已升至 33%。

(信息来源:http://stats.bls.gov/opub/mlr/1996/11/art3exc.htm)

你可能在读这本书之前从没有过做一个居家爸爸的想法。你可能在想你喜欢

那样，但是你并不想"呆在家里"。然而，其实居家爸爸是可以出门做很多事的。他们可以购物、停车、参加下午的体育比赛（如果你有个保姆）……

据说有 33% 的人是在家工作的，很多全职工作的男人其实也是兼职居家爸爸，只是他们没有意识到。他们的老板也没有意识到，工作和父亲的角色不断转变。通过因特网、手机、笔记本电脑，你可以在休息时间工作，可以在等车的时候工作，或者在睡觉的时间工作。对于工作时间不同的夫妻（妈妈白天工作，爸爸晚上工作）来说，父亲扮演着一个更大的角色，于是爸爸们可能变成了周末首席看护人。事实上外出工作的爸爸与居家爸爸中间的界线已经越来越模糊了，是换一种新的称谓的时候了。我只是认为居家爸爸这种称呼不再合适了，称"全能爸爸"如何？这听起来更合适。

> 这些年呆在家里对我来说是宝贵的经历，我似乎拥有大多数男人所没有的特权。
> ——大卫（2个孩子的父亲）

鉴于我们男人在怀孕中所扮演的角色的重要性，我们不奇怪越来越多的男人也参与到带小孩的活动中，并且乐此不疲。"全能爸爸"（以前更为人所知的称呼是"居家爸爸"）可以找到能与其他爸爸们相互分享信息的相关的组织、会议、论坛。不论这种选择是出于家庭经济原因还是个人原因，我从来没有碰见过一个"全能爸爸"抱怨。我能肯定读本书的爸爸们有一些不喜欢做"全能爸爸"（很高兴认识你们），我要告诉大家的是当全能爸爸生活并不糟糕。

随着科技的进步，我们变得更加独立了，活动上也更加灵活了，我并不惊讶看到很多父亲们的工作时间变短了，或者可能把工作时间调到晚上的睡觉时间，而把更多的时间花在陪他们的孩子上。爸爸更积极地参与到孩子的生活中并不丢人，我觉得很酷。

全职爸爸的世界

我的妻子和我商量决定，由我来当全职爸爸。我声明一下，我是很喜欢我的工作的，而且从未想过要转行。但是孩子的童年只有一次，我不想错过。我很爱我的妻子，并且认为我们也都各得其所，她在发挥着她的长处，我也在发挥着我的优点。没有她事业上的成功和奉献，我们的家庭也就没有现在的物质条件。我们各自感到很幸运，很幸福。如果有人发现你是全职爸爸，他们通常会有以下几种反应：

爸爸们的反应：

1. 马上转换话题。

2. "老兄，感觉一定非常爽吧。要是我也能那样就好了。那我就可以去打高尔夫球、健身房或者看电影了。"当我答复，"那你玩的时候，谁帮你带孩子呢？"然后就是沉默以对，对方会意识到原来我也是在做一些事情的。

3. 由于我跟我的孩子们和他们的朋友们经常一起玩，当孩子们在停车场看到我的时候，会很熟络地跟我打招呼，然后他们的爸爸们就会诧异，怎么所有的孩子都认识这个家伙。

妈妈们的反应：

1. "简直是太棒了，我也希望我的丈夫能做到，但是他太没用了。"

2. 有些妈妈对此难以置信，认为我是个异类。

3. 大多数妈妈觉得我很酷，并且接纳我进入她们的朋友圈。

保姆的反应：

1. 对我非常友好，但同时也感到了威胁。如果这成为一种趋势，越来越多的全职爸爸出现的话，保姆的位置就被挤占了。

我妻子的反应：

1. 她喜欢这种状态，把她单独跟孩子们相处的时间称作"临时保姆。"

2. 她也曾经感叹为什么我们孩子的小朋友们的妈妈都那么年轻漂亮。我说，"我怎么没注意到。"

——乔恩（儿子9岁，女儿7岁）

> 当全职爸爸的这些年是我非常珍视的，而且也是多数男人无法享受到的权利。
> ——大卫（2个孩子的父亲）

要点回顾

可以有18年的时间来做全职爸爸，后半生的时间可以重回职场工作。

100 在路上工作：不管你在哪里，要与家人联系好

小贴士

当你在路上的时候，利用好能帮你与外界保持联系的各种工具。

小故事

我大概一年有 100 多天会在路上度过。其中一个可以帮助我们处理业务方面问题的手段是视频会议。宝宝出生几个月后，我买了两台苹果笔记本电脑。这两台电脑很奇特，它们能知道宝宝的睡眠时间表，所以，如果在纳什维尔时间早上 9 点 26 分之前，我会告诉妻子我在线等她们，她就打开电脑，于是我能在网上跟我的女儿玩。我们互相招手，玩藏猫猫游戏，我会在床上跳来跳去逗她咯咯笑。这样做虽然很奇怪，但我是在和自己家的宝宝玩，没什么。我下线后只能一个人孤单单地呆在旅馆里，那是一种怪异的感觉。

网络技术的应用给我带来了极大的便利，我在路上工作的同时也可以和妻子时刻保持联系。我常常可以和妻子聊上一个半小时。我们聊需要解决的日常琐事，包括家庭财政问题、她的新业务、宝宝，或其他问题，这样我也能支持我的妻子。当然，一个丈夫和父亲的陪伴是无可替代的，但是当我不在的时候，用这种方式互动也非常不错。

——杰森（女儿 12 个月）

* * *

旅行时可以做的几件事：
- 提前做好一些食物，存到冰箱里。
- 视频聊天，让她休息一下。
- 建议她找一位临时保姆每天帮忙几个小时。
- 可以跟宝宝做视频互动。

我喜欢现代通讯技术。我简直离不开它们。我可以在对付一个"椭圆机器"的时候跟我的孩子们一同用餐，也可以在孩子们在家里，而我在一个偏远的小城出差时给他们讲故事。我也可以在看一场古典音乐会的时候，也聆听他们的问

题，听听他们的一天是怎么过的，并且能够望着他们的眼睛跟他们讲话。我们还一起做过山车、一起潜水、一起去月球旅行（感谢我的 Apple）。虽然我和孩子们不能够在一起，但是我仍然参与到孩子们的生活中，我十分感激通讯技术。

在路上并不意味着不在。FaceTime、Skype、以及 Google+ 的出现，能让我们跟孩子一起用餐、讲故事、陪伴他们。虽然不能以身相伴，却感觉时刻在一起。而且，你还能睡个好觉。有了先进的通讯技术，在路上工作不再意味着我们遥不可及。

但是，有一点，你不在妻子的身边也意味着你帮上她的忙。你不能在凌晨 3 点喂奶的时候起来帮她；你不能在宝宝哭了 3 个小时后帮她哄宝宝；还有，在你的妻子要干活离开宝宝几分钟的时候，你没法在身边帮她看护宝宝。

如果你是个经常要出差的人，最重要的一点就是你要确保妻子在产后能得到别人的支持。在你离开的时候，她没有时间休息。如果你要走很长的时间，除了要保证通过在线或电话联系到她，找个人在家里帮她也是很重要的。建议她一周请两次保姆帮她干活。你不在她身边的时候，你要请家人或朋友帮助她，至少偶尔去看看她。如果你认识的人不多，那么找一些与她有共同点的同事帮忙也不错。如果你不跟家人住在一起，那么你要制订出一个可行的方案，以便在你离开的时候，她能得到帮助，同时鼓励她找找看是否有新妈妈团体，或是找找与她有共同爱好的人组成的群体。

你出差回家后即使再疲惫，也要意识到妻子可能需要一些帮助。帮她在白天照顾宝宝，或者至少照顾几个小时，鼓励她想做什么就去做什么，让她有一点属于自己的时间。不是因为她照顾不了宝宝，而是因为一周 7 天、一天 24 小时照顾宝宝而得不到平衡，时间长了，会让人崩溃。我经常出差演讲，我热爱我的工作，但是我不喜欢远离我最爱的人。我有幸遇到了一位其父亲一生都在外奔波的女人，我问她这样一个问题："有一个总是在外忙碌的爸爸是不是很痛苦？"她回答，"很多人问我同样的问题，我不得不告诉你，有这样的老爸很好。我有几个朋友的爸爸每周在家工作 40 个小时，他们甚至都无话可说了，而当我爸爸回到家，他是真的全身心放在家里，我们会畅谈，会一起做事，那是她们所没有的"。我向她表达了谢意，她不知道这话对我有多大的意义。

要点回顾

不管相隔多远，现在的爸爸们要比老一辈能更方便地联系到家人。

101 与她再次开始性生活：性饥渴结束了

小贴士

一般来说，新妈妈都是很高兴等待 6 个星期过去的。一些女人会提前计划好第 7 周的约会，以便安排出时间。

小故事

我刚生完孩子后不指望再有性生活，无论是身体的原因，还是心理原因。在我脑子里这是既吓人又很遥远的事。产后我们的第一次性生活感觉就像磨砂纸，又干涩又痛。大概过了三四个月后，痛感才消失。我想亲近我丈夫，刻意忍受住了疼痛，但是过了一会儿便又成了可怕的经历。我所有的雌激素都用到了哺乳上，而不是性爱上。直到停止哺乳后，我的性欲才恢复，我才再次对性感兴趣，再次发现我丈夫的魅力。我确实感觉一股冲动，似乎在说"男人，男人，嘿，我的荷尔蒙回来了"。温柔些，耐心些，不要搞糟，慢慢地，否则会造成外伤的。

> 如果你的妻子是一位全职太太，那么产后她恢复性爱能力的时间可能要更久一些。给她一点独处的时间，这样她对你的亲密接触可能会更配合一些。
> ——米斯蒂（女儿 2 岁）

——科特妮（2 个儿子，分别 6 周、29 个月）

* * *

很快就到了产后第 6 周的检查时间，也被称为"性生活周检查"。

第 6 周的产后检查，医生通常在检查完妻子之后给她"没问题了"或"还不行"的信号来指导你们的性行为。你们在卧室开始激情难耐的时候，要知道医生控制不了她的阴道，它仍旧归她控制。另一种情况，即使她完全被医生批准可以有性生活了，她也可能还没准备好，可能仍需几周，甚至几个月的时间。我要提醒的是，不管你做什么，不要只由着自己的性子来。我知道，你已经够能忍耐了，你渴望这个，但是在她的眼里，她更渴望睡眠和放松。第6周的时候她可能已经很疲惫，可能心情不佳，可能有很大的压力，她的身体可能仍然不舒服，她可能仍对性生活有所顾虑（害怕你永远都不想和她再做爱了）。如果她分娩时有撕裂伤，或做过外阴侧切，或是难产，她会更害怕疼痛。如果她经历了以上这些，恐怕短时间内很难让她在性生活上恢复信心。

按部就班，将你的期望值降至最低（见提示57），耐心一些，不要给她施加压力。她可能需要几周或几个月的时间，才能赶上你已积累了几个月的性能量。她休息得越好，感觉越舒服、越放松，你们蛰伏已久的渴望性复苏的概率就越大。如果她迟迟不愿意，那也无可厚非。

一旦她恢复好活力，你最好准备好性爱专用的润滑油，尤其是在她的哺乳阶段。母乳喂养宝宝的新妈妈的阴道更容易干燥。你的动作要轻缓一些，让她把握节奏。她可能很敏感，即使她没有感觉不适，对她来说，产后性生活的念头在情感上也会是个障碍。

如果你发现自己已经等待了很久，而她仍以不舒服为由拒绝你，那么考虑一下你们一起见一见夫妻问题治疗师，或找个专门解决产后夫妻性行为的专家，请他帮助你们一起解决这个问题。

一旦你们的性生活重新开始，你要知道她是能够再度怀孕的。那些认为女人在哺乳期间不会怀孕的观点是错误的，而且完全错误！哺乳的女人是能够怀孕的，除非你想几个月后马上再要个宝宝，否则的话你最好采取某些避孕措施。

要点回顾
产后第一次恢复到从前的性亲密和谐程度，不能一下子就单刀直入——而是应该先调情。告诉她你的渴望，之后看看她是否有心情……

102 重新与你的妻子约会：回到起点

小贴士
我们有孩子，但首先我们是夫妻。

小故事

　　我很熟悉原来家里没有孩子的生活。有了孩子之后，当孩子不在的时候，我们俩的注意力又回到了彼此身上，不幸的是，在注意力回归后，你可能会发现你们之间没有了多少共同点，夫妻间如果没有了共同点是很危险的。我们试着靠一次晚间约会来打破这种隔阂——看场电影，共进晚餐，或者一起出去走走。这对于我来说很难，因为我工作时间很长，一周工作的时间之长要超乎你的想像，我的妻子是做财务工作的，每年的财务季她都会非常忙碌。而且我有两个孩子。我算幸运的，我有很亲密的家人，有可以信任的学生。我全程参与了两个孩子出生的过程，这一点让我们的关系更加亲密。做一对幸福的夫妻是我们两人都一直共同经营的事业，因为我们知道这是我们彼此都乐此不疲的追求。

　　　　　　　　　　——克雷格（2个儿子，分别7个月、2岁半）

＊＊＊

　　很久以前，你曾和某人约会，事情一步步发展，你使她怀孕了，宝宝出生了，你们生活再也回不到从前了。

　　许多夫妻会忘记约会。可能因为一系列琐事而忘记了约会——睡觉、吃饭、喂奶、洗澡、挤奶、买生活用品、整理房子、打扫卫生、外出工作、照顾宝宝睡觉时间（和你），以及调整新妈妈的角色。

　　周末你们的主题不再是关于去哪个餐厅吃饭，或者看哪个电影，或者是听哪场音乐会——而是抓紧时间睡觉以及照顾宝宝。当她的世界如同旋风般晕眩的时候，你的脑子里却想出了一长串的点子（见提示92）。每个人都沉浸在自己的事务中。

　　你们似乎在身体上也失去了关联，在第一个月没有性生活。即使她渴望性爱，也要让她知道为时尚早。如果她是个社交活动策划者，她可能在全神贯注地策划一场浪漫的晚会。这意味着你想和她约会就要提前预约。不要奢求更多的关于幸运的期待，约会就是两个人在一起消磨时光。

　　宝宝出生后，你们的夫妻关系会变得更加微妙了，从此"夫妻"一词意味着你们彼此要共同努力，共同制订计划。伴随着宝宝的出生，两个人关系的变化最富有戏剧性了。在你们成为父母之前，你们可以随心所欲，不论何时想做什么就做什么，所谓计划就是随心所欲。一旦有了孩子，你们的二人世界就不再像从前那么自然了，因为总有个"第三者"夹在中间。你们可以把宝宝一起带去吃饭，虽然他/她可能会睡着，但那是不一样的，约会是两个人的事情。关于约会，你们要计划周到，要共同付出努力，其实这并不是件坏事——花时间一起做些什么是维系你们的关系的一部分。所以，努力吧！

不要光说不练

你们应尽其所能计划一次约会，可找其他家庭成员来帮忙照看一下宝宝，或者请个月嫂照看几个小时。如果你的妻子需要哺乳，那么约会就要缩短些。孩子出生后的头几个月，你们的约会不一定非要去餐厅吃饭或去看电影，可以有很多方式，只要你们在一起，干什么都可以。

以下是一些约会的点子：
- 跟她一起做她要完成的事（不是家务事）。
- 一起散散步。
- 安排夫妻按摩。
- 一起逛逛书店。
- 一起喝咖啡。
- 到你们最喜欢的餐厅品尝甜点。
- 吃顿午餐。
- 和她一起买鞋（如果她不想买衣服）。

一旦你们生活的中心变成了宝宝，你们就会忘记彼此是夫妻的身份。你们要共同努力保持关联，你的小小的努力对妻子来说都有着重大的意义。她刚开始可能会有一点抵制，但是一旦她转过弯来，她会因此更爱你的。

要点回顾

如果你想与她共度余生，那就想想以后怎么约会吧。

103 你的建议和故事会在这儿

本书接近尾声了，而你作为新爸爸的历程也即将开始了。

在你继续准爸爸或新爸爸之旅时，请不要吝啬与大家分享你的小贴士和故事，你的慷慨将会帮助其他人更有勇气期待和拥抱将会到来的改变，更有把握管理好这些改变。我们共同的目标是创造出最有价值的资源，以帮助男人（和他们的妻子），给准爸爸进程指引航向。请登陆 www.DadsPregnant.com 网址来分享你的小贴士和故事。我将定期更新本书，并不断表达我们这一代怀孕先锋的心声。从你印象最深刻的偶然变成个混蛋的小故事，到你希望我收录到书中的事情，请按照我所说的途径将你想说的信息发送过来，用作本书将来再版的素材。

谢谢！

哈兰·科恩

你想了解更多情况，以便更好地迎接宝宝的到来吗？可以登录 DadsExpectingToo.com，关注专为准爸爸和准妈妈设计的 Dad's Expecting Too 孕期每周跟踪，获取宝宝以及孕妈妈每周情况的介绍。

要获取关于准父母的最新消息、信息、数据以状态，请关注微博 @DadsExpecting 或登录 Dad's Expecting 的 Facebook 页面 www.Facebook.com/DadsExpecting.

关于作者
ABOUT THE AUTHOR

作者哈兰·科恩是5本畅销书的作者，演讲家，一位国家级刊物综合建议专栏作者。

哈兰·科恩的写作生涯始于印第安纳大学的校办报纸——印第安纳学生日报。1995年夏天他到杰·里诺的《今夜秀》参加实习之后，职业就转变成了一名"生活建议"顾问。一次偶然的机会，哈兰在印第安纳大学"建议专栏"的作家的启发下也萌生了开辟自己的专栏的想法，于是他回到印第安纳大学，马上着手创办《帮帮我，哈兰！》专栏。起初，他的专栏只是以自问自答的形式（他自己"帮助"自己），接着，"真的"求助信纷至沓来。为了回答来信者，他不辞辛劳地在校内校外不断地请教专家。他真诚的建议、有价值的资源以及幽默的笔触迅速使他的专栏在校园取得了成功，之后其专栏的影响又迅速扩散至全美国。

哈兰是畅销书《裸露的室友：可能会让你想上大学的107个非正牌的理由》（出版社：源泉图书）以及《裸露的室友：仅供父母阅读》（出版社：源泉图书）《裸露的室友第一年生存攻略》（出版社：源泉图书）的作者，《全裸之路：找到人生真爱的五个步骤》（当衣冠楚楚的时候）（出版社：圣马丁出版社），《超级奶爸陪孕记》（出版社：源泉图书），《校园生活解密：内部消息》（出版社：彼得森斯）。另外，他参与了《心灵鸡汤——少年鸡汤Ⅲ》的撰写。他也偶尔参与芝加哥论坛的撰稿，并为《华尔街日报》的教师专版撰写月度专栏。他的专家建议曾数次被《纽约时报》《华尔街日报》《教室杂志》《四海》《十七杂志》《当代心理学》以及其他上百种报刊收录。《王牌综合专栏》在全球范围内发布哈兰的专栏"帮帮我，哈兰！"，他曾经应邀做客过几百种电台和电视台的节目，也包括《今日秀》。哈兰是一位职业演说家，他曾经去过400多所校园演讲。他是一位专注于青少年问题、大学校园生活、冲突解决、为人父母、孕产、约会、人际关系、性爱、无性生活、拒绝、风险、领导问题、女性问题以及许多其他话题的专家。

哈兰创办了几个网站：www.GettingNakedExperiment.com, www.NakedRoommateForParents.com, www.DadsExpectingToo.com, 以及 www.HelpMeHarlan.com. 他又是个歌手及歌词作者，其歌曲已收录到其专辑《天降横福》之中。

目前，哈兰与两个女儿、怀孕的妻子以及他们的狗住在芝加哥的伊利诺斯。在他闲暇的时间，他会考虑一个问题：为什么他的闲暇时间那么少（当他的闲暇时间结束时，他又在想，我是怎么挥霍掉我的时间的，大概都花在了美食上了）。

嗨，感谢您花时间（无论是否是在闲暇时间里）阅读此书以及此简介。

从此快乐相随

　　生命是90%的惊喜加10%的困难。通常来说，对于这个10%，如果我们准备不好，那么10%也可能变成100%。对于这个10%，我们理解得越透彻，我们离困难就越远。

　　理解这一点，你将拥有更快乐、更健康、更平衡的人生。

图书在版编目（CIP）数据

超级奶爸陪孕记 /（美）哈兰·科恩(HARLAN COHEN) 著；谢礼花，曾方圆译. --北京：华夏出版社，2017.1

书名原文: Dad's Expecting Too

ISBN 978-7-5080-9061-0

Ⅰ.①超… Ⅱ.①哈… ②谢… ③曾… Ⅲ.①孕妇－妇幼保健－基本知识 Ⅳ.①R715.3

中国版本图书馆 CIP 数据核字（2016）第 303335 号

Published by agreement with Sourcebooks, Inc. Through the Chinese connection Agency, a division of the Yao Enterprises, LLC.

北京市版权局著作权合同登记号：图字01-2016-6051 号

超级奶爸陪孕记

作　　者	［美］哈兰·科恩
责任编辑	梁学超　苑全玲
出版发行	华夏出版社
经　　销	新华书店
印　　刷	三河市少明印务有限公司
装　　订	三河市少明印务有限公司
版　　次	2017 年 1 月北京第 1 版 2017 年 1 月北京第 1 次印刷
开　　本	720×1030　1/16
印　　张	21.5
字　　数	300 千字
定　　价	49.00 元

华夏出版社 网址：www.hxph.com.cn　　地址：北京市东直门外香河园北里4号　　邮编：100028
若发现本版图书有印装质量问题，请与我社营销中心联系调换。　　电话：(010)64663331（转）

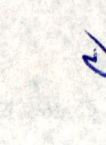